名中医治疗眩晕医案精选

主　编　唐先平　钟利群　潘险峰
副主编　马生聘　隋　华　邓田莲
　　　　姜　超　孔艳丽

中国纺织出版社

图书在版编目（CIP）数据

名中医治疗眩晕医案精选 / 唐先平，钟利群，潘险峰主编 .
-- 北京 ：中国纺织出版社 ,2017.7 （2024.3重印）

ISBN 978-7-5180-1048-6

Ⅰ . ①名… Ⅱ . ①唐…②钟…③潘… Ⅲ . ①眩晕 – 医案 – 汇编 – 中医 – 近现代 Ⅳ . ① R255.3

中国版本图书馆 CIP 数据核字（2016）第 303901 号

责任编辑：樊雅莉 责任印制：王艳丽

中国纺织出版社出版发行
地址：北京市朝阳区百子湾东里 A407 号楼 邮政编码： 100124
销售电话：010—67004422 传真： 010—87155801
http://www.c-textilep.com
E-mail: faxing@c-textilep.com
中国纺织出版社天猫旗舰店
官方微博 http://weibo.com/2119887771
北京兰星球彩色印刷有限公司印刷 各地新华书店经销
2017 年 7 月第 1 版 2024年3月第2次印刷
开本：710×1000 1/16 印张：20
字数：288 千字 定价：98.00 元

《现代名中医医案精选》系列丛书编委会

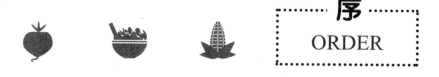

序
ORDER

中医医案是继承发扬祖国医药学遗产,交流临床经验和学术思想的一种形式。医案既能体现中医辨证论治的鲜明特点,又能反映各家各派的独特见解;在个个鲜活的医案中包含着丰富多彩的临床心得体会,从个体化治疗的成功经验中可归纳总结出一些可供学习借鉴新的诊疗思路和方法,也可供同道从中领悟到完整系统的中医理论,提高临床疗效的魅力。中医医案是中医学宝库中重要的组成部分,我以为学习医案可以令人大开眼界,拓展思路,从中受到教益和启迪,确能提高临床工作者辨证论治水平和疗效。学习医案如能做到反复阅读,仔细揣摩;前后对照,层层剖析;以方测证,审证求因;虚心学习,触类旁通;病证结合,中西汇通;勇于实践,大胆印证,无疑会大受裨益。

当前,面临继往开来、与时俱进、勇于创新的良好学术环境,中医药发展,在中医理论指导下,提高疗效是其发展的关键所在,剖析医案,收集、整理、总结当今名老中医经验,势在必行,应引起足够的重视。这也是我和我的学生们编撰《现代名中医医案精选》系列丛书的初衷吧。

对于医案的剖析,本系列丛书力求抓住疾病的特点,或用药特点,或治则立法的独到之处等,把主病、主症、主脉、主要治法、主方、主药展示给读者,特别是对辨证立法何以如此及用药心得等衬托得格外鲜明。同时,力求尽量从理论上阐述得精辟、透彻、生动、活泼,使读者阅后一目了然,知其所云,心悦诚服。诚然,由于我们中医药理论水平不高、临证诊疗经验的局限性等原因,恐仍有未达其意、挂一漏万，乃至谬误之处，望同道给以批评指正。

胡荫奇

二零一七年二月于北京

凡 例
FANLI

一、《现代名中医医案精选》系列丛书，意在选取现代中医临床名家治疗医案，以资临床借鉴。其遴选标准：一是医案必须出自中医名家；二是医案必须有复诊情况，能够判断治疗的效果。

二、编入丛书中的医家均为声名显赫的大家，故介绍从略或从简。

三、文献来源及整理者，均列入文后。转抄遗漏，间亦有之，于兹恳请见谅。为便于阅读理解，已将旧时计量单位如钱、两等转换成国际通用的以克(g)为单位，具体转换为 1 钱 ≈ 3.125 克（g），1 两 ≈ 31 克（g）。

四、根据《中华人民共和国野生动物保护法》《中华人民共和国陆生野生动物保护实施条例》《濒危野生动植物种国际贸易公约》和国务院下发的《关于禁止犀牛角和虎骨贸易的通知》精神，犀牛角、虎骨不能入药。为保持处方原貌，本书中涉及的含有犀牛角、虎骨的处方，均未删除，但临床上切勿使用，若使用此类处方，可根据卫生部卫药发（1993）第 59 号文件精神执行。

前 言
FOREWORD

中国医药学历史悠久，中医药宝库内容博大精深。继承和发展，是中医学术研究的永恒主题，继承是为了更好的发展。收集整理近现代名中医医案是继承中医学宝贵遗产的一项重要内容。医案既是临床医生在诊疗过程中对于病证案例的真实记述，又是总结和传授临床经验的重要方法之一。

眩晕是一类临床上常见多发的疑难性疾病，其病因病机复杂，临床表现常呈多学科、边缘性特征，眩晕医案，尤其是现代眩晕医案多散见于内、外、妇、儿、五官等各科医案中，读者很难短时间内全面阅读了解。有鉴于此，我们组织人员，从中医专病角度编写了《名中医治疗眩晕医案精选》，希望能对提高中医诊疗眩晕水平，发挥一定的促进作用。

本书意在选取现代中医临床名家治疗眩晕的医案，以资临床借鉴。其遴选标准：一是医案必须出自中医名家；二是医案必须有复诊情况，能够判断治疗的效果。全书共分绪论、眩晕和附篇三部分。绪论主要阐述了眩晕的概念、源流、分类、病因病机、常见证候及常用治法等。正文以现代医学引起眩晕的疾病病名为纲，主要选择现代名老中医各家的治疗医案。附篇收录了与眩晕密切相关的晕厥、厥证及当代部分名老中医论治眩晕的经验介绍。

根据《中华人民共和国野生动物保护法》《中华人民共和国陆生野生动物保护实施条例》《濒危野生动植物种国际贸易公约》和国务院下发的《关于禁止犀牛角和虎骨贸易的通知》精神，犀牛角、虎骨不能入药。为保持处方原貌，故本书中涉及的含有犀牛角、虎骨的处方，均未删除，但临床上切勿使用，若使用此类处方，可根据卫生部卫药发（1993）第 59 号文件精神执行。

本书在编写过程中得到了中国中医科学院望京医院及其他有关单位的大力支持，在此一并表示衷心感谢。

由于编者水平有限，挂漏、谬误之处在所难免，恳请中医同道以及广大读者不吝指正。

编者

2017 年 6 月于北京

目　录
CONTENTS

第九章　脑外伤引起的眩晕

第十章　药物中毒性眩晕

第十一章　贫血或失血性眩晕

第十二章　低血压性眩晕

第十三章　白细胞减少症和粒细胞缺乏症所致的眩晕

第十四章　晕动病

名中医治疗眩晕医案精选

附录二　当代著名医家治疗眩晕经验选录

附录三　主要参考文献

绪　论

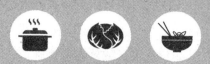

　　眩晕是人体对空间关系的定向或平衡感觉障碍，而产生的一种实际上并不存在的运动错觉，为人体与周围环境之间的相互空间关系在皮层感觉中枢的反应失真。发作时患者感觉周围事物在一定平面上向某一方向旋转，以致不敢睁眼或感到自身在一定平面上转动、倾倒、沉浮或摇晃。眩晕具有环境或自省的运动幻觉，和头晕、头昏、头重脚轻等症状不同。

　　眩晕分类方法很多，根据病变器官可将眩晕分为内耳性眩晕、颈性眩晕、脑血管性眩晕等；根据病变的性质又可以分为真性眩晕和假性眩晕；根据疾病解剖部位分为前庭系统性眩晕和非前庭系统性眩晕等。

　　临床上很多疾病可导致眩晕，且随着病因的不同而具有不同的临床特点与伴随症状。如内耳眩晕症，临床表现特点常呈突然发作，出现外物旋转或摇晃感，在体位改变时眩晕加重，伴有耳鸣、听力下降及眼球震颤，严重者可伴有恶心、呕吐、面色苍白、出汗、血压下降等症状。如颅脑肿瘤引起的中枢性眩晕，其临床特点为发病较缓，持续时间长，常呈进行性，眩晕程度与临床体征不成比例，即眩晕轻而眼球震颤明显，并可伴有视力下降、复视、视野缩小或视野缺损等；而小脑后下动脉血栓形成引起的中枢性眩晕，多表现为骤发的严重的眩晕，多无昏迷，可伴有呕吐、上下肢的共济失调、眼球震颤、说话不清、吞咽困难等；椎－基底动脉供血不足引起的中枢性眩晕，则表现为突发的眩晕，伴有复视、声音嘶哑、吞咽困难，一侧或双侧肢体的感觉障碍，单侧或双侧同向视野的视力丧失及共济失调等。晕动病引起的眩晕则有晕车、晕船的病史。此外，一些全身性疾病如贫血、心血管疾病（包括高血压、低血压及心脏疾患）、消化道疾病、内分泌疾病、中毒脏疾病及脑外伤后遗症等导致的眩晕也各有特点。

中医认为眩晕是目眩与头晕的总称。目眩即眼花或眼前发黑，视物模糊；头晕即感觉自身或外界景物旋转，站立不稳。二者常同时并见，故统称为"眩晕"。正如《医学统旨》所云："眩者……谓忽然眼见黑花昏乱，少顷方定；晕者运也，谓头目若坐舟车而旋转也，甚有至于卒倒而不知者。"对于本症的病因，后人把《黄帝内经》的"无风不作眩"，朱丹溪的"无痰不作眩"，张景岳的"无虚不作眩"，即"三无不作眩"说，归纳为眩晕病机的经典之论，为一纲领性的概括。

【历史沿革】

眩晕最早见于《黄帝内经》，称为"眩冒"，对眩晕的病因病机有以下论述：①外邪致病，如"故邪中于项，因逢其身之虚，其入深，则随眼系以入于脑，入于脑则脑转，脑转则引目系急，目系急则目眩以转矣"。②因虚致病，如"髓海不足，则脑转耳鸣，胫酸眩冒"；"上气不足，脑为之不满，耳为之苦鸣，头为之苦倾，目为之眩。"③与肝有关，如"诸风掉眩，皆属于肝"。④与运气有关，如"木郁之发，太虚埃昏……甚则耳鸣眩转，目不识人，善暴僵仆"。

汉代张仲景对眩晕的论述散见于《伤寒杂病论》中，如"眩""目眩""头眩""身为振振摇""振振欲擗地"等。其病因有邪袭太阳，阳气郁而不得伸展；或邪郁少阳，上干空窍；或肠中有燥屎，浊气攻冲于上；或胃阳虚，清阳不升；或阳虚水泛，上犯清阳；或阴液已竭，阳亡于上，以及痰饮停积胃中（心下），清阳不升等多个方面。并拟了如小柴胡汤治少阳眩晕、大承气汤治阳明腑实之眩晕等相应的方药，为后世论治眩晕奠立了基础。

隋、唐、宋代医家对眩晕的认识，基本上继承了《黄帝内经》的观点，如巢元方《诸病源候论·风头眩候》说："风头眩者，由血气虚风邪入脑，而引目系故也。五脏六腑之精气，皆上注于目，血气与脉并于上系，上属于脑，后出于项中。逢身之虚，则为风邪所伤，入脑则脑转而目系急，目系急，故成眩也。"对眩晕从风邪立论；孙思邈的《备急千金要方》则首先提出风、热、痰致眩的论点。在治疗方面，《外台秘要》载有治风头眩方剂9首，治头风旋方剂7首；《圣济总录》载有治风头眩方剂24首。

金元时代，对眩晕从概念、病因病机到治法方药等各个方面都有所发展。刘元素在《素问玄机原病式·五运主病》云："诸风掉眩，皆属于肝。掉，摇也，眩，昏乱眩运也。风主动故也。所谓风气甚，而头目眩运者，由风木旺必是金衰不能制木，而木复生火，风火皆属阳，多为兼化，阳主乎动，两动相搏，则为之旋转。"不仅明确了眩晕的概念，并认为眩晕的发生是由于"风火"所致。张子和则主张从"痰"立论，提出吐法为主的治疗方法，《儒门事亲》中有云："头风眩运……在上为之停饮，可用独圣散吐之，吐讫后，服清下辛凉之药。凡眩运多年不已，胸膈痰涎壅塞，气血颇实，吐之甚效。"李东垣《兰室秘藏·头痛》所论恶心呕吐，不食，痰唾稠黏，眼黑头旋，目不能开，如在风云中……，即是脾胃气虚、浊痰上逆之眩晕，主以半夏白术天麻汤，并说："足太阴痰厥头痛，非半夏不能疗；眼黑头眩，风虚内作，非天麻不能除。"朱丹溪更力倡"无痰不作眩"，如《丹溪心法·头眩》说："头眩，痰挟气虚并火，治痰为主，挟补气药及降火药。无痰不作眩，痰因火动；又有湿痰者。"

明清两代对眩晕的论述日臻完善，如徐春甫的《古今医统大全·眩晕门》以虚实分论，提出虚有气虚、血虚、阳虚之分；实有风、寒、暑、湿之别。并着重指出"四气乘虚"，"七情郁而生痰化火"，"淫欲过度，肾家不能引气归元"。"吐血或崩漏，肝家不能收摄营气"，是眩晕发病之常见原因。刘宗厚《玉机微义》对《黄帝内经》"上盛下虚"而致眩晕之论，作了进一步的阐述，认为："下虚者乃气血也，上盛者乃痰涎风火也。"张景岳在《景岳全书·眩晕》中则特别强调因虚致眩，认为"无虚不作眩"；"眩晕一证，虚者居其八九，而兼火兼痰者，不过十中一二耳"。陈修园则在风、痰、虚之外，再加上火，从而把眩晕的病因病机概括为"风""火""痰""虚"四字。此外，虞抟提出"血瘀致眩"，《医学正传·卷四·眩运》中云，"外有因坠损而眩运者，胸中有死血迷闭心窍而然，是宜行血清经，以散其瘀结"，对跌仆外伤致眩晕已有所认识。同时王清任《医林改错》提出用通窍活血汤治疗昏晕，足见在眩晕的发病中，瘀血也是一个不可忽视的因素。关于眩晕的治疗，此时期集前人经验之大成，颇为详尽。如华岫云认为治疗眩晕有治胃、治肝之分。"火盛者先生用羚羊、山栀、连翘、花粉、玄参、鲜生地、丹皮、桑叶以清泄上焦窍络之热，此先从胆治也；痰多者必理阳明，消痰如竹沥、姜汁、菖蒲、橘红、二陈汤之类；中虚则兼用人参，外台茯苓饮是也；下虚者必从肝治，补肾滋肝，育阴潜阳，镇摄之治是也。"可谓理明辞畅，要言不繁。

总之，继《黄帝内经》之后，经过历代医家的不断总结，使眩晕的证治内容更加丰富、充实，逐渐趋于条理与系统化。解放后，各医家再对前人的经验与理论进行系统全面的整理，并在实践的基础上加以提高，对本证的辨证论治、理法方药等有进一步发展。

【范围】

眩晕是常见临床症状之一，可见于西医的多种疾病，如梅尼埃病、迷路炎、内耳药物中毒、前庭神经元炎、位置性眩晕、晕动病等；脑性眩晕，如脑动脉粥样硬化、高血压脑病、椎－基底动脉供血不足、锁骨下动脉偷漏综合征等颅内血管性疾病，及某些颅内占位性疾病、感染性疾病及变态反应性疾病、癫痫；其他原因引起的眩晕，如高血压、低血压、阵发性心动过速、房室传导阻滞、贫血、中毒性眩晕、眼源性眩晕、头部外伤后眩晕、神经官能症等。凡以眩晕为主要表现者，均可参考本篇有关内容辨证论治。

【病因病机及病位】

一、病因病机

综合古今医家论述，眩晕的病因病机可归纳为：

（1）肝阳上亢。肝为风木之脏，体阴而用阳，其性刚劲，主动主升。素体阳盛，阴阳失调，阴亏于下，阳亢于上，发为眩晕；或忧郁、恼怒太过，肝失条达，肝气郁结，气郁化火伤阴，肝阴耗伤，风阳易动，上扰头目，发为眩晕；或肾阴素亏，肝失所养，以致肝阴不足，肝阳上亢，扰动清窍，发为眩晕。

（2）气血亏虚。脾胃虚弱，不能健运水谷以生化气血，或久病不愈，耗伤气血，或失血之后，虚而不复，以致气血两虚，气虚则清阳不展，血虚则脑失所养，皆能发生眩晕。

（3）肾精不足。肾为先天之本，藏精生髓，若先天不足，肾阴不充，或老年肾亏，或久病伤肾，或房劳过度，导致肾精亏耗，不能生髓，而脑为髓之海，髓海不足，上下俱虚，发生眩晕。

（4）痰湿中阻。嗜食肥甘厚味太过，损伤脾胃，或劳倦伤脾，以致脾阳不振，健运失职，水湿内停，积聚成痰；或肾虚不能化气行水，水泛为痰，或肝气郁结，气郁湿滞而生痰。均可痰湿中阻，则清阳不升，浊阴不降，上蒙清窍，而致眩晕。

（5）瘀血内停。跌仆坠损，头脑外伤，瘀血停留，阻滞经脉，而致气血不能荣于头目；或妇人产时感寒，恶露不下，血瘀气逆，并走于上，迫乱心神，干扰清窍，皆可发生眩晕。

（6）六淫外袭。盖头为"诸阳之会""清阳之府"，又为髓海所在，凡五脏精华之血，六腑清阳之气，皆上注于头，若气血充足，阴阳升降如常，则头脑清晰，轻劲有力。倘六淫之邪外袭，上犯巅顶，邪气稽留，阻抑清阳，则头脑眩晕不清。大凡外邪入侵，多因起居不慎，劳倦太过，或坐卧当风，易感风、寒、湿、热之邪，而又以风为先导。所谓"伤于风者，上先受之""巅顶之上，惟风可到"。故外邪自表侵袭循经上犯巅顶，清阳之气受阻，气血不畅，阻遏络道，故而致眩。

二、病理转归

眩晕病因，可彼此影响，互相转化。肾精亏虚本属阴虚，若因阴损及阳，可转为阴阳俱虚之证；痰湿中阻，日久可痰郁化火，成为痰火为患；失血过多，可使气随血脱，出现气血两亏；血虚则血运缓慢，演为血滞。

三、病位

本病的病位在脑（头）。因气血阴虚，不能上荣于脑，或痰浊阻滞，清阳不升，浊阴不降，蒙蔽于脑，或瘀血阻滞，气血不能荣于脑，或外邪自表侵袭循经上犯巅顶；或肝阳上亢，上扰清空，才能形成眩晕，虽然病变脏腑以肝脾肾为重点，三者之中又以肝为主，但必须影响于脑，使脑的功能失常，才能形成眩晕。

【辨证论治】

一、辨证要点

（1）辨虚实。凡病程短，呈发作性，易因情志郁怒诱发，眩晕重，视物旋转，伴有呕恶痰涎，外观体质偏于壮实，常由痰浊、瘀血及肝火所致者，属于实证；如病程较长，反复或持续发作，多起于病后或产后，每因烦劳即易发作或加重，头目昏晕但无旋转之感，并有全身虚弱见症，常因血虚或肾精不足所致，多属虚证。

（2）辨标本缓急。眩晕本属本虚标实之证，肝肾亏虚，气血不足，为病之本；痰、瘀、风、火，为病之标。痰、瘀、风、火，都各具特点，其中尤以肝风、肝火为病最急，风升火动，两阳相搏，上干清窍，症见眩晕、面赤、烦躁易怒、口苦，甚至昏仆，脉弦数有力，舌红，苔黄，则应注意，及时处理标证，以免酿成严重后果。

（3）辨舌脉。气血虚者多见舌质淡嫩，脉细弱；肾精不足偏阴虚者多见舌嫩红少苔，脉弦细数；偏肾阳虚者，多见舌质胖嫩淡暗，脉沉细尺弱；痰湿重者，多见舌苔厚滑或浊腻，脉濡滑；内有瘀血者，多见舌质紫黯或舌有瘀斑瘀点，脉涩或弦涩；肝阳上亢者，多见舌质红苔黄，脉弦劲有力。

（4）辨危重证候。眩晕不止，呕吐频频，饮食不入，汗出淋漓，四肢厥冷，脉息微弱，是属眩晕危候。凡中年以上，眩晕不止，肢体麻木，舌强语謇，头痛呕恶，为中风先兆之象，应及时治疗，已病防变。

二、类证鉴别

1. 与厥证鉴别

厥证以突然昏倒，不省人事，或伴有四肢逆冷，发作后在短时间内逐渐苏醒，醒后无偏瘫、失语、口眼㖞斜等后遗症。眩晕发作严重者，有晕眩欲仆或仆倒的现象，与厥证相似，但无昏迷、不省人事的表现，病者神志始终清醒，与厥证大异。

2. 与中风鉴别

中风是以猝然昏仆，不省人事，伴有口眼㖞斜、语言不利、半身不遂为主症的一种疾病。中风昏仆与眩晕之甚者相似，但眩晕有晕眩欲仆或仆倒的现象而无昏迷，以及肢体不遂等症状，与中风迥然不同。然而由于某些眩晕亦可演变为中风，必须引起足够重视。

3. 与头痛鉴别

眩晕和头痛可单独出现，亦可同时并见，应根据何者为主而确立诊断。如头痛甚而兼有头晕者，可诊断为头痛；若以头晕为主，兼见头痛者，可诊断为眩晕。头痛病因有外感、内伤两方面，眩晕病因则以内伤为主。在辨证方面头痛偏于实证者为多，眩晕则以虚证为主。

三、治疗要点

1. 治疗原则

眩晕发病急者多偏实，可用息风、潜阳、清火、化痰、疏风潜阳等法以治其标为主。发病缓者多偏虚，当以滋肾养肝、益气补血、健脾和胃为主。由于眩晕多属本虚标实之证，所以一般常须标本兼顾，或在标证缓解之后再考虑治本。滋养肝肾合平肝潜阳，健脾益气合化痰降逆，益气养阴合活血化瘀等，均是常用的标本兼顾之法。

2. 治疗原发病

若因跌仆外伤、吐衄、妇女血崩、漏下等失血而致的眩晕，应重点治疗失血；脾胃不健，中气虚弱的，应重在治疗脾胃。一般原发病得愈，眩晕亦随之而愈。

四、分证论治

1. 肝阳上亢证

主要症状：眩晕耳鸣，头痛且胀，每因烦劳或恼怒而眩晕头痛加重，面部时有潮红，急躁易怒，睡眠不宁，少寐多梦，兼见目赤口苦，恶心欲呕，耳聋耳鸣，胸胁闷痛，腰酸腿软，尿赤，大便干燥，舌偏红，或见苔黄，脉弦劲有力或弦细而数。

病机分析：肝阳浮动，上冒巅顶，故眩晕、耳鸣、头痛且胀。阳升于面则面部潮红。肝阳升发太过，故易怒；横犯中土，故泛漾呕恶。阳扰心神，故少寐多梦。火灼津液，故便秘尿赤，舌红苔黄。若肝肾阴亏，水不涵木，肝阳上亢者，则兼见腰膝酸软，潮热盗汗，舌红少苔，脉弦细数。若肝阳亢极化风，则可出现眩晕欲仆，语言不利，步履蹒跚等动风之象。此乃中风之先兆，宜加防范。

治法：平肝息风，滋阴潜阳。

方药：偏于阳亢时，多以平肝潜阳为主，稍佐以养阴柔肝之品，可用天麻钩藤饮加减；偏于阴虚时，以滋肾养肝为主，稍佐清肝，可用镇肝熄风汤之类加减；阴虚与阳亢均十分严重时，常常是肝风内动之先兆，可用育阴潜阳法，用大定风珠加减。病情严重者可酌情加入虫类息风止痉药如地龙、全蝎、玳瑁等。

2. 气血亏虚证

主要症状：眩晕动则尤甚，遇劳即发，伴有神疲乏力，少气懒言，面色少华或㿠白或萎黄，心悸少寐，纳减食少，舌质淡、胖嫩、边有齿痕、苔白，脉沉细或虚弱；或兼见食后腹胀，大便溏泄；或兼畏寒肢冷，虚汗出，唇甲淡白；或兼诸失血症等。

病机分析：劳者耗气，故活动后眩晕加重，遇劳即发。心主血脉，其华在面；肝藏血，其华在爪；脾统血主唇；故血虚则面色㿠白，唇甲不华。心肝失养，神魂失舍，故心悸少寐而多梦。脾肺气虚，故气短声低；脾失健运，故纳减体倦。舌色淡、质胖嫩、边有齿痕、苔薄白或厚，脉细或虚弱，均是气血虚少之象。若气虚至极，出现中气下陷，则兼见食后脘腹胀满，大便溏泄，甚则脾阳虚衰，出现畏寒肢冷，唇甲淡白。

治法：益气补血，健脾养肝，宁心安神。

方药：气血亏虚证首选八珍汤加减。中气下陷者，则在补益气血的基础上加入提升中阳的升麻、柴胡之类。若出现心血不足，如心悸、失眠、健忘等症，可在补气养血八珍汤的基础上加入桂圆、丹参、酸枣仁等养心安神药。注意在补气养血药中适当加入行气之品，使补而不滞。

3. 痰浊中阻证

主要症状：眩晕而见头重如蒙，胸脘痞闷，恶心欲吐，心悸神疲，倦怠乏力，不思饮食，多眠少言，苔腻浊而厚，脉滑而弦或见濡滑。或兼见视物旋转，如坐舟车，头目胀痛，心烦口苦，少寐多梦，胁痛尿赤，苔黄腻，脉弦滑。

病机分析：痰浊中阻，上阻清窍。又痰为湿聚，湿性重浊，阻遏清阳，故眩晕、头重如裹；痰浊中阻，气机不利，故胸脘痞闷、恶心欲吐；痰浊阻遏，中阳不振，故食少多寐；舌胖、苔腻浊而厚，脉滑或弦滑，为痰浊内蕴之象。若痰浊久郁化火，内蕴于胆，又肝与胆相表里，肝热阳升，上扰清空，故口苦心烦，胁痛尿赤，头目眩晕、胀痛，视物旋转，如坐舟中，苔黄腻，脉弦滑。

治法：健脾燥湿，化痰熄风。若肝胆郁热而阳升夹痰者，宜潜镇厥阴、清少阳郁火。

方药：半夏白术天麻汤加减。本方由二陈汤加白术、天麻、生姜、大枣所组成。二陈汤燥湿化痰；白术健脾运湿；天麻息风，适用于因风痰所引起的眩晕头痛证。天麻与半夏、白术配伍，专治脾虚痰厥眩晕头痛。更加生姜、大枣起到辅助调和脾胃之作用。诸药相伍，使脾胃能运，痰湿能除，内风得息，眩晕能除。若眩晕而胀，愠愠欲吐者，加旋复花、竹茹；若胸脘痞闷、不食者，加藿香、白蔻仁、生稻芽、厚朴；若痰涎郁胆，郁热内蕴，宜用温胆汤，兼肝阳上亢者，加生石决明、钩藤、白蒺藜之品，以清镇熄风。

4.瘀血阻络证

主要症状：头晕目眩，经久不愈，并伴有头部刺痛，痛有定处，健忘，心悸不宁，失眠，面或唇紫黯，舌有紫斑或瘀点，脉弦涩或细涩。

病机分析：瘀血内阻，络脉失和，气血不能正常流通输布，脑失所养，故眩晕时作，日久不愈；因气不通之时症见头部刺痛，痛有定处；瘀血不去，新血不生，心神失养，故兼见健忘、失眠、心悸不宁。唇、舌、面见紫黯，舌有紫斑瘀点，脉弦涩、细涩，均为瘀血内阻之象。

治法：活血化瘀，清络通窍。

方药：血府逐瘀汤合通窍活血汤加减。方中桃仁、红花、川芎、当归、赤芍等活血化瘀，柴胡、枳壳、桔梗舒肝理气，取"气行则血行"之意，麝香通络开窍，诸药相合，瘀祛窍通，血气流布，眩晕何故之有。若兼有气虚者，身倦乏力，少气自汗宜加入黄芪，以补气行血；若兼见寒象，畏寒肢冷，可加桂枝、仙灵脾以温经活血。

5. 肾精不足证

主要症状：眩晕而见精神萎靡，腰膝酸软，遗精，耳鸣，齿摇发落，舌瘦嫩或嫩红，少苔或无苔，脉沉细。偏于阴虚者，则兼见颧红，咽干，形瘦，五心烦热，舌红绛，苔或光剥、脉细数；偏于阳虚者，则兼见四肢不温，形寒怯冷，面色㿠白或黧黑，舌淡嫩、苔白或根部有浊苔，脉沉迟或弱，尺部尤甚。

病机分析：肾精不足，不能上充于脑，故眩晕。经之"精生气，气生神"。精髓不足，则精神萎靡不振而健忘。又肾主骨，腰为肾之府，齿为骨之余，精虚骨骼失养，故腰膝酸软，牙齿动摇。肾虚而精关不固，故滑精遗泄。肾开窍于耳，精虚不能上荣，故耳鸣时作。肾其华在发，肾虚精亏，故发易脱落。若肾阴不足，虚热内生，故颧红、咽干、形瘦、五心烦热、舌红绛少苔、脉细数。精虚无以化气，肾气不足，日久真阳虚衰，故形寒肢冷、面色㿠白或黧黑、舌淡嫩、苔白或根有浊苔、脉沉迟或弱、两尺尤甚。

治法：补肾益精，充养脑髓。

方药：左归饮或右归饮加减。若偏于阴虚者，宜左归饮。方中熟地、萸肉、菟丝子、牛膝、龟甲补益肾阳；鹿角胶填精补髓；阴虚内热者，可加黄柏、知母、地骨皮坚肾以清妄动之相火；眩晕较甚，阴虚阳亢者，可选加龙骨、牡蛎、鳖甲、磁石、珍珠母之类，育阴潜阳。若偏于阳虚者，宜右归饮：方中熟地、山萸肉、菟丝子、杜仲为补肾主药；山药、枸杞、当归补肝脾以助肾；附子、肉桂、鹿角胶益火助阳。

另外，外邪侵袭、风阳上扰亦可以导致眩晕，常见以下两种情况：一种是由外感而来，六淫外袭，以风为先导，头为至高之巅，惟风可到，风邪往往有夹寒、暑、湿、燥、火之不同，按外感论治，表邪解而眩晕自除；另一种是宿有眩晕，因新感而触发，形成新感与宿疾同时俱病。一般处理，有外邪先治外感，然后再治宿疾，以免闭门留寇；或两者兼顾，既治眩晕，又祛外邪。

五、专病专方治疗

中医学从古至今始终主张临床辨证论治是提高疗效的关键，而专病专方专药的研究与应用尚未引起更多临床医生的重视。疾病是医学中的基本概念，任何疾病都有各自的本质变化及发展规律，这种变化都是由疾病的主要矛盾所决定的，而专病专方专药，正是针对某种疾病的主要矛盾而组方选药。正如清代徐灵胎在《兰台轨范》中所说："欲治其病，必先识病之名，能识病之名，而后求其病之所由生，知其所由生，又当辨其所生之因各不同，而病状所由异，然后考虑其治之法，一病必有一方，一方必有主药。"说明不同的疾病由于其基本病因不同，必有相应的主方主药，这样才能起到提纲挈领的作用。历代前贤对疾病的治疗，创造并积累了大量的专病与专药。而创立专病专方专药之目的，正是提高临床辨证论治疗效的利器。在临床诊疗工作中，首先要做到识病，就是要认识和掌握疾病的病因及基本病机，同时，应该重视寻找和筛选治疗疾病的针对性方药。上海已故名医姜春华教授说过："一病必有一主方，一方必有一主药，临床治疗必须从众多方药中取其精华，选用经得起重复的有效方药，尽早顿挫病势，扭转病机，慎防他变。有是证既有是药，故一证有一证之专药。"由此表明，中医辨证论治与辨病论治（专病专方专药）相结合，对于临床诊疗水平具有重要的促进作用。

对于"眩晕"病因病机的认识，中医有"无虚不作眩""无风不作眩""无痰不作眩"及"无瘀不作眩"之说。痰之为病，随气上下，无处不到。针对眩晕风、痰、瘀、虚的特点，笔者认为眩晕的基本病机为脾肾亏虚，脾失健运，痰湿瘀阻，清阳不升，阴浊不降，脑失所养。经反复临床实践，创制了天麻定眩汤（唐先平经验方），随症加减，以健脾肾、化痰浊、祛瘀血，治疗各种眩晕。基本处方如下：

法半夏 10g	炒白术 12g	天麻 12g	茯苓 15g
泽泻 30g	竹茹 12g	川芎 12g	仙鹤草 30g
白蒺藜 12g	牛膝 15g	炒白芍 15g	

服用方法： 水煎服，每日 1 剂，分早、晚 2 次服用。

加减： 颈性眩晕者，加葛根 30g、威灵仙 15g、鹿衔草 12g 等；

内耳性眩晕，加桂枝 12g、炙甘草 6g、生姜 10g 等；

脑性眩晕者，加丹参 15g、地龙 10g；

高血压性眩晕者，加生龙骨、生牡蛎各 30g、钩藤 20g 等；

低血压性眩晕，加红景天 12g、生黄芪 30g 等；

贫血性或失血性眩晕，加生黄芪 30g、当归 12g 等；

白细胞减少引起的眩晕，加生黄芪 30g、鸡血藤 30g、女贞子 20g 等。

方中白术、茯苓补气健脾祛湿；半夏、竹茹燥湿化痰、降逆止呕；天麻、白蒺藜平肝潜阳、息风止痉；川芎活血化瘀，上行头目，为血中气药，行气活血，能扩张脑血管，改善脑循环；牛膝活血化瘀、补益肝肾、引血下行；泽泻利水渗湿，减轻迷路水肿，"主头旋，耳虚鸣"（《日华子本草》）；仙鹤草补虚定眩，收敛止血。诸药合用，共奏补脾肾、化痰浊、祛瘀血、息风定眩之效。

总之，治疗眩晕，主张辨证施治与辨病用药相结合，强调在符合中医辨证论治原则的前提下，选用一些经现代药理研究证实对眩晕具有针对性治疗作用的专方或药物，病证结合。临床上往往几型互见，临证时要灵活变通，巧妙处理。

第一章
内耳性眩晕（梅尼埃病）

梅尼埃病（MD）又称为美尼尔综合征，是以反复发作的眩晕，伴耳鸣、耳闷感及波动性听力下降为主诉，以膜迷路积水为病理特征的一种内耳病，是由法国学者 P.Meniere 于 1861 年首先报告并以其姓命名的疾病。其特点是反复发作的眩晕，伴恶心呕吐、耳鸣，随病变进展可逐渐发生耳聋，其间歇期无眩晕，可有持续性耳鸣。已经证实其内耳病理改变为膜迷路积水。引起迷路积水的原因为内耳的淋巴代谢失调、淋巴分泌过多或吸收障碍。但出现淋巴分泌和吸收障碍的病因不清，各学者众说纷纭，尚无一种权威性理论。一般认为内淋巴囊纤维化变性、感染，或自身免疫、变态反应引起内淋巴囊功能障碍，使内耳结构过度膨胀，感觉细胞受到过分刺激等是主要原因。另一可能重要原因是过多糖蛋白产物造成内淋巴过度急性引流。除此之外，外淋巴漏、脑脊液压力过高也可引起某些患者的眩晕。许多学者认为：可能是由于某种原因引起的自主神经功能紊乱导致内耳血管痉挛、膜迷路微循环障碍、神经上皮缺氧，而致感觉功能受损。若耳蜗供血不足，尚可造成血流量减少与内淋巴产生减少，继而中间代谢产物淤积，膜迷路内渗透压升高，外淋巴与血管内液体渗入迷路而形成迷路积水。在积水的情况下，迷路的某些薄弱点，如球囊和椭圆囊与三个半规管相结合处，可能发生小囊样突起，刺激嵴顶，导致眩晕发作。近来有人研究发现前庭管及其周围骨质发育障碍伴随内淋巴囊发育不成熟是梅尼埃病的病理解剖基础。

梅尼埃病临床表现：眩晕由于前庭器受到刺激，突觉天旋地转，自身要跌倒。起病急常在梦中，感觉自身或周围景物旋转、翻滚、摇摆等，常伴有自发眼震及面色苍白、恶心呕吐、出汗等自主神经症状。眩晕常持续数分钟或数小时即可自然缓解，很少超过 12 小时，常因情绪紧张、忧虑和劳累诱发本病，部分病人有耳重压感、堵塞感、耳周发热等前趋症状。有些病人发作时无任何先兆和诱因，说犯就犯。常常伴有剧烈恶心、呕吐、耳鸣、耳聋和耳内堵胀感，但绝不伴有中枢神经症状。发作之间有间歇期，长短不一。患者的耳聋呈波动性，疾病早期耳聋是可逆的，两次发作之间听力出现明显波动。患者可在 1~2 年内发病数次后听力逐渐恶化，甚至全聋。总之，听力随病情的发展而每况愈下。由于历史原因，在本病病因未明之前，对该病的发病机制和组织病理了解不够，命名十分混乱，如：美尼尔综合征、非典型美尼尔病、假性美尼尔病、耳源性眩晕、内耳性眩晕等，现代临床上仅以梅尼埃病取代其他命名来描述内耳迷路积水引起的眩晕、恶心、呕吐等综合征。

梅尼埃病属于中医"眩晕"之范畴，《素问·至真要大论》有"诸风掉眩，皆属于肝"等病因论述。《丹溪心法·头眩》则有"无痰不作眩"的主张，提出"治痰为先"的方法。该病患者由于劳倦伤脾，健运失司，以致水谷不能化精微，聚湿生痰，痰湿中阻，则清阳不升，浊阴不降，加之气郁化火，使肝阴暗耗，风阳升动，肝风夹痰浊上扰清空，则发为眩晕，故治疗多从息风祛痰化饮立法。

1. 化痰法为主治疗美尼尔综合征　干祖望医案

案一：

华某，男，49 岁。

初诊：1991 年 11 月 5 日，南京。

病史：有 20 多年的高血压病史。近 2 个月前左耳突发失听，伴以哄鸣及眩晕。经过各种治疗，诸症减轻，但爬楼梯、看电视仍有飘飘然感。听力未见回升，耳鸣音调有高有低，外来噪声大多由右耳传导到左耳，听到后有烦躁感。舌质透紫气，薄黄腻苔，脉劲而滑。

王隐君治耳以消痰，王清任治耳以破瘀。今也，私淑二王。

胆南星 3g	陈皮 6g	法半夏 6g	竹茹 10g
当归尾 10g	赤芍 6g	泽兰 6g	桃仁 10g

红花 6g　　　　菖蒲 3g

7 剂煎服。

1991 年 11 月 22 日二诊。中药已进 7 剂，看电视、下楼梯时的飘飘然感已消失。耳中哄鸣稍降低，对高频的噪音反应稍好一些。检查：薄白苔，舌边有齿痕，脉弦。

取用二王手法，获效似有立竿应桴之得。去疾务尽，即使矫枉过正，亦属无伤。

胆南星 3g	竹沥 6g	陈皮 6g	红花 6g
桃仁 10g	天竺黄 6g	泽兰 6g	丹参 10g
当归尾 10g	菖蒲 3g		

7 剂，水煎服。

1991 年 12 月 6 日三诊。药进 7 剂，鸣声又低沉一些，对外来噪音的反感，已不似过去敏感。唯感这次进药不及初诊。舌苔白腻（自认有受凉感冒），脉大乏力。

列御寇行云之感，已一去而不复返。鸣响渐趋卑微，拒噪也不若曩昔之过敏。证已由实转虚。治亦随证而呼应。

熟地 10g	山药 10g	天竺黄 6g	丹参 10g
当归 10g	白芍 6g	山萸肉 10g	红花 6g
川芎 3g	菖蒲 3g		

7 剂，水煎服。

【按语】　此证为实证的痰、瘀导致，故而也以实治。二诊在实去而虚尚未来之际，仍用化瘀消痰法作过渡处理。第三诊则以痰化、瘀散而虚证接踵而至，所以改用养血以补虚一法，为了在这个转折点上能顺利通行，也加上了红花、川芎、菖蒲作润滑剂。虽未有第四诊，但肯定以痊愈而告结束。

（俞无名，干千。《中医临床家·干祖望》北京：中国中医药出版社）

🍅 案二：

姚某，男，25 岁。

初诊： 1992 年 11 月 12 日，南京。

病史： 1992 年中秋，眩晕陡作，但尚能活动，耳无鸣无聋。继见泛恶作呕，眩晕加重，如坐舟船或天翻地覆之感。刻下眩晕仍较重，但泛恶已轻。视物有抖动感，进食作呛，言语有木讷感，吞咽似有困难。大便秘结，小便日行四五次，时有困难感。头无痛而昏沉。

检查： 两眼球轻度震颤，血压 150 / 90mmHg。舌苔白腻滑润，中央有老黄苔，脉平有数意，有时有歇止。

肝风痰浊，两相困扰，虽然急发之期已过，但依然余威不息。治当息肝风，祛痰浊。

决明子 10g	菊花 10g	夏枯草 10g	钩藤 10g
竹沥夏 6g	胆南星 3g	白僵蚕 10g	枳壳 6g
天竺黄 6g	当归 10g		

4 剂，水煎服。

二诊： 1992 年 11 月 16 日诊。药进 4 剂，无效。舌苔已化，现呈薄苔，脉平。

纵然断语"无效"，但从一切观察，已有春回大地之象。坚守前方，稍稍出入一二。

决明子 10g	石决明 20g	菊花 10g	胆南星 3g
夏枯草 10g	竹沥夏 6g	枳壳 6g	僵蚕 10g
天竺黄 6g	象贝母 10g	干地龙 10g	

14 剂，水煎服。

三诊： 1992 年 12 月 14 日诊。药进 18 剂，诸症基本消失，一切行动状态一如常人。唯尚有些头位急促旋转及大量运动时有晕感。舌薄苔，脉平有弦意。

承赐锦旗铭谢，殊感汗颜。盖区区效益实出古贤之遗产也。今拟养营补血中寓以扫荡残余之肝阳。

熟地 10g	当归 10g	川芎 3g	白蒺藜 10g
白芍 6g	菊花 10g	枸杞子 10g	天竺黄 6g

夏枯草 10g　　　石决明 20g

7 剂，水煎服。

【按语】　此证初诊时明显为肝风扇动痰浊而致。但二诊医案称为"无效"，其实舌苔已化，脉细弦转平，就是好转了。临床上不少病机好转而症状迟了一步出现。二诊，取原旨续进，未予修改，说明承认了方药已有疗效。三诊时已病去若失，所以随着实去虚来惯例，用补法以扫尾。

（俞无名，干千。《中医临床家·干祖望》，北京：中国中医药出版社）

🍅 **案三**

刘某，女，45 岁。

初诊：1993 年 3 月 2 日。

病史：眩晕 1 月有余，过去也曾有过，但为时短暂。今作不愈，左耳鸣叫。能接收外来噪声，有时突有沉重感，伴以泛恶。

检查：有轻度眼球震颤。舌白苔腻，脉细而弦。

痰浊久困，未得一清。方取化浊消痰一法。

陈胆星 3g　　　陈皮 6g　　　藿香 10g　　　佩兰 10g

姜半夏 6g　　　苏子 10g　　　菖蒲 3g　　　枳实 6g

焦苡仁 10g　　　甘草 3g

7 剂，水煎服。

二诊：1993 年 3 月 10 日诊。药进 7 剂眩晕明显减轻，耳鸣缓解，泛恶接近消失。头顶部出现紧张感，两腿乏力无劲。

检查：测血压 125/90mmHg。眼球震颤消失。舌苔薄，脉左平右细。

痰浊渐清，虚象似露端倪。裁方逐渐向扶正靠近。

太子参 10g　　　白术 6g　　　茯苓 10g　　　陈皮 6g

法半夏 6g　　　蝉衣 3g　　　菖蒲 3g　　　料豆衣 10g

夏枯草 10g　　　罗布麻 10g

7 剂，水煎服。

三诊：1993年3月30日诊。又进7剂，血压已正常，眩晕还有偶然一作，常呈闪电性。右耳哄哄而鸣，量不大，调不高。两腿已有力一些。现以百会为中心头痛，如重物压着感。

检查：眼球震颤已消失。舌苔薄，脉细弦。

曩昔以内伏湿浊，只能醒脾中扶正。刻下残邪告清，可以取潜阳育阴矣。

桑叶6g	菊花10g	白蒺藜10g	熟地10g
山药10g	茯苓10g	建泽泻6g	丹皮10g
当归10g	川芎3g		

7剂，水煎服。

【按语】 此证之痰与上例姚某之痰有所不同。姚为虚证之痰，辨证根据为"鸣声时大时小，能接受外来噪声""脉细"；刘则为痰浊夹湿浊，辨证根据为"有沉重感""舌白苔腻"，故而主以化痰，伴用芬芳化浊之品。复诊以湿浊化而改用六君子汤。

（俞无名，干千。《中医临床家·干祖望》，北京：中国中医药出版社）

【评析】 耳源性眩晕症，多与膜迷路积水有关，为一种内耳的非炎性疾病。临床表现为眩晕，自觉身体四周物体旋转，一侧耳鸣，听力下降，眼球震颤，恶心呕吐，不平衡感，发病突然。干老对本病的治疗，多从"痰、肝、肾"三者论治。痰有痰火与痰湿之分。痰火者治以半夏天麻白术汤合龙胆泻肝汤化裁；痰湿与脾的关系较密切，治之常用参苓白术散加减；肝阳者，宜平肝息风、滋阴潜阳，用天麻钩藤饮加减；偏于肝火者加龙胆草、丹皮。肾虚者，常用杞菊地黄丸或大补阴丸加减。

2. 高辉远治疗内耳性眩晕医案

（1）平肝化痰，健脾和胃法治疗内耳性眩晕

🍅 **案一**

白某，男，48岁，已婚，干部。

初诊： 1990 年 2 月 7 日。

病史： 患者于 1982 年始突感眩晕，耳鸣，听力减退，恶心呕吐，面色苍白，心慌出汗，闭目卧床，不敢翻身，经某医院诊断为内耳性眩晕症，服谷维素及镇静药物后，症状稍有减轻。但 8 年来发作频繁，每 1 ~ 2 日发作 1 次，工作受影响。此次因劳累、情志不舒而出现上述症状，遂请高师诊治。观其舌质淡，苔薄白，诊其脉沉滑。

辨证： 四诊合参，证属肝阳上亢，痰湿中阻。

治法： 治宜平肝潜阳，燥湿化痰，健脾和胃为法。

处方：

法夏 10g	白术 10g	天麻 10g	荷叶 10g
茯苓 10g	陈皮 8g	炙甘草 5g	枳实 10g
竹茹 10g	蒺藜 10g	菊花 10g	生龙牡各 10g

7 剂，水煎服。

二诊： 7 剂药后，症状减轻，由原来的 1 ~ 2 日发作 1 次，减为 6 日发作 1 次。惟感胸闷、憋气，舌脉同前。原方加菖蒲 10g，远志 10g。

三诊： 又进 7 剂，自诉本周眩晕未发作，耳鸣缓，听力如常。但仍时有心悸，睡眠欠安，二便正常。舌尖红，苔薄白，脉弦细。原方加珍珠母 15g，续服 7 剂，头晕、耳鸣等诸症缓解，精神好，心悸、胸闷、憋气减。观舌正常，脉来缓和，又服 3 剂以巩固疗效。2 个月后随访，未再复发。

【按语】 本病为内耳病变，系内耳淋巴积水，亦称梅尼埃综合征。其表现为发作性眩晕，耳鸣及波动性听力减退，确切的病因尚不明确。一般认为可能是由于自主神经功能失调引起迷路动脉痉挛，局部缺氧，导致内耳淋巴产生过多或吸收障碍，引起内耳膜迷路积水。中医学则认为本病属"眩晕"之范畴。《素问·至真要大论》有"诸风掉眩，皆属于肝"等病因论述。《丹溪心法·头眩》则偏主于痰，有"无痰不作眩"的主张，提出"治痰为先"的方法。患者由于劳倦伤脾，健运失司，以致水谷不能化精微，聚湿生痰，痰湿中阻，则清阳不升，浊阴不降，加之气郁化火，使肝阴暗耗，风阳升动，上扰清空，则发为眩晕，故高师用平肝潜阳、燥湿祛痰之法，恰合机宜，其证咸安。

（王发渭等。《高辉远临证验案精选》，北京：学苑出版社）

案二：

王某，男，40岁，干部。

初诊： 1991年10月29日。

病史： 反复眩晕1年余，发作5天。患者1年前开始发病，其间曾犯眩晕3次。5天前因生气又出现头晕目眩，恶心呕吐，转侧尤甚，伴左侧耳鸣，心悸寐差，口苦纳呆，某军区总医院诊断为："梅尼埃综合征"，"颈3、颈4骨质增生。"经服用中西药物治疗，症状未有好转，特邀高师会诊。观舌质淡红，苔白腻，诊其脉滑数。

辨证： 证属痰浊内阻，清阳不升。

治法： 健脾和胃，除痰平眩。

处方： 自拟蒺藜定眩汤加减。

法夏 10g	白术 10g	天麻 10g	茯苓 10g
陈皮 8g	枳实 10g	竹茹 10g	蒺藜 10g
菊花 10g	荷叶 10g	炙甘草 5g	生龙牡各 15g

6剂，水煎服。

二诊： 服药6剂，眩晕口苦顿减，恶心呕吐消失。余症同前，再以原方加夜交藤15g，进7剂得安。

【按语】 此方高师以半夏白术天麻汤合温胆汤变通创拟组成。方中二陈辛苦之药，祛除痰饮，以正本清源；白术甘温运脾化湿；天麻辛温入肝，疗虚风内作而平巅顶之眩晕；枳实、竹茹之寒，降火行痰，清胆胃之热，降胆胃之逆，更加龙骨、牡蛎、蒺藜、菊花平肝息风以镇潜；妙在一味荷叶升清阳，如此清阳得升，浊阴得降，使痰与热俱去，则诸证可愈。经云：诸风掉眩，皆属于肝。古云：无痰不作眩。高师治疗上例验案，既重视了病因的解除，也注意到了症状的控制。

（王发渭等。《高辉远临证验案精选》，北京：学苑出版社）

【评析】 此类病案由于脾失健运，水谷不能化精微，聚湿生痰，痰湿中阻，则清阳不升，浊阴不降，加之肝阴暗耗，风阳升动，肝风夹痰浊上扰清空，而发为眩晕，故高老多采用平肝化痰、健脾和胃之法治疗。

（2）补养气血法治疗内耳性眩晕

秦某，女，49岁。

初诊： 1992年3月18日。

病史： 患者反复发作眩晕7年。发作时，自感四周景物旋转和摇晃，动则加剧，须闭目静卧休息。每次发作时间不定，尤以劳累或月经期后为甚，常兼神疲气短，汗出心悸，头昏健忘，纳少肢倦，曾在某医院诊断为：内耳性眩晕症。经服镇静药、谷维素等，症状稍缓。近半月来因工作加班过劳，眩晕又作，每2～3天发作1次，服西药罔效，今日特来高师处诊治。观面色㿠白，唇甲少华，发色不泽，精神疲惫，言语低弱，舌质偏淡，苔薄白，脉细弱。

辨证： 证属气血不足，脑失所养。

治法： 补养气血。

处方： 人参养营汤化裁。

黄芪15g	太子参15g	当归10g	白芍12g
熟地10g	白术10g	茯苓10g	远志10g
陈皮8g	炙甘草5g	大枣5枚	

6剂，水煎服。

二诊： 6剂药后，眩晕减轻，精神转好，但仍觉神疲乏力，时有心慌，纳食量少，舌淡，苔薄白，脉细。原方加建曲10g。继进6剂。

三诊： 见患者面色稍红润，症状不明显。拟守上方加龙眼肉10g、砂仁3g再服。宗守上方为基础略有进退，共调治2月余，眩晕未见发作，纳谷量增，体力增强，形丰神振，前后判若两人。嘱注意饮食调养，常服人参归脾丸，以资巩固。

【按语】 眩晕一证，或病于肝，或病于痰，或责之于虚，即所谓"诸风掉眩，皆属于肝""无痰不作眩""无虚不作眩"也。本例为气血不足，清阳不展，脑失所养发为眩晕。高师以《黄帝内经》心主血、脾统血、肝藏血的理论为依据，采用人参养营汤化裁，重在补益气血，使脑得血养，清阳舒展，则眩晕自除。继以人参归脾丸调理巩固，身健体安。

（王发渭等。《高辉远临证验案精选》，北京：学苑出版社）

3. 温阳化饮、和胃降逆法治疗梅尼埃病　祝谌予医案

刘某，男性，46岁，记者，门诊病历。

初诊： 1991年12月9日。

主诉： 发作性眩晕10余年，加重1年。

病史： 患者自1976年始出现发作性眩晕，数月一发，伴恶心、呕吐、视物旋转，不能站立，每次必持续数日。1978年某夜突然眩晕剧烈，两眼发黑，周身冷汗，气短不续，经某医院确诊为梅尼埃病，服眩晕停等镇静药治疗，但仍有间断发作。平素体形肥胖，头晕而重，颈部不适。近1月来眩晕发作频繁，每次均呕恶不能进食，并因眩晕倒地2次，服镇静与抗晕动西药不能缓解而来就诊。

现症： 面白体胖，头重而昏，后颈不适。每发眩晕必恶心欲吐，甚至呕逆，胸膈满闷，耳鸣如潮，口淡不渴，小便清长。舌淡胖，苔白，脉细滑。

辨证立法： 痰饮中阻，上犯清阳。治宜温阳化饮，和胃降逆。

方用苓桂术甘汤合泽泻汤加味。

处方：

茯苓 30g	桂枝 10g	白术 15g	炙甘草 6g
清半夏 10g	泽泻 10g	川芎 10g	菊花 10g

每日1剂，水煎服。

治疗经过： 服药14剂，眩晕未作，仍头重项强，口苦耳鸣，舌淡胖，脉弦滑。守方加葛根10g，羌活10g，五味子10g，再服14剂，诸证基本控制。间断用上方加减治疗半年余，眩晕一直未发，自觉头脑清晰，精力充沛，舌淡红，脉弦细。1992年7月复诊时拟配药丸巩固疗效。

处方：

枸杞子 30g	菊花 30g	山萸肉 30g	生熟地各 30g
怀山药 30g	丹皮 30g	茯苓 50g	泽泻 30g
川断 50g	桑寄生 60g	葛根 50g	菖蒲 30g
白术 30g	连翘 30g	板蓝根 50g	

诸药共研细末，炼蜜为丸，每丸重 10 克，每服 1 丸，每日 3 次。1993 年 3 月随诊，未再反复，病遂告愈。

【按语】 眩晕伴恶心呕吐剧烈者，祝师谓之"胃眩"，即丹溪所云"无痰不作眩"也。此证多因脾胃素虚，中阳不运，饮食肥甘而致痰湿中阻、上遏清阳而成。治疗常用苓桂术甘汤合小半夏加茯苓汤、泽泻汤以温运中阳而化饮，和胃降逆而止呕，中阳振奋、痰饮蠲除则眩晕不复发作。本案善后巩固用杞菊地黄丸加味，系因年近五十，肝肾已虚。且肾主水液，为阴阳之根，补先天可养后天，可杜痰饮之根。

（《祝谌予医案》）

4. 分步调治内耳眩晕　郭维一医案

李某，男，48 岁，干部。

初诊： 1984 年 4 月 25 日。

病史： 10 年前在西安开会期间，突然发生头昏耳鸣，视物旋转，动则昏甚，胸闷泛恶，时吐黏液，西安某医院诊断为"内耳眩晕症"，经治疗病情缓解。嗣后，间有发作，病情同前。近几天工作繁忙，睡眠很少。4 月 25 日下午主持大会时，突然发病，立即乘车回家，即邀诊治。诊见；面色㿠白，闭目卧床，呕吐时作，两耳蝉鸣，心烦不安，时有汗出，口干欲饮，饮而不多，脚手心热，舌质淡红，苔心白厚，根部微黄，脉弦细濡数。证属痰饮聚于中，肾阴虚于下，肝气冲于上所致。治宜分步调治，先宜清化痰浊，调其枢机治其急；后宜滋养肝肾，潜镇浮阳图其本。

处方：

竹茹 15g	沙参 15g	陈皮 10g	半夏 10g
枳实 10g	茯苓 10g	焦术 10g	麦冬 10g
菊花 10g	钩藤 10g	天麻 10g	泽泻 30g
甘草 3g			

水煎服。

4月28日二诊：药进清化痰浊、益气养阴、息风平肝之剂后，眩晕大减，呕吐停止，步前意续进。

5月3日三诊：眩晕渐平，余症大减，已能下床活动，惟感倦怠嗜睡，脚手心热，舌红苔白，脉细数略弦。治拟滋阴敛阳，固本善后。

处方：

熟地 15g	女贞子 15g	旱莲草 15g	炙龟甲 30g（先煎）
山萸肉 12g	枸杞 12g	焦术 10g	磁石 30g（先煎）
五味子 10g	泽泻 20g		

水煎服。

连进6剂后诸恙悉除，精神尚可，正式上班。

【按语】 本案眩晕属西医内耳眩晕病。其病机复杂，治疗分步。遵叶天士"治痰需建中，息中可缓晕"之旨，先投加味温胆汤治其标急，药后眩晕大减；后本"缓肝之急以息风，滋肾之液以驱热"，疗其本虚的同时，防木克土于未然，佐以泽泻汤，治疗有序，其效较捷。以上所举病例，均经现代医学诊断为高血压、低血压、内耳眩晕等，病名不同，统属中医学眩晕范畴。诊治过程既没有胶柱西医病名，也没有拘泥中医分，而是立足于"证"，以证定型，详析病机。临床证实，其病机虚多实少，或本虚标实，以虚为纲，着眼于病之根本，勿忽视病之标象，视症而施治，方能得心应手。守方与易方当于治疗过程中权衡，当病机未转变时，应守方一治到底，勿为辨证而辨证，随意改弦易辙，犯庸人自扰之弊；而当病机已转变时，莫固执偏见，该变不变一意孤行，或病机复杂，分步调治时，必须应机而变。

（单书健，陈子华。《古今名医临证金鉴·头痛眩晕卷》）

5. 补脾养肾利湿为主治疗内耳性眩晕 翟明义医案

🍅 案一

顾某，男，35 岁，干部。

病史： 眩晕时轻时重约年余。于 1976 年 10 月 20 日突然加重，自觉屋倒床倾，天旋地转，不能站立，不能睡卧，卧则眩晕更甚，恶心呕吐，心烦耳鸣。在某县医院诊为内耳性眩晕，给予镇静止呕剂阿托品、苯巴比妥等 3 天无效。检查头部无外伤，心肺（－），肝脾不大，血压 16 / 10.7kPa（120/80mmHg），血糖 5.6mmol/L（100mg / dl），脉弦缓，舌质红，苔薄白腻。

诊断： 痰湿性眩晕。

辨证： 属脾肾双虚，痰湿中阻，兼有肝火之证。

治法： 治宜补脾养肾利湿为主，兼清肝火。

处方： 方以加减六味地黄汤。

山药 15g	山萸肉 12g	云苓 15g	泽泻 15g
车前子 15g	葶苈子 15g	川芎 12g	菊花 12g
女贞子 15g	五味子 10g	薄荷 12g	荆芥 10g

水煎服。

连服 13 剂，眩晕及头昏沉感消失，头部已可着枕，但有时仍有轻微发作，饭后胃脘部仍有痞满感。原方去女贞子、五味子加陈皮、姜半夏以和胃燥湿，服药 7 剂，诸症消失。至今未见复发。

🍅 案二

李某，女，50 岁，工人。

病史： 平素身体健康，于 1977 年 11 月 26 日晚，突然头重脚轻，站立不稳，自觉天旋地转，床翻屋倾，胸中满闷，恶心呕吐，耳如雷鸣。在某市医院诊断梅尼埃病。服西药（不详）3 天，中药 5 剂均无效。查身体发育、营养良好，血压 16.8 / 10.9kPa（126/81mmHg）。心肺（－），无皮疹，脉弦细而寸浮，两尺沉，舌淡红，苔薄白稍腻。

辨证： 脾肾双虚，痰湿中阻证。

处方： 加减六味地黄汤。

山药 15g	山萸肉 12g	云苓 15g	泽泻 15g
车前子 15g	葶苈子 15g	川芎 12g	菊花 12g

水煎服。

服 3 剂后眩晕恶心减轻，已能少进饮食，但心烦失眠仍在，此乃肝胆虚火上扰心神所致。原方加入薄荷 12g 以清肝之浮阳，继服 3 剂后，诸症全部消失。为了防止复发，又服 3 剂。经 4 年 3 次追访，未见复发。

案三

赵某，男，60 岁，工人。

病史： 1988 年 4 月 15 日突然头晕恶心，在河南医大诊断为梅尼埃病。于 4 月 18 日来诊。查面色苍白、自汗，眩晕恶心，心烦耳鸣，体温 36.1℃，血压 14.7／9.33kPa（110/70mmHg）。血糖 110mg／dl。脉滑无力，舌质嫩红，苔薄白滑腻。

辨证： 脾肾双虚兼气虚。

治法： 治宜健脾补肾，益气利湿。

处方： 加减六味地黄汤。

山药 15g	山萸肉 12g	云苓 15g	泽泻 15g
车前子 15g	葶苈子 15g	川芎 12g	菊花 12g
黄芪 15g	陈皮 12g		

水煎服。

共服 9 剂而愈。

（单书健，陈子华。《古今名医临证金鉴·头痛眩晕卷》）

【评析】 脾为阴土，主运化，喜燥而恶湿。脾虚不运，水湿内停，聚湿生饮，饮凝成痰。痰湿中阻，清阳不能上升，浊阴不能下降，蒙蔽清窍，故而眩晕。《医宗金鉴》云："眩晕者，痰因火动也，盖无痰不作眩。"指出病因在痰，究其生痰之源，则归咎于脾。 肾藏精，精生髓。肾虚精亏则头转耳鸣。《素问·五脏生成》谓："徇蒙招尤，目瞑耳聋，下实上虚，过在足少阳、厥阴。"指出病在肝胆，究其眩晕之源，应责之于肾虚。肾为肝之母，母虚而子失所养，肝气上逆而掉眩；再者肾主五液，肾虚则决渎无权，湿聚于下，故曰"下实"，上泛而助湿；"上虚"者指肝失其养，上逆而眩晕。其标在肝，其本在肾。治病必求于本。故湿淫于内，责之于脾；头眩耳鸣责之于肾。二者气衰，痰湿内生，蒙蔽清窍而眩晕即作。治法以补脾养肾、分利水湿为要策，以加减六味地黄汤为基本方（山药15g、山萸肉12g、云苓15g、泽泻15g、车前子15g、葶苈子15g、川芎12g、菊花12g）。上述3案同属脾肾双虚、痰湿中阻证，但在加减变通有异。案一眩晕时头不能着枕，着枕加重，属于痰湿较重之证，故加五味子以助肾气，女贞子以养肾阴，薄荷、荆芥以清肝除风，后加法半夏、陈皮以和胃燥湿，服药20剂而愈。案二较轻，仅以原方加入薄荷而愈。案三年高体弱，不但脾肾双虚，而且元气大亏，气虚欲脱，故加黄芪以大补元气，少加陈皮以和胃止呕，服9剂而愈。可见3案病虽同而体质、兼症有异，临证时应引为重视。医者易也，治当灵变。

6. 和解少阳，疏泄肝胆法治疗梅尼埃病　胡毓恒医案

李某，男性，40岁。

病史：患眩晕多年，反复发作，因发作频繁，不能坚持工作。曾在某医院检查诊断为"梅尼埃病"。1961年10月某日因该病发作而延余诊治。临床见患者闭目卧床，心烦懒言，身躯不敢转动，动则天翻地复，恶心呕吐，耳鸣耳聋，察其舌苔薄白，舌质淡红，脉弦缓。

辨证：综合脉症，拟诊为邪犯少阳，致少阳枢机不利，肝胆疏泄不调，水湿痰饮停滞于经脉所致。

治法：遂予和解少阳，调畅气机，疏泄肝胆，通其经脉。

处方：

| 柴胡12g | 法半夏10g | 党参15g | 川芎8g |

吴茱萸 7g　　　　钩藤 8g　　　　甘草 5g　　　　　生姜 10g

红枣 5 枚

嘱如法煎服 3 剂。

3 天后又延余复诊，患者喜笑相迎，谓药入片刻即感舒适，服完 1 剂可以起床，服 3 剂诸症基本消除。察舌苔薄白，舌质淡红，脉象缓。效不更方，仍用原方增损而愈。后本病复发，患者自用原方进服，数发数治，乃根治矣，随访至今数十年从未复发。患者眩晕病获得根治，后以此方介绍给别人，治好了不少眩晕患者。

（单书健，陈子华。《古今名医临证金鉴·头痛眩晕卷》）

【评析】　胡师经多年的临床潜心探究，认为本病与《伤寒论》少阳证相近似，如《伤寒论》少阳病提纲云："少阳之为病，口苦、咽干、目眩"。又 96 条云："胸胁苦满、默默不欲食，心烦喜呕。"又 264 条云："少阳中风，两耳无所闻"等。大抵耳源性眩晕之病因病理，系六淫之邪侵犯少阳经脉，或化学药物之不良反应伤其经脉，引起少阳枢机不利，气机升降失常，肝胆疏泄不调、胃失和降，致水湿痰饮停滞于经脉，进而导致血瘀气滞，而发生本病。少阳经脉循行部位与本病亦相吻合，如《灵枢·经脉》描述："少阳经起于目锐眦，上抵头角，下耳后……其支者，从耳后入耳中，出走耳前，至目锐眦后……。"因此，据以上所述，眩晕病的治疗须拓开思路，不必囿于风、火、痰、虚。乃"勤求古训"之旨。爱用小柴胡汤加味（柴胡 12g、法半夏 10g、黄芩 10g、党参 15g、甘草 5g、川芎 8g、钩藤 8g、吴茱萸 7g、生姜 10g、红枣 5 枚），方中用柴胡和解少阳，疏利肝胆，调畅气机，通少阳经络之壅滞，升清降浊；黄芩清泄肝胆，以除在经之热；半夏、生姜降逆止呕以和胃；党参、甘草、大枣益气以养胃，吴茱萸温胃暖肝肾，和胃止呕；川芎引诸药入经，更好地发挥药效，又可加速头耳部血流；钩藤祛风平肝以定眩。如法服用，疗效确切。本案是由于自主神经功能失调，引起内耳迷路动脉痉挛或水肿，从少阳论治，而获痊愈。

7. 滋肾养肝，健脾利湿为主治疗梅尼埃病　李秀林医案

王某，男，45 岁，工人。

初诊： 1978 年 7 月 20 日来门诊就医。

病史： 患者经常头晕、头痛、恶心呕吐，饮食欠佳，四肢困乏无力，原经某医院诊断为梅尼埃病。症状：头晕，头痛，恶心，呕吐，纳差。卧床不能起，起则天旋地转，站立不稳。周身困乏无力。

检查： 精神痴呆，听觉甚差，面容不华，脉象弦滑而稍数，舌质红，苔薄黄。

辨证： 肾水不足，水不涵木，虚阳上浮则头晕、头痛；木横克土，脾失健运，胃气上逆，则恶心、呕吐、纳差食减；脾虚失运，精微不能上输于脑，髓海空虚，则脑旋不能自制，卧床不起，起则旋转不定；精微不能输布养身，则周身困乏无力；脉象、舌质为虚阳上浮，精微不能上承，清阳不升的表现。

诊断： 眩晕。

治则： 滋肾养肝，健脾利湿，降逆止呕。

处方：

珍珠粉 1.2 g（冲服）	生白芍 24g	云苓 30g	薏苡仁 30g
姜竹茹 30g	泽泻 20g	磁石 30g	半夏 15g
太子参 30g	枸杞子 12g	何首乌 20g	辽沙参 30g

水煎服。

7 月 28 日二诊： 服药 6 剂，头晕、呕吐减轻，走路时仍觉天旋地转。照上药继服。

8 月 5 日三诊： 服药 6 剂，头晕、头痛俱已消失，恶心、呕吐大有好转，行走时已不觉天旋地转。仍感四肢无力。

治则： 健脾和胃，降逆止呕。

方药：

薏苡仁 30g	白蔻仁 12g	云苓 20g	泽泻 15g
磁石 30g	生白芍 25g	姜竹茹 30g	当归 12g
麦芽 20g	何首乌 30g		

水煎服。

8 月 14 日四诊： 服药 8 剂，诸症均已消失，恢复健康。

【按语】 此例属清阳不升、浊阴不降与阴虚阳亢的混合型眩晕。从理论上讲，这是两种不同的病机。同见于一病之中，似乎有些矛盾。而实际上，它们是统一的。清阳不升是谓虚，何以致阳亢存在；浊阴不降是谓实，何以致阴虚发生。这就是它们的矛盾之处。因为，食物之精微属清阳，糟粕部分属浊阴。清阳注五脏，浊阴归六腑。脏为阴，腑为阳。若清阳不升则脏中之阴必虚，浊阴不降则腑中之阳必实。虚则正气虚，实则邪气实，正邪相搏，气血不和而脏腑失养，致阴虚于内、阳亢于外，阴虚于下、阳亢于上则发生眩晕。所以，在治疗上就必须采取综合方法，才能达到治愈的目的。

（李秀林。《眩晕中风证治》，郑州：河南人民卫生出版社）

【评析】　内耳眩晕病亦称梅尼埃病。是一种内耳疾患引起的。　有些患者可有耳重压感、堵塞感，耳后钝痛，耳后发热等前驱症状。患者往往面色苍白，出虚汗，脉搏或快或慢，血压多数不是偏高而是偏低等一系列自主神经功能紊乱的表现。发作期出现规律性水平性眼球震颤。其临床表现为：头晕，耳鸣，恶心，呕吐，听力减退，站立不稳。严重者可见周围景物旋转不定，或自觉头足颠倒，发作时闭目卧床，唯恐眩晕加剧。脉象沉细而滑，舌质淡、苔白腻。其病机多为：脾阳不振，痰湿凝滞中阻，窍道闭塞，致使清阳不升，浊阴不降，发为眩晕。治疗宜从健脾和胃、利湿化痰入手。但临床治疗时还应注意兼夹证的处理。

8. 养阴清热，平肝息风治疗梅尼埃病　段成功医案

张某，女，52岁。

主诉：以发作性眩晕3日就诊。

病史：该患1年前患突发性眩晕，西医确诊为"梅尼埃病"，经治疗好转。3日前因劳累、动怒复发。现症头晕目眩，头部不敢转动，动则天旋地转，恶心、呕吐，有强烈的恐惧感。经用西药阿托品、安定、培他定等，未见明显好转。查其舌红、苔黄，脉沉细数无力。

辨证：肝痰有热，肝风内动。

治则：养阴清热，平肝息风。

方药：镇肝熄风汤加减。

处方：

天麻 15g	钩藤 15g	龙骨 50g	牡蛎 50g
牛膝 15g	龟甲 20g	代赭石 20g	天门冬 15g
麦门冬 15g	茵陈 20g	玄参 15g	甘草 10g
川楝子 15g	生地 20g	白芍 15g	

水煎服。每 1.5 日 1 剂。

治疗经过： 服药 1 剂即明显缓解，已能坐起进食。2 剂后可下地行走，已无呕恶之症，只是不敢突然转头，守方连服 5 剂，诸症悉解，调养几日后上班工作。

（徐梦斌。《明师垂教》，长春：吉林科学技术出版社）

【评析】 《黄帝内经·至真要大论》说"诸风掉眩，皆属于肝"，诸风，是指各种风证，掉，张介宾注"掉，摇也"，即抽动，"眩，运也"，即眩晕。意思是说，各种风证，例如抽搐、眩晕等，大都属于肝病范畴。临床上，凡是见到有抽搐、眩晕等表现，皆可以风辨治，并将其与肝联系起来考虑。本案患者西医确诊为"梅尼埃病"，属于中医"眩晕"之范畴，其特点为发病急骤，症状重。其病因与"怒"有关。因肝主怒，故与肝关系密切，综观其证，乃肝郁生热，热而生风，肝风内动，风热相搏，上犯清窍，因作眩晕。所以治疗从"肝风"着手，以清张寿甫之镇肝熄风汤为主加减。方中天麻、钩藤为息风之品，龙骨、牡蛎、代赭石为镇肝降逆药，龟甲、天冬、麦冬、玄参、生地、白芍为养阴柔肝之物，兼以清肝之热，茵陈、川楝子入肝经行气化湿，牛膝引气下行，甘草调和诸药。诸药协同，平肝清热以息风，故疗效迅捷。

第二章
颈性眩晕

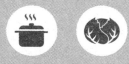

颈性眩晕是指颈椎及有关软组织（关节囊、韧带、神经、血管、肌肉、椎间盘等）发生器质性或功能性变化所引起的眩晕，其主要特点是当头突然转动或处于一定头位时即出现短暂的眩晕，数秒至数分钟不等，眩晕常为旋转型，有时可伴有耳鸣，一般无听力下降。颈椎由于解剖结构上的特殊性，又介于缺少活动的胸椎和具有一定重量的头颅之间，头部配有特殊的感觉器官——眼、耳等，故要求颈椎有较大的活动性，因此颈椎容易发生劳损为产生颈椎综合征的主要诱发原因。椎动脉是椎 - 基底动脉系统的主干动脉，椎动脉从颈总动脉的后方上升，进入上 6 个颈椎的横突孔，由寰椎横突孔上方穿出并于其侧块部弯转向后方，于枕骨大孔的外缘进入颅腔，穿透硬膜后走行很短一段即与对侧椎动脉汇合成基底动脉，分支至小脑、脑桥基底、延脑、大脑枕叶及内耳。当头向右转动时，右侧之椎动脉发生扭曲可使管腔变窄、血流量减少，产生供血部位的脑组织缺血。在正常情况下由左侧的椎动脉予以代偿性的血流量增加，不致造成脑缺血；但如果左侧椎动脉由于硬化或受骨刺的压迫而狭窄时，不能起代偿作用，因而出现脑缺血的症状，如恶心、呕吐、耳鸣、耳聋、视物不清等症状。

不少研究认为椎动脉型颈椎病的形成是由于颈椎间盘和颈椎的退变，以及因颈椎退变和软组织劳损导致颈椎失稳，在此基础上患椎的有关结构发生移位，特别是椎动脉的后内方钩椎关节和后外方的小关节骨质增生，直接刺激压迫椎动脉，而引起椎动脉迂曲变形和狭窄。另外，颈交感神经受到刺激引起椎动脉一过性痉挛导致颈动脉供血不足，而对侧椎动脉代偿不足，从而造成眩晕。由于椎动脉接受来自星状神经节与颈中神经节形成的椎交感丛支配，此外交感神经受外伤、颈部软组织炎，颈部肌肉、韧带损伤后反应性水肿均可刺激颈部交感神经丛；病理冲动亦可通过深部感受器，不断将冲动经颈$_{1\sim3}$神经后根，再经脊髓小脑束、橄榄束及网状小脑束等传导通路向小脑及前庭诸核不断发放，导致发作性眩晕及眼震。

对椎动脉型颈椎病眩晕患者的研究发现，其形成的原因有4种：①椎动脉受压，主要表现为椎动脉受压、变形、迂曲；②椎动脉硬化，表现为椎动脉向心性狭窄，串珠样改变等；③椎动脉畸形，两侧椎动脉相差很大，数量不对称，一侧可有两支椎动脉环行迂曲；④椎基底动脉供血血流速度异常，主要表现为血流速度减慢，血流速度加快，血流双侧不对称，发现部分患者血流不稳定，表现为血流时快时慢，频谱、振幅时高时低。另外血液黏稠度升高也是诱发和加重颈性眩晕的重要因素。

临床表现为多种形式的眩晕，可为运动错觉性眩晕，也可为头昏、晃动、站立不稳、沉浮感等多种感觉，亦可有两种以上的眩晕感。眩晕可反复发作，其显著特点为其发生与头部突然转动有密切关系，即在颈部转动时发生。发作时间较短，一般持续数秒至数分钟不等。主要症状有眩晕、头痛，视力症状可有视先兆，眼前一过性黑矇或闪光，可有视力减退、复视、一过性视野缺损及不成形幻视。部分患者有自发性和位置性眼震，为水平型或水平旋转型。晨起时可发生颈和（或）枕痛。当增生的骨刺，退变的椎间盘以及其他软组织的炎症等刺激到颈神经根时，可出现颈神经根压迫症状，即手及臂发麻、无力，致使持物不自主坠落，久之可出现上肢的肌力减弱、肌肉萎缩、感觉减退等症状；颈交感神经受到刺激时还可以出现心慌、胸闷、多汗或少汗等症状。

颈性眩晕亦属中医"眩晕"范畴，多从痰、虚、风、火入手辨证治疗。

1. 仿补阳还五汤治疗颈性眩晕　张伯臾医案

李某，男，59岁。

初诊： 1985年2月19日。

主诉： 患者于1982年年底突发眩晕，头昏如转，剧作一天后，眩晕虽减未止。

平素常觉头目不清，步履不稳，泛恶纳差，精神萎顿，并有脐腹部作胀隐痛，大便稀溏。

诊查： 刻下腹痛虽减，余症仍在。脉象濡滑，舌边红，苔薄。

辨证： 证由烦劳过度，肝肾精血耗伤，不能上荣于脑，又因脾胃失调，气虚亦显。

治法： 治拟调补肝肾兼理脾胃。

处方：

太子参 15g	滁菊花 6g	明天麻 6g	潼白蒺藜各 10g
炒川芎 12g	制半夏 9g	生谷麦芽各 18g	炒当归 10g
粉葛根 12g	干荷叶 20g	钩藤 15g（后下）	全蝎 1g

5 剂，水煎服。

二诊： 2 月 29 日。今经 X 线摄片检查，颈椎 C_4、C_5、C_6 中度肥大。颈项活动仍欠利，头晕胀，间或胸闷泛恶，肠鸣不痛，大便成形日 2 次，两目干涩。脉濡滑，苔薄白。胃肠病有好转之象，宜调治颈椎为主。

处方：

明天麻 6g	葛根 15g	炒川芎 15g	云茯苓 15g
制半夏 10g	炒当归 10g	炒赤白芍各 6g	竹沥 5g（拌）
潼白蒺藜各 10g	佛手片 12g	地鳖虫 6g	炙僵蚕 9g
花粉 12g	谷麦芽各 18g		

3 剂，水煎服。

三诊： 3 月 12 日。胃肠病已趋于稳定，腹已无胀痛，头晕、胸闷欲恶、步履欠稳等症仍未见好转。口苦干黏。脉虚弦细，舌边淡红，苔薄白。病属颈椎肥大，证属虚痰瘀阻络。改为病证结合同治。

处方：

生黄芪 15g	全当归 10g	炒川芎 15g	炒赤白芍各 9g
藏红花 6g	炙地龙 6g	云茯苓 12g	制半夏 10g
明天麻 6g	炒苍术 9g	炒枳实 9g	潼白蒺藜各 10g

谷麦芽各 18g   嫩钩藤 15g（后入）

7 剂，水煎服。

四诊： 3 月 24 日。依病证结合同治法治疗，无不良反应，头晕胀略减，大便成形，腹无胀痛。舌边淡红，苔薄白，口粘干稍减，脉细小。仍守原法调治。

处方：

生黄芪 20g	当归 12g	炒川芎 15g	炒赤白芍各 9g
藏红花 6g	炙地龙 6g	云茯苓 15g	制半夏 12g
明天麻 6g	炒苍术 9g	炒枳实 9g	佛手片 9g
谷麦芽各 15g	白蔻仁 3g（研后入）		

7 剂，水煎服。

五诊： 3 月 1 日。投补阳还五汤加味，尚觉舒适。脉细弱，舌边淡红，苔黄腻。口干苦黏，烦劳过度则倦怠头晕，四肢发麻，活动欠利。拟守前方增损。

处方：

生黄芪 20g	藏红花 6g	瓜蒌皮 12g	谷麦芽各 18g
炒当归 12g	炙地龙 6g	生白术 9g	绵茵陈 18g
炒川芎 15g	云茯苓 15g	炒枳实 9g	炒赤白芍各 9g
制半夏 9g	佛手片 9g		

14 剂，水煎服。

另：参三七 1.5g，麝香 0.09g，炙僵蚕 1.5g，以上作 1 天量，研细和匀装胶囊，每天服 2 次，服 20 天。

（《中国现代名中医医案精华·张伯臾医案》）

【评析】 关于眩晕病因，前人曾概括有三：即肝风、痰浊、正虚。张老认为上述三点虽为眩晕主因，但不应局限于此，血瘀、水饮等亦为常见病因，应予补充，且诸病因多混杂出现。本案患者为颈椎病所致之眩晕，颈椎病眩晕，虽有肢麻、泛恶等肝风痰浊之象，然予平肝息风化痰治疗，效多不佳。张老参考西医医理，知本病的病理为颈椎退行性病变，周围血管、神经等组织受压迫而肿胀，此当属中医的痰与瘀，加之本病多发于老人，鲜见于青年，知病之本当为正虚。

本例患者病机复杂，不仅有眩晕而且有肠胃失调，为免顾此失彼，故初诊以理脾胃与调补肝肾为主，随着胃肠症状的好转，三诊改从补气行血通络着手，仿补阳还五汤意调治。四诊、五诊以补气活血为主，佐以调理脾胃，以补阳还五汤加减治疗，遂使眩晕肢麻、步履不稳等症得以渐减。因患者原有腹胀痛，故黄芪等补药由小量渐加，活血药亦随证而调整。补阳还五汤原为治疗中风后遗症者而设，今仿其理移用于治疗眩晕，不仅理可通，且效亦验。"医者，意也"，诚哉斯言。

2. 葛根汤加味治疗颈椎病眩晕　沈凤阁医案

陆某，男，56岁。

初诊： 1990年11月18日。

主诉： 近两年来头晕头痛，时轻时重，时发时止，曾以"眩晕""神经性头痛"治，症未减轻，最近颈椎摄片：第3至第7颈椎骨质增生。

诊查： 头昏晕，头转动稍快则颈部骨节咯咯作响，且昏晕更甚；头痛无固定部位，痛剧则伴有恶心感；血压正常；肩臂疼痛，尤以右侧为甚，抬举不利，手指发麻；大小便、饮食如常，苔薄白，脉息正常。

辨证： 寒客太阳，经脉不利。

治法： 驱散外寒，温通经脉。

处方：

葛根 12g	麻黄 8g	桂枝 10g	赤白芍各 10g
炙甘草 5g	川芎 10g	鸡血藤 12g	片姜黄 8g
桑枝 12g			

7剂，水煎服。

二诊： 1990年11月25日。各种症状均减轻，治法、方药悉循原意，服用1个月余，症状消失。

【按语】 颈肩为太阳经脉所过之地。《伤寒论》云："太阳病，项背强几几，无汗恶风者，葛根汤主之"。余常借用葛根汤以治颈椎病之属寒客太阳经脉者，取其能驱散太阳经风寒而温通血脉。临床运用时，如头痛者，加川芎以活血止痛；手臂凉冷者，加细辛或制川草乌以温经祛寒；肩臂痛剧者，加酒地龙以祛风通络止痛；手指发麻者，加当归、鸡血藤以养血活血。如能避免颈部受寒，并适度活动肩颈，一般两三个疗程都能改善症状，乃至无自觉症状，但有退行性变化的颈椎能否恢复正常，有待进一步观察。

（《中国现代名中医医案精华·沈凤阁医案》）

3. 活血通脉为主治疗颈动脉狭窄所引起的眩晕　李子质医案

李某，男，53 岁。

初诊： 1991 年 9 月 13 日。

主诉： 头晕眼花一年余。有时自觉天旋地转，兼见头痛，平卧减轻，动则加重。伴精神萎靡，嗜睡，口干，心烦，纳差腹胀，外院诊断为颈动脉狭窄。

诊查： 舌质淡，脉沉细。

辨证： 阳气升腾无力，精血不能上荣于脑，故眩晕。

治法： 养血安神，补气通脉。用桂枝茯苓丸、黄芪桂枝五物汤及当归补血汤合方加味。

处方：

桂枝 10g	赤芍 10g	云茯苓 10g	丹皮 10g
桃仁 10g	丹参 15g	黄芪 30g	当归 10g
沙参 15g	麦冬 10g	鹿胶 10g（烊）	

4 剂，水煎 2 次，早晚服。

二诊： 9 月 16 日。药后头晕减轻，嗜睡、口干心烦均有好转，但尚感腹胀纳差。舌淡，苔黄白微腻，脉细而濡。中焦湿邪未除，养血通脉之中佐以化湿健脾之品。方用当归补血汤、桂枝茯苓丸合平胃散加减。

处方：

苍术 10g	厚朴 10g	陈皮 6g	菖蒲 6g
藿香 10g	紫苏 10g	黄芪 18g	当归 10g
桂枝 10g	茯苓 10g	丹皮 6g	桃仁 10g

赤芍 10g　　　　甘草 6g

4 剂，煎服法同上。

三诊：9 月 20 日。服上方药头晕而痛大有好转，现已敢独自行动，惟上楼时还有眩晕现象。时有恶心，口多痰涎。苔薄白，脉细。乃脾不散津，聚为痰浊，上逆致眩，以香砂六君合不换金正气散，启动中焦，升清降浊。

处方：

党参 10g	白术 10g	茯苓 10g	甘草 6g
香附 6g	砂仁 6g	木香 5g	陈皮 10g
半夏 10g	藿香 10g	厚朴 10g	

3 剂，煎服法同上。

四诊：经用上方药后，眩晕基本控制，午后头脑尤感清晰。恶心、痰涎大减。继用补脾益气、燥湿化痰之半夏白术天麻汤及肾着汤加味以善其后。

处方：

半夏 10g	天麻 10g	白术 10g	党参 10g
黄芪 15g	陈皮 6g	黄柏 6g	干姜 3g
云茯苓 10g	泽泻 10g	麦芽 10g	苍术 10g
神曲 10g			

3 剂，服法同上。后追访已愈。

【按语】　颈动脉狭窄所致的眩晕，为临床顽证。该案系风、火、瘀血之实，与精亏血损不能上荣于脑并见，故初诊用疏风、散热、活血之桂枝茯苓丸合当归补血汤加沙参、麦冬、鹿胶之品，大补精血，各症大有好转。继而因痰湿郁而未去，故以黄芪桂枝五物汤合平胃散健脾燥湿。三诊因患者中焦素虚、痰湿易生，治疾求本，用香砂六君合不换金正气散，启动中焦而建功。该案方虽三易，但恪守中焦以培气血生化之源，鼓舞阳气升腾上荣于脑，实为治本之大法。

（《中国现代名中医医案精华·李子质医案》）

【评析】　本例为颈动脉狭窄致使脑供血不足而发眩晕，从中医而论，其心血不能上荣于脑，乃是心气不足。盖气为血帅，气虚则无以运血。然本案之颈动脉狭窄，乃是阻滞气血上荣之根本原因，从中医而论乃是痰瘀之象，患者嗜睡、苔腻亦为痰浊之提示，故治疗当顾其痰瘀气血诸方，一诊既以黄芪桂枝五物汤与当归补血汤合力以补气通脉行血，又以桂枝茯苓丸活血化瘀，主以补气通脉。二诊又添平胃散化痰导滞，对气虚、血瘀、痰滞全面兼顾，故头晕大有好转，后再以香砂六君等善后。惜本案颈动脉狭窄之诊断依据，脉案中未有详述，瘥后亦未再作颈动脉造影，不免使本案之可信度有所逊色。

4. 和胃祛痰，活血通络法治疗颈性眩晕　陈可冀医案

甄某，女，48 岁。

初诊日期：1992 年 4 月 13 日。

病史：因眩晕一年余，加重一周来诊。一年多来，患者时觉眩晕，每与长时间伏案工作、劳累有关，头位变化，亦能使眩晕加重。平时颈部常有僵硬感。头沉重、胸闷、恶心，但不吐。颈部 X 线检查示，颈椎退行性变。舌淡红有瘀点，苔白腻，脉弦滑。

辨证：属痰浊内阻，上扰清窍。

治法：治以和胃祛痰，活血通络。

药用：

法半夏 12g	陈皮 6g	茯苓 15g	竹茹 10g
藿香梗 10g	枳壳 10g	葛根 15g	川芎 10g
穿山甲 10g	益母草 30g	生姜 3 片	大枣 2 枚

水煎服。

服药 4 剂后，上症顿减，已不觉眩晕，仅遗有头部沉重感，再以上方化裁，继进 10 余剂，诸症皆失。另嘱患者注意活动颈部。

（陈可冀等。《中医药学临床验案范例》）

【评析】　颈性眩晕顾名思义为因颈部的疾患导致的眩晕。现代医学认为，

椎动脉受压，脑供血不足是该病发生的根本原因。临床治疗该病多从"活血化瘀"入手，意在通过促进血液循环，改善脑供血不足的状况，而使眩晕得以纠正，此例患者虽有血瘀证的征象，但其主要症状皆为痰浊内阻所致。治疗当侧重于治痰，此外，椎动脉受压，乃是引起本病的病理基础，可以在祛痰的同时，加用活血祛瘀之品，使痰祛脉通，眩晕自除。

5. 益气升阳，活血化瘀法治疗颈性眩晕　颜德馨医案

俞某，女，54 岁。

病史：头目眩晕半年，甚则昏厥，伴肢体抖动，心悸惕惕，查心电图及脑电图均正常，X 线摄片提示第 5 颈椎肥大性改变。诊断为颈性眩晕，收住病房。患者面色萎黄少华，脉细软，舌淡苔薄白。

辨证：脾虚清阳不升，气虚瘀血阻滞。

治法：治当益气升阳，活血化瘀。

药用：益气聪明汤加味。

黄芪 12g	炒升麻 4.5g	党参 9g	蔓荆子 9g
白芍 9g	炙甘草 2.4g	通天草 9g	细辛 4.5g
葛根 9g	橘红 4.5g	水蛭粉 1.5g（吞）	

水煎服。

服上药 4 剂后，眩晕减轻，昏厥未作，上方去橘红续服 10 余剂，治愈出院，门诊随访未见复发。

（单书健，陈子华。《古今名医临证金鉴·头痛眩晕卷》）

【评析】　脾胃为一身气机之枢纽，敷布精微于全身，脾升则健，胃降则和，若中气不足，脾胃功能失常，升降之机紊乱，清阳之气不能上荣，则"上气不足，脑为之满，头为之苦倾，目为之眩"，症见眩晕绵绵，遇劳更甚，少气懒言，脉细，舌淡苔薄等。治当补中升阳，《证治准绳》益气聪明汤最为合拍，药用黄芪、党参、升麻、葛根、蔓荆子、细辛等，或用补中益气汤加减。

6. 平肝化痰法治愈椎动脉型颈椎病　施维智医案

苏某，女，28 岁。

初诊： 1991 年 8 月 22 日。

主诉： 素有头晕、耳鸣、目糊，视物过久或转颈突然常有眩晕，曾经西医诊断为"梅尼埃病"，发作频繁，时发时愈，已有一载。近有颈肩疼痛，头痛头胀，肢体倦怠，继之恶心呕吐，甚而视物旋转，如坐舟船，猝倒。伴胸脘闷郁，神情烦乱，入夜尤甚，沉疴不起，不能自拔。

诊查： 患者颈部有梗塞感，不能左右顾及，动则头晕目眩，恶心欲吐。颈$_{4\sim7}$椎间隙压痛，X 线片提示：颈椎挺直，椎间隙狭窄，颈$_{4\sim7}$椎体后下缘骨赘增生。颈椎 CT 片结论：颈$_{4\sim7}$横突孔缩小。苔白腻，质淡，脉濡滑。

辨证： 肝风内动，阳亢不制，痰湿内蕴，风动夹痰，混扰于上，胃失和降，颈部劳损，夹有风湿。

治法： 平肝息风，化痰降逆，活血化瘀，疏风化湿。

处方：

羚羊角粉 0.3g（吞）	明天麻 5g	姜竹茹 5g	法半夏 5g
嫩钩藤 9g（后下）	广陈皮 5g	全当归 9g	炒枳壳 5g
珍珠母 30g（先煎）	京赤芍 9g	炒川黄连 5g	藿香 5g
石决明 15g（先煎）	白菊花 9g	吴茱萸 10g	

水煎服。

另投大活络丹，每天 1 粒。

二诊（9 月 1 日）： 药服 7 剂，头晕目眩稍减，呕吐已平，但仍颈肩酸痛、耳鸣作响。苔白腻，脉滑。风痰之证已成暮日之象，但气滞血瘀尚未净化，虽有转机，未入坦途。再从平肝息风、活血化瘀、通络止痛为治。

处方：

羚羊角粉 0.5g（吞）	白菊花 9g	法半夏 5g	明天麻 5g
嫩钩藤 9g（后下）	姜竹茹 5g	藿香 5g	陈皮 5g

| 石决明 15g（先煎） | 全当归 9g | 赤芍 9g | 炒枳壳 5g |
| 珍珠母 30g（先煎） | 桑枝 9g | 丝瓜络 5g | 鸡血藤 9g |

水煎服。

另投大活络丹，每天 1 粒。

三诊（10 月 24 日）：药后诸症递减，已如常人，惟耳鸣未平。再进上方药，撤大活络丹转耳聋佐慈丸以阴阳兼顾。上方药迭进匝月，诸症悉除，并恢复正常工作。

（《中国现代名中医医案精华·施维智医案》）

【评析】 本案患者之眩晕是由于椎动脉型颈椎病所致，椎动脉型颈椎病是外周血管阻力或椎动脉变异扭曲引起的椎动脉管腔狭小、血流量灌注减少而发生的病理变化。施老认为，从辨证立论，当责之于肝；从辨病立法，则归之于瘀。而痰为有形之邪，"无痰不作眩"即明于理，或夹风上蒙清道，或瘀痰胶结不解，缠绵难愈而发为眩晕，《类证治裁》云："风依于木，木郁则化风，如眩如晕。风痰瘀阻不化，横窜脉络，诸症四起。"施老诊治此病必重风痰瘀三因合一；临诊遣方药，独用羚羊角、钩藤、天麻、菊花祛风，化痰祛瘀非四物、二陈莫属，二法合参，诸症遂愈。

7. 化痰祛瘀升清法治疗颈性眩晕　乔振纲医案

靳某，男，42 岁，法警。

初诊：1997 年 11 月 24 日。

病史：患者 5 年来常颈项僵硬，肩臂麻木，伴以眩晕。病情时轻时重，某医院拍片检查发现颈椎增生，屡经中西药治疗未能根治。10 天前来洛出差，因途中劳累病情复发加重。刻诊：时作眩晕，视物恍动，昏糊欲跌，颈项僵硬，如绳勒索之感，恶心欲吐，右肩背酸困不适，右上肢麻木，饮食尚可，口和便溏。舌质黯红，苔白，脉沉濡缓。TCD 查示：①左、右椎动脉供血不足；②右大脑前动脉供血不足；③右大脑后动脉血液流速增快（轻度痉挛）。

辨证：脉证合参，证属痰瘀阻络，清气不升，筋脉失荣，脑失所养。

治宜： 化痰和中，活瘀通络，舒筋止痉，升清荣脑。

处方：

葛根 30g	川芎 9g	羌活 9g	陈皮 10g
半夏 9g	云苓 30g	竹茹 9g	泽泻 30g
白芍 30g	天麻 15g	全蝎 10g	当归 10g
珍珠母 15g	炙草 6g		

水煎服，每日 1 剂。

上药服 7 剂，恶心、眩晕均止，头项清爽舒适，唯肩臂麻木不除。再治以益气活血、通经活络为主，兼以化痰升清。

处方：

生黄芪 30g	桂枝 5g	白芍 30g	当归 13g
川芎 9g	秦艽 15g	葛根 30 g	羌活 9g
陈皮 9g	半夏 9g	全蝎 10g	灵仙 15g
鸡血藤 15g			

又服 7 剂，诸症皆失。

【评析】 中医学认为颈性眩晕的发病机理多由于久劳成疾，颈部筋脉、肌肉受损，风寒湿邪乘虚而入，凝滞气血，生痰致瘀。痰瘀既成，停聚于颈，一方面可使清气升达受阻，脑窍失养，故而眩晕耳鸣；一方面痰瘀阻滞脉络，气血更加不通，筋脉失养，加之痰性黏浊，胶着于骨，使筋肉变性，故颈项僵直，活动不遂，肩臂麻木，抬举受限。从临床实际看，该病多发生于 40 岁以上之中老年知识分子，长期伏案工作，用脑过度，迁延难愈，亦符合久病多痰多瘀的特点。可见痰瘀阻滞是形成本病的重要病机，故应从痰、从瘀论治。

8. 补肾活血法治疗颈性眩晕　周朝进医案

黄某，女，53 岁，已婚，农民。

初诊： 1995 年 9 月 12 日。

主诉： 眩晕 2 个月余。

病史：每在劳作后发作或加重，并有恶心吐痰涎，胃纳不香，耳闷耳鸣，精神倦怠，夜寐多梦。曾在某医院诊治，服用中西药收效不著，转来本院门诊。查阅外院血常规、脑电图、脑电地形图等报告均未见异常，前医曾投半夏白术天麻汤加减未效，再改投天麻钩藤饮增损亦未效。诊时头晕目花，翻床倒屋，头部转侧活动则尤甚，闭目静卧则稍安。面色晦滞，舌质黯紫苔白，脉细缓无力。血压14.5/10kPa（109/75mmHg）。一时未能确诊，建议作颈椎X线拍片检查。颈椎片示：颈椎第5、6、7椎体前缘见唇样骨质增生，第5、6椎体后缘及两侧构椎关节也有骨质增生。

辨证：证属肾气亏虚，血瘀络阻。

治法：治拟补肾活血。

处方：

生黄芪 20g	龟鹿胶各 10g	熟地 12g	山萸肉 15g
焦杜仲 12g	赤白芍各 15g	当归 10g	川芎 7g
丹参 15	全蝎 3g	天麻 10g	牛膝 10g
葛根 15g	桑寄生 15g	仙灵脾 7g	

水煎服。

服用7剂后，眩晕即减轻。二诊予前方去全蝎、天麻，加龙骨、牡蛎各15g。继服半月，眩晕若失，改用全鹿丸以资巩固疗效。

（中医杂志，1998；39（1）：17）

【评析】 本案患者之眩晕，症见头晕目花，自觉翻床倒屋，恶心呕吐痰涎，血压正常，每易误诊为内耳性眩晕，认证为痰浊中阻，治疗从息风化痰立法，致辗转数日未效。然《灵枢·海论》有"髓海不足，则脑转耳鸣，胫酸眩冒，目无所见，懈怠安卧"之论，细究病因，此证乃因年轻时负重劳作过度，中年之后，肾精亏耗，髓海空虚，清窍失养而现眩晕，加之阴津亏虚，"无水行舟"，血行不畅，瘀血内停。遂改左归丸加减，补肾添髓，佐以活血化瘀，俾髓海充而脑窍得养，经脉通而气和血活，则眩晕除矣。

第三章
脑血管性眩晕

脑血管性眩晕是指脑血管病变引起的前庭系统供血不足导致前庭系统功能障碍而产生的眩晕。常见病因为动脉粥样硬化、高血压动脉硬化、低血压、动脉痉挛、血栓形成、血管畸形等。

一、脑动脉粥样硬化性眩晕

脑动脉粥样硬化常常是全身动脉粥样硬化的一部分，是中年以后的常见病。最常发生在椎－基底动脉系统及大脑中动脉的主干。动脉粥样硬化使动脉管壁弹性减弱，管腔狭窄，易使神经中枢的供血减少；血液黏滞性增加、血流缓慢导致颅内小脉痉挛、血栓形成使血循环通路不畅导致供血区缺血是眩晕的主要原因。在神经系统中，前庭系统一般较容易受累，因为前庭系统主要由椎－基底动脉供血，前庭核是脑干中最大的核块，位置表浅，因而对缺氧十分敏感，基底动脉分出的深穿支较小，内听动脉的迷路支是终末动脉，并无吻合支，所以血管腔突然有即使是微小的改变或血压下降，均可影响前庭系统的功能。动脉粥样硬化时极易导致前庭系统缺血而出现眩晕。其眩晕的特点取决于受累的动脉和病变的性质。当动脉粥样硬化累及小脑后下动脉时，病变会累及小脑、前庭神经核、脊髓神经及内耳的功能，眩晕剧烈，平衡障碍及显著的旋转性眼震。迷路动脉血栓形成时，因不同的分支受累而出现不同的症状，前庭支受累眩晕突然而剧烈，伴恶心呕吐；若耳蜗支亦受累可出现突发性耳聋、耳鸣及听力下降。

1. 疏风通络，化痰祛湿法治疗脑动脉硬化症　颜德馨医案

孙某，男，62岁。

病史： 眩晕耳鸣，甚则头痛，延绵年余，叠进补肝益肾之剂未愈，查血压18.7/11.5kPa（140/86mmHg）。脑血流图示脑血管弹性减退，供血不足，诊断为脑动脉硬化症。患者头重如裹，畏风恶寒，四肢困重乏力，胸痞食差，时时恶心欲吐，入夜少寐，脉细弦，舌胖苔白腻。

辨证： 风邪痰湿阻遏阳分，清阳受蒙，若从肝肾不足论治乃实其所实。

治法： 治宜疏风通络，化痰祛湿。

药用： 川芎茶调散 12g（包煎）　　泽泻 30g　　　白术 30g

服药1周，眩晕渐止，胃纳见振，药证既符，即嘱患者取川芎茶调散与平胃散交替服用，治疗2个月，诸症均退。

（单书健，陈子华。《古今名医临证全鉴·头痛眩晕卷》）

【评析】　"伤于风者，上先受之""高巅之上，惟风可到"。风邪上犯巅顶，阻遏头部经脉，则见头目眩晕而痛，吹风受凉加重，或恶风寒，舌苔薄白，脉浮等症。治宜疏散风邪，使经脉通畅，气血调和，则眩晕自止。临床常用川芎茶调散加减，若眩晕不愈，反复发作者为风邪潜窍入络，可加蜈蚣、全蝎、僵蚕以搜风通络；或加入活血之品，如红花、桃仁、当归等，即"治风先治血"之意。风邪每夹湿邪为患，证见头眩如蒙，肢体困重，舌苔厚腻，则配以泽泻汤、羌活胜湿汤以祛风化湿。

2. 平肝潜阳，宣化痰浊法治疗脑动脉硬化症　颜德馨医案

张某，男，75岁。

病史： 有慢性肾炎病史多年。近来因面目浮肿、头晕目眩加剧入院，经用利水之剂，浮肿已退。但眩晕跌仆，血压偏高，查心电图有房性早搏，脑血流图异常，提示脑动脉硬化。患者头目眩晕，甚则跌仆，言语含糊，面红，脉弦滑，舌红苔薄黄腻。

辨证： 肝阳化风夹痰浊上扰。

治法： 治宜平肝潜阳，宣化痰浊。

处方：

天麻 3g	钩藤 9g（后下）	夏枯草 30g	法半夏 9g
陈皮 6g	茯苓 9g	甘草 3g	枳实 9g
竹茹 6g	川芎 9g		

水煎服。

服药 10 天，眩晕逐渐消失，再未跌仆，病情稳定，带药出院，巩固疗效。

（单书健，陈子华。《古今名医临证金鉴·头痛眩晕卷》）

【评析】 肝乃风木之脏，体阴用阳，其性刚，主动主升，若烦劳过度或情志抑郁，久则气郁化火生风，皆使肝阳偏亢，内风上旋，正如《类证治裁》所云："风依于木，木郁则化风，如眩如晕。"症见头目眩晕，头胀而痛，易怒失眠，面红口苦，脉弦，舌红苔黄。治宜平肝潜阳，每取介类镇潜，以平息肝风，或佐咸降，以清泄阳热，常用羚羊饮子加紫贝齿、磁石、石决明、钩藤、天麻等。风火相煽，必夹风壅之痰热上扰巅顶。治此宜半夏白术天麻汤加减，既化痰浊，又平肝阳。

3. 填补下元法治疗脑动脉硬化症　赵绍琴医案

乔某，男，61 岁。

病史： 头目眩晕经常发作，双耳鸣响如蝉，心中憺憺悸动不安，舌淡胖，脉象沉弱。下元不足，下虚则上实，故发为眩晕耳鸣，姑拟填补下元方法。

处方：

熟地黄 10g	山萸肉 10g	枸杞子 10g	补骨脂 10g
生牡蛎 20g	杜仲 10g	川续断 10g	菟丝子 10g
生石决明 20g	楮实子 10g		

7 剂，水煎服。

二诊： 药后眩晕略减，耳鸣如前，精亏日久，不能上承于脑，髓海空虚故脑转耳鸣，失眠健忘。继进填补之剂。

熟地黄 10g	山萸肉 10g	枸杞子 10g	补骨脂 10g
杜仲 10g	川续断 10g	制首乌 10g	楮实子 10g
桑椹子 10g	焦三仙各 10g		

10 剂，水煎服。

三诊： 上方服 10 剂之后，患者自觉效佳，又按原方购 10 剂。眩晕心悸显著减轻，耳鸣也减轻不少，精力较前为强。填补之治，非日久不能见功，姑拟丸方，以为长久之计。

熟地黄 60g	山萸肉 60g	枸杞子 60g	补骨脂 30g
杜仲 60g	川续断 30g	菟丝子 60g	桑椹子 60g
楮实子 60g	焦三仙各 30g	白术 30g	党参 60g
黄芪 60g	当归 30g	茯苓 60g	丹参 60g

上药共为细末，炼蜜为丸，每丸重 10 克，每日早午晚各服 1 丸，白开水送下，遇感冒停服。上药服完一料后，自觉精力有加，眩晕等症皆除。

【评析】 此案眩晕属虚，脉舌色症，皆为虚象，故治以填补方法。虚证的平复非一朝一夕之功。故在见效之后，处以丸药。丸药方中，除以填补下元为主体之外，并从后天调治，故用参、芪、当归、苓、术等品，并加焦三仙以助运化，这样先后天并补，中下兼顾，方可常服以图缓效。

（彭建中等。《赵绍琴临证验案精选》，北京：学苑出版社）

4. 活血祛瘀通络，补益肝肾法治疗脑动脉硬化症　林佩湘医案

覃某，女，69 岁，1993 年 7 月 10 日初诊。

反复头晕 10 年余，加重 1 月余。

病史： 于 10 多年前开始经常头晕，病后多方诊治，诊为脑动脉硬化症，服用中西药物多种，病情未见明显好转。于 1 个多月前头晕加重，在某医院住院治疗 20 天，症状无减轻。现症见头晕呈持续性，下午症状较为明显，头重脚轻，行走不稳，腰膝无力。查血压正常，舌质黯红，舌苔白而稍腻，脉弦硬，重取无力。

中医诊为眩晕，证属瘀血阻滞，肝阴不足。

西医诊为脑动脉硬化症。

治法：活血祛瘀通络，兼以补益肝肾。方用通窍活血汤合六味地黄丸化裁。

处方：

当归 10g	白芍 15g	川芎 10g	熟地 15g
桃仁 10g	红花 7g	牛膝 10g	麝香 0.3g（冲服）
天麻 10g	山茱萸 15g	枸杞子 15g	怀山药 15g
车前子 7g			

7 剂，水煎服，每日 1 剂。

1993 年 7 月 17 日二诊：头晕明显减轻，腿脚仍软，舌质黯红偏淡，舌苔白，脉弦硬而重取无力。宜增加补益肾气之品。于前方去牛膝，加杜仲 15g，巴戟天 15g，10 剂。水煎服，每日 1 剂。

1993 年 7 月 22 日三诊：头晕及头重脚轻症状均大为改善，舌脉同前。仍以前法为治，但用药不宜走窜。

处方：

当归 10g	白芍 15g	川芎 10g	熟地 15g
桃仁 10g	红花 5g	牛膝 10g	天麻 10g
山茱萸 1.5g	枸杞子 15g	怀山药 15g	杜仲 15g
巴戟天 15g	车前子 7g		

15 剂，水煎服，每日 1 剂。

服药后症状基本缓解，此后用桃红四物汤合右归丸长期调理。随访 2 年，症状无大的反复。

【按语】 本例眩晕辨为瘀血证的依据是眩晕日久，舌质黯红，脉弦硬等。而其瘀血的原因则是因为肝肾不足。分析其证候的轻重缓急，治疗时应把瘀血之证作为首先解决的主要矛盾，至于肝肾不足，可以在瘀血证得到改善后逐步地给予解决。换句话说，林老认为本例是本虚标实之证，且宜"急则治其标"，所以治疗采用通窍活血汤为主，活血化瘀通窍，辅以山茱萸、枸杞子、怀山药等补益精血，达到既防止桃、红、麝、芎等走窜伤血耗气，又兼养肝肾的目的。麝香一药，应用恰当对于头痛头晕的治疗有较好的效果，但在气血阴阳不足时运用有一定的伤阴散气耗血的危险，这时也不是不能用，而是应在用量的多少、使用时间的长短及适当扶正等方面加以注意。从本例来说，用通窍活血汤活血化瘀通窍是有效的，在头晕渐有好转后活血药物即逐渐减撤，补益肝肾的药物也逐渐增加，整个治疗是先攻后补的过程。

（《中国百年百名中医临床家丛书·林佩湘》）

【评析】　以瘀血为主要原因的眩晕似不多见，但林老认为这一证候还是存在的，故经常用活血化瘀为主的治法治疗眩晕。形成瘀血的原因很多，一是外伤引起体内出血，离经之血未能及时排出或消散，蓄积而为瘀血；二是气滞而血行不畅，或是气虚而运血无力，以致血脉瘀滞，形成瘀血；三是血寒而使血脉凝滞，或是血热而使血行壅聚或血液受煎熬，以及湿热、痰火阻遏，脉络不通，导致血液运行不畅而形成瘀血。脉络瘀阻，清阳不展，清窍失养，而致眩晕。此证可见眩晕而头痛，兼见健忘，失眠，心悸，耳聋耳鸣，面色黧红或黧黑，或唇甲青紫，舌质紫黯或黯红或有瘀斑，脉弦或弦涩或细涩。治以祛瘀生新，通窍活络为法。方用血府逐瘀汤或通窍活血汤为主加减，常用药物有赤芍、川芎、当归、生地、桃仁、红花、丹参、牛膝、柴胡、桔梗、天麻、石决明、大枣、甘草等。瘀血眩晕常与其他证候相兼，治疗时需根据证候的标本缓急酌情处置。

二、椎–基底动脉供血不足性眩晕

椎–基底动脉供血不足性眩晕是指脑血管供血不足所致短暂局灶性脑功能障碍而以眩晕为主诉的疾病，多见于老年人，又称老年性眩晕。椎–基底动脉供血不足多被认为是由于包括前庭核及与之相连接的脑干网状结构的供血不足引起周边及中枢前庭功能障碍，或由于内听动脉供血不足引起周边前庭功能障碍而引起眩晕。前庭系统的血管来自椎–基底动脉系统。椎动脉起自锁骨下动脉第一段，沿前斜角肌内侧上行于胸膜顶前面，穿经6个颈椎横突，经枕骨大孔入颅。椎动脉进入后颅窝后，在延髓两侧上行，在延髓脑桥交界处汇合成基底动脉。基底动脉及其分支供应后颅窝内的大部分脑组织，以及脑干上部、丘脑、小脑、枕叶、内下颞区等血液循环。内听动脉多来自基底动脉的第一分支——小脑前下动脉。内听动脉进入内听道后主干向前为耳蜗总动脉，另一支向后为前庭动脉前支。耳蜗总动脉又分出前庭耳蜗支。前庭动脉前支供给前庭神经之椭圆囊、球囊以及前、外半规管等处，它在囊斑及壶腹嵴处形成毛细血管网。前庭耳蜗支供给后半规管、椭圆囊、球囊及耳蜗底回。耳蜗支分成许多小支，穿过蜗轴的小孔形成动脉网，供给骨螺旋板、螺旋神经节、基底膜及螺旋韧带。迷路动脉的各个分支在到达耳蜗和前庭器官之前，都要经过扭曲成螺旋状行走。这种解剖形态特点，在消除动脉搏动产生的杂音并维持血流的稳定方面具有重要作用，但这种极度弯曲和血流速度的缓慢也较易发生微循环障碍。内耳微循环障碍使前庭器处于缺氧状态而导致眩晕发生。椎－基底动脉供血不足是临床上引起中枢性眩晕的最常见原因，尤其是患有高血压、糖尿病、动脉硬化的中年以上的病人更为多见。大多数病人发病于中年以上，多有高血压、动脉粥样硬化或较重的颈椎病史；眩晕为首发症状，眩晕为旋转性、摆动性，有站立不稳、地面移动等感觉，眩晕可自发，也可由头颈转动屈伸或变换头位、体位诱发或使症状加重；可有一过性黑矇或视野缺损，彩视，眼前闪光；常伴有脑干、小脑受损的症状，如躯体位置及步态平衡失调、倾倒、延髓麻痹等；另外，可因椎体交叉区缺血，导致一时性四肢肌张力消失，使在站立或行走时突然跌倒，但不伴有意识丧失。椎－基底动脉短暂性缺血症状持续时间较短，经治疗后可较快缓解。因前庭及耳蜗纤维在进入延髓和脑桥是分开的，故此类眩晕患者听力不受累。病人每次发作所表现的缺血症状常常反复发作，也可以出现不同的局灶性神经功能缺失症状，尤其是两侧交替出现不同的局灶性神经功能缺失症状和卒倒而无意识障碍是本病的特征。中老年人以眩晕为首发症状而不能以其他疾病解释时，应首先考虑本病。椎动脉供血不足性眩晕是常见的供血不足性脑血管疾病，若任其发展约有1/3的患者在数年内发生脑梗死，必须引起高度重视。

椎－基底动脉供血不足是引起老年眩晕的主要原因，有人对115例50岁以上的眩晕患者进行颈椎拍片和经颅多普勒检测发现67%的患者有不同程度的椎－基底动脉硬化表现，92.2%的患者椎－基底动脉射血速度有异常改变。可见椎－

基底动脉供血不足已成为严重威胁老年人身体健康的疾病。

椎－基底动脉供血不足，合并其他病症者较多，如动脉硬化、高血压、颈椎病等，而且这些合并症有时对本病的发生还可能起决定性作用，所以在治疗该病时应予充分考虑。

1. 健脾和胃，燥湿化痰为主治疗椎－基底动脉供血不足　高辉远医案

田某，女，69 岁，退休工人。

初诊：1991 年 7 月 1 日。

病史：发作性眩晕 10 余年，近两月来反复发作，伴乏力、消瘦，曾在某医院门诊服六味地黄汤加味 40 余剂，效果不佳且加重。经人介绍来中医科住院，请高师治疗。证见面色少华，眩晕仍发作不减，伴恶心呕吐，头痛，胸脘痞闷，乏力足冷，多汗。观其舌质略淡，苔白中腻，诊得脉沉细滑。

西医诊断为：高血压 II 期；椎－基底动脉供血不足；颈椎病。

辨证：痰饮内阻，浊阴不降。

治法：治宜健脾和胃，燥湿化痰，升清降浊。

药用：

生黄芪 12g	太子参 10g	法夏 10g	枳实 10g
竹茹 10g	荷叶 10g	蒺藜 10g	白术 10g
陈皮 10g	炙杷叶 10g	赤芍 15g	炙甘草 5g
大枣 5 枚			

水煎服。

服上方 6 剂，眩晕发作减轻，精神好转，呕吐消失，能纳食，仍轻度恶心、乏力。守上方又服 18 剂后，眩晕一直未再发作，精神恢复，食欲增进，面色见红润，体重增加 4 千克，血压平稳，诸证皆除。

【评析】　眩晕一证，原因至为复杂，必须审因论治。高师尝谓："病因为本，症状为标，必伏其所主，而先其所因。"本案前医未审证求因，误将痰饮辨为阴虚，投以滋腻之补阴药，更使脾胃阳气不足，运化功能减弱，升降失常，形

成清阳不升、浊阴不降的病理变化。高师从因正误，从误求法，适中病机，补偏救弊，故取效甚著。由此可窥知高师"审因论治""治病求本"的学术思想。

（王发渭等。《高辉远临证验案精选》，北京：学苑出版社）

2. 健脾祛湿，平肝缓急法治疗椎－基底动脉供血不足　高辉远医案

杨某，女，74岁。

1991年7月25日就诊。

病史： 患者于4天前突然晕倒，数秒钟后神志恢复正常。头向左侧转位时，有短暂性头昏，复位后眩晕迅即消失。伴耳鸣，重则视物旋转，恶心呕吐，胸闷憋气，纳差无味，心烦易躁。发病后即到我院急诊，颈椎拍片提示：颈椎骨质增生。临床诊断为"颈椎骨质增生，椎－基底动脉供血不足"。患者转诊求治于高师。观其舌质淡红，苔白腻。脉弦。

辨证： 证属脾虚不运，聚湿生痰，痰阻中焦，清阳不升，复因肝阳偏亢，风痰上扰清窍。

治法： 治拟健脾祛湿，平肝缓急。

药用：

法夏10g	茯苓10g	陈皮8g	枳实10g
竹茹10g	白薇10g	丹参10g	荷叶10g
淮小麦15g	炙甘草5g	大枣5枚	

水煎服。

连投12剂头晕耳鸣、视物旋转、呕吐烦躁等症大减，仍有恶心，胸闷憋气，舌质淡红，苔薄白，脉缓。原方加菖蒲10g，远志10g，以化痰宁神。再服12剂，眩晕遂愈。

【评析】 椎－基底动脉供血不足，属中医"眩晕"范畴。古人有"诸风掉眩，皆属于肝""无痰不作眩"等论点，结合本例患者证候表现，系脾虚生湿，风痰上扰清窍而致，与前贤所论颇为吻合。故高师取二陈汤健脾燥湿，枳实、竹茹清热化痰，降逆止呕，白薇平肝清热；荷叶升清降浊，丹参活血安神；甘麦大枣汤

甘缓和中。诸药合用，使风痰得除，清阳复升，中焦通利而眩晕咸平。

（王发渭，于有山等。《高辉远临证验案精选》，北京：学苑出版社）

3. 养阴清热，降痰火治疗椎－基底动脉供血不足　赵荣来等医案

夏某，49岁，女，汉族，已婚，工人。

初诊日期：1985年7月4日。

主诉：头晕、目眩10余年。

现病史：患者10余年来，反复发作头晕、目眩，近来病情加重，发作频繁，不能起床，起则头眩。目前主要症状为：头晕，视物旋转，眼前发黑，重则仆倒，但神志清楚，双上肢发麻，手足抽搐，烦躁不安，手足心热，午后或夜向更甚，胃脘痞满胀痛，嗳气，恶心欲吐，口中黏腻，口渴喜凉饮，纳呆厌食，平素性情急躁，精神不舒，悲伤欲哭，多梦易惊，心悸气短，动则加剧，四肢倦怠乏力，小便黄，带下量多，色白而黏，绵绵不断。

既往史：10年前曾有难产大出血病史。

舌象：舌质红，苔黄腻。

脉象：脉弦滑。

体检和化验检查：血色素10.5g/dL，红细胞300万/mm^3，白细胞5500/mm^3，血压100/70mmHg，心肺（－），肝脾（－），颈椎X线摄片：颈椎关节增殖，椎体骨刺形成，颈椎生理性前凸。五官科会诊：排除耳源性眩晕。脑电阻图：显缺血性表现，在椎－基底动脉供血区域较为明显。

入院前，经西医诊断为椎－基底动脉供血不足，服西药多种，效果不明显，遂改用中药治疗。前医认为由肝肾阴虚、肝阳上亢所致，采用养阴平肝法，先投杞菊地黄丸不效，改以平肝息风法。重镇潜阳，重坠息风，先后共服三十余剂，除眩晕发作次数稍有减少外，诸证依然同前。

主症分析：《素问·至真要大论》云："诸风掉眩，皆属于肝""诸湿肿满，皆属于脾"，妇人以血为本，肝藏血，体阴而用阳，女子以肝为先天，患者素体血虚（有难产大出血病史），平素性情急躁易怒，精神不舒，肝之疏泄失常，肝

郁化火，更伤肝阴，肝之阴不足，阴不制阳，虚风内动，故头晕、目眩、手足抽搐；血虚筋脉失养，故肢体发麻；肝肾同居下焦，乙癸同源，肾阴不足，水不涵木，则肝阴亦不足，反之，肝阴不足，则肾水亦亏，加之女子"七七任脉虚，太冲脉衰少，天癸竭……"肾阴不足，故腰膝酸软，手足心热。《景岳全书·眩晕》指出："无虚不作眩。"五脏之阴俱不足，则善悲伤欲哭，烦躁；心血不足，则必悸气短，动则加剧。张仲景在《金匮要略》中指出："见肝之病，知肝传脾，当先实脾。"肝病肝木乘脾土，脾失健运，痰湿内生，加之长夏之季，湿气偏盛，湿困脾土，则胃脘痞满，恶心欲吐，食欲不振，口中黏腻，带下量多；风痰上扰则头晕，目眩，正合《丹溪心法·头眩》所言："无痰不作眩"。

中医诊断：眩晕（阴虚热郁夹痰）。

治疗原则：养阴，解郁热，降痰火。

处方：温胆汤加味。

茯苓 6g	法半夏 6g	橘红 6g	炒枳实 4.5g
石菖蒲 3g	竹茹 6g	香附 3g	珍珠母 12g（先煎）
炙甘草 1.5g	夏枯草 9g	白芍 6g	天麻 9g

3 剂，水煎服。

方药分析：半夏燥湿化痰、降逆止呕，橘红、枳实行气消痰，茯苓健脾利湿，竹茹清化痰热，石菖蒲豁痰开窍，白芍、珍珠母平肝潜阳，白芍还能养血敛阴，夏枯草清肝火、散郁结，香附疏肝理气，天麻平肝息风，炙甘草调和诸药。《脾胃论》云：足太阳痰厥头痛，非半夏不能疗，眼黑头眩，风虚内作，非天麻不能除。"

二诊：7月7日，服上方3剂后，病人自诉口不黏腻，胃脘觉舒，无恶心欲吐，食欲增加，信心倍增，精神爽快。上方继服3剂。

三诊：7月11日，患者自诉肢体不发麻，手不抽搐，手心烦热，但较前为轻，仍头晕，但较前轻，带下明显减少，舌质稍红，苔腻较前减退。原方继服6剂。

四诊：患者头晕症状明显减轻，白带基本消失，手足心微热，饮食增加，精神较好，小便正常，舌质淡红，苔微腻，脉弦细，上方继服5剂，另知柏地黄丸每日 2 丸口服，以养肝肾之阴。

五诊： 7 月 28 日，上方共服 23 剂后，患者眩晕及其他症状均消失，舌脉正常，痊愈出院。为了巩固疗效，仍依原方剂量加大 20 倍，研为粗末和匀，每包 20 克，每日 1 包，以水煎分早晚 2 次温服。1 年后追访，未再复发。

【评析】 本病例为肝肾之病，肝病及脾，治疗为什么偏重于脾，而治脾之痰湿呢？原因如张仲景所说："见肝之病，知肝传脾，当先实脾。"应着重理解"先"字，当先治脾，而不是先治肝，况且其后谆谆告诫："中工不晓相传，见肝之病，不解实脾，惟治肝也。"前医用镇肝息风、平肝息风、滋阴息风均不效，不解实脾也。因为脾为后天之本，主运化水湿和水谷精微，为气血生化之源，脾为气机升降之枢纽，脾气健运，则上焦津液得通，水不聚集成痰湿，中焦得以受气取汁，气血生化有源，则心有所养，肝有所藏，肾得以滋养，故"诸病皆可治脾"。由此不难理解李东垣重视脾胃的原因。

本病的病机既为阴虚热郁夹痰，治疗为何偏重于清郁热，降痰火？这是因为滋阴之品其性滋腻柔润，易滞脾碍胃，助湿生痰，脾运不健，一方面不能为胃行其津液，阴虚不除；另一方面，易生痰湿，加重病情。因此治疗时偏重于清化痰热，使脾气健运，气血生化正常，则阴自生。

（陈可冀等。《中医药学临床验案范例》）

4. 提振心阳法治疗脑供血不足性眩晕　翟济生医案

何某，男，60 岁。

初诊： 1988 年 4 月 16 日。

主诉： 平素健康。上月工作中突感眩晕，旋即失去知觉，经医院救治，醒后语言不清、左半身活动欠灵活，仍时感头晕，二便正常。

诊查： 舌质黯，苔薄白，脉沉细紧。

辨证： 心阳不振，供血失调；气虚血阻、经脉循行不畅。

治法： 振心阳以调气血，活经脉以畅循环。

处方：

葛根 20g	丹参 15g	红花 6g	苏木 6g
川芎 6g	泽泻 10g	云茯苓 15g	荷叶 6g
天麻 10g	菖蒲 6g	降香 10g	木香 10g
当归 10g	生地黄 10g	钩藤 10g	鸡血藤 10g
白蒺藜 10g	玫瑰花 6g		

14 剂，水煎服。

二诊：上方药服完 14 剂后，语言行动均已恢复正常。舌质红润，苔薄白，脉沉细。改服成药，以巩固疗效。

处方：愈风宁心片，200 片；消栓通络片，200 片；复方丹参片，200 片；每日 2 次，每次 5 ~ 7 片。

【按语】 西医谓一时性脑供血不足，未成血栓。中医则认为系心阳不振、血脉瘀阻。治疗重点在于温经活血养血以畅血脉。心主血脉，因此振心阳是本案治疗的关键，治疗及时，恢复很快，不留后遗症。追访 4 年，迄今仍在工作。

（《中国现代名中医医案精华·瞿济生医案》）

5. 养肝益肾，补气养血化瘀法治疗脑供血不足 董汉良医案

赵某，男，74 岁，退休干部。

初诊：1992 年 4 月就诊。

患者长期卧床已有年余，前医按中风后遗症、心力衰竭、冠心病、高血压等中西医论治，收效甚微，经人介绍来求诊。心电图检查提示：冠状动脉供血不足。脑电图检查提示：脑供血不足。B 超肝、胆、肾无异常。血压不稳定，时高时低。平卧则安，坐起则头晕目眩，恶心，甚者呕吐。故用双轮平板车平卧送来求医，又因不能起坐，家属要求车边应诊。

症见：患者仰卧，面色㿠白，神志清楚，对答满意，纳差懒怠，四肢无力，口淡无味，大便不畅，小便能自控，四肢能随意活动，无半身不遂之象，未见明显消瘦，令家属扶持起坐，片刻，即头晕目眩，移时泛泛欲吐，随即予以平卧，卧后诸症渐消。脉迟缓，舌淡苔白腻。血压 11.6 / 6.6kPa（87/46mmHg），心律齐，

心跳60次／分，偶有早搏，腹平软，肝脾未及，无肿块触及。下肢按压不凹陷。

证属眩晕无疑。虽西医诊为诸多老年病，然从脉证所见为高年肝肾亏虚，气血不足，痰瘀内结，清阳不升之候。宜养肝益肾、补气升阳治其本；治痰化瘀、疏导经络治其标。用东垣补中益气汤合景岳贞元饮加减出入。

处方：

葛根 30g	黄芪 30g	白术 10g	升麻 10g
水蛭 10g	熟地 30g	当归 15g	川芎 10g
荷叶 30g	炙甘草 5g		

每日1剂，连服5剂，以观疗效。

5剂后，由其子代诉传方，用药后精神好转，纳食渐香，大便畅行，扶持坐起，眩晕不立即发生。药中肯綮，效不更方。前方加仙灵脾30g、仙茅10g，继进5剂。

10天后，"起则眩晕"症状明显减轻，但因有恐惧"眩晕"的心理，不敢久坐，起坐5～10分钟即平卧。即以前方增删调治20剂，若大便秘结，加大黄5g，苁蓉10g；纳食不香加炒生山楂（各）30g，生谷芽30g；腹胀加大腹皮10g；苔根腻加泽泻15g；胸闷不畅加全瓜蒌10g，薤白10g等。1个月后，"起则眩晕"基本控制，但不能下床行动，只能半卧或端坐。配以灸百会，用麦粒大小艾柱，直接灸7壮，经内外合治后，效果显着，头晕目眩已平，且能下床柱杖行走。患者及家属甚为惊喜，药治亦因之停止，嘱其饮食调养，莲子汤、百合汤常服，饮食清淡，少进脂肪、糖类。现已康复如常人。

（徐梦斌。《明师垂教》，长春：吉林科学技术出版社）

【评析】 眩晕一证，多责之于肝，《黄帝内经》有"诸风掉眩，皆属于肝"之说。天麻、钩藤平肝潜阳，为治疗肝阳上亢所致眩晕之佳品，故常用之。但临床并非皆然，历代医家对眩晕的论说也颇多，如朱丹溪提出"无痰不作眩"，张景岳认为"无虚不作眩"，徐春甫以虚实分论，陈修园按风、火、痰、虚论治，虞抟补充"瘀血致眩"。故眩晕一证，按虚实分，风、火、痰、瘀致眩晕者为实；气血阴阳亏虚致晕者为虚。而临证所见，无纯虚纯实之候，多为虚中夹实，或本虚标实之证。本案患者高年肝肾亏虚，作强无能，故长期卧床，懒怠无力；气血不足，则面色㿠白，纳钝口淡；脾虚气弱，清阳不升，痰瘀阻络，气血不能上荣故平卧则安，起则眩晕。所见为本虚标实之象，治当补气升阳，取用东垣补中益气汤之意（黄芪、白术、当归、升麻、炙甘草）；益气养血，滋补肝肾选用景岳贞元饮（熟地、当归、炙甘草）。并加葛根、川芎、水蛭活血化瘀，直趋头项；荷叶升清降浊，降脂杜痰，合而祛络中痰瘀，使标本同治，络道畅行，气血上荣，则不用天麻、钩藤而眩晕自除。方中所加的葛根、水蛭、川芎、荷叶4味药，对此病起着举足轻重的作用，虽为治标之品，然与补虚固本之剂起着相辅相成的作用。葛根是治疗"头项强痛"（张仲景）的传统中药，现代药理研究证实，葛根具有扩张血管、解除血管痉挛、降低血压、祛除瘀滞、调畅血行的作用，故有人将葛根移作活血药应用于临床疗效卓然。所以凡头、项血运不畅的脑部、颈项、颈椎的病变皆可用之。有人报道葛根30g加入辨证施治方中治疗脑血流图异常，有明显作用。葛根对于脑血栓形成、偏头痛、颈椎骨质增生症等皆有治疗作用。本案中就取用葛根的这种特殊性，而葛根又有升阳上达的功效，能升提中气，有助于补气养血之品上荣脑部。水蛭活血破瘀之力甚强，能在多种疾病中配伍应用，张锡纯认为"破瘀血而不伤新血""纯系水之精华生成，故最宜生用，甚忌火炙"。本品除祛瘀外，尚有利水化瘀之功，因此是痰瘀同治之佳品，高血脂、肺心病、老慢性支气管炎、脑血管病均可配伍应用，丝毫无毒，放胆用之。荷叶升清降浊，古有清震汤，能降脂杜痰，对老年性代谢障碍之心脑血管病可随症加用。此品最宜用鲜品，有清香悦脾、芳香醒脑之功。川芎，古有"头痛用川芎"之说，能直趋灵虚，王清任之通瘀活血汤也用川芎之趋脑之性，最大剂量可用15～30g，但因此药辛温偏燥，故量大时需配滋润之品，如制首乌、枸杞子之属。

三、其他脑性眩晕

1. 益气活血，祛痰开窍法治疗脑软化　祝谌予医案

靳某，男，52岁，干部。

初诊：1981年10月30日。

护送者代述：患者于1个半月前突然头晕，右侧头部麻木，言语不清，不识亲人，不认书字，行动可，生活可自理。多家医院均诊为"脑血管病"。现症：神志尚清，反应迟钝，面色无华，精神倦怠，言语不清，书字不识。舌质黯，苔白满，脉弦。

辨证：气虚血瘀，痰蒙清窍。

治法：治以益气活血，祛痰开窍。

处方：用补阳还五汤为主方加味（生黄芪、地龙、桃仁、红花、川芎、当归、赤芍、菖蒲、远志、广木香、佩兰、细辛、生地、丹参）。嘱其服药同时再做脑血流图及CT检查，以确定诊断。

二诊：11月13日北京医院CT回报：左颞顶低密度区在皮质区；两侧脑室不对称，左稍宽；第三脑室在中线，第四脑室未见移位；左颞顶叶软化灶（大脑中动脉区）。北京医院诊断：多发性脑软化。左颞顶叶软化灶（大脑中动脉区），右枕部软化灶（大脑后动脉区）。病症既已确诊，患者服药后自觉症状亦减轻，同意患者带药回张家口服用，处方仍以10月30日方加减。

三诊：1982年2月20日来京复诊，自述服前方百余剂后诸症减轻，记忆恢复，已能识人、识字。现症：腰痛、耳鸣、烦躁，舌淡，苔白厚，脉弦滑，血压190／100mmHg。由于气虚血瘀之证有所改善，依现症辨证为：肾阴虚，肝阳亢。拟滋肾平肝养血活血为治。选"降压验方"为主加味（夏枯草、苦丁茶、槐花、黄芩、鸡血藤、菊花、菖蒲、桑寄生、赤芍、川芎、枸杞子、当归、狗脊、牛膝、白芷、粉葛根、女贞子）。

以后即在此方基础上加减变化：眠差加枣仁、白薇、生牡蛎；肢麻加白蒺藜、地龙、钩藤、丹参、大蜈蚣；血压高加紫石英、珍珠母、灵磁石；头晕加水牛角、天麻；心悸加麦冬、沙参、五味子。随服药，病情日减。于3月24日将汤剂改为丸剂，嘱其常服。

四诊：当年11月27日患者来京复诊，称已恢复上班2个月，已能正常记忆和处理日常工作，嘱其仍配丸剂常服。

1987年2月去信追访，回信：5年来一直坚持工作，未再发病。12月10日在某医院 CT 复查：左颞叶皮质区可见 2.5cm×3cm 低密度区，边缘模糊，左顶叶后部可见 2cm×2cm 低密度区，边缘欠清。脑实质内未见明显的异常密度改变，双侧脑室基本对称，左半球脑沟较右侧增宽，中线结构无移位。印象：①左颞顶软化灶，②局限性脑萎缩（左半球）。仍于"降压验方"基础上加味配制丸药，常期服用。

【评析】 脑软化不是临床病种而是一种病理变化。凡使脑动脉相应供血区的脑组织发生缺血、缺氧、坏死后液化，均可导致脑软化。通过治疗如能改善脑血管血运，则可使软化灶周围脑组织的充血和水肿消失。虽然局部软化灶少量脑细胞坏死，通过其他脑细胞的代偿，可使功能逐渐恢复。这种病例较少见到。此例患者，初用"补阳还五汤"加味治疗是基于中医"血随气行"的理论。加味以节菖蒲、佩兰、远志开窍祛痰，去除气行阻力，以木香行气，以细辛之辛散促气上行。笔者在临床中体会：川芎活上部血，丹参活中部血，当归活下部血。诸药相配，血随气行，使全身血运改善，脑部血运也随之改善。中医理论"久病及肾"，先师施今墨主张"病久取其肾"。故再用滋肾平肝之法，选取枸杞子、女贞子、牛膝等清灵之品，配以鸡血藤、地龙、大蜈蚣等活血通络药物，取得满意临床疗效。从 CT 复查的结果，也可以得到证明。

（陈可冀等。《中医药学临床验案范例》）

2. 涤痰醒脑法治疗老年痴呆病眩晕 黄德芬医案

龚某，男，67 岁，退休教师。

初诊： 1990 年 4 月 21 日。

病史： 半年来经常眩晕，头重脚轻，渐至步履不稳，记忆力明显减退，常胸闷、气短、少言，情绪低落，意志消沉，倦怠嗜睡，食欲减退。经某市级医院脑血流图检查：脑血管弹性减退，左侧脑内动脉系统血管呈收缩（痉挛）状态，提示脑动脉血流量减少。颅脑 CT 扫描：脑萎缩。诊为中期老年性痴呆。经中西医治疗 2 个月无效。刻诊：表情呆钝，意识模糊，神疲乏力，纳呆，口干不欲饮，时有两便失控，远近记忆力消失，不能正确数数，计算力明显减退，舌质紫黯，苔黄厚腻，脉弦滑小数。

辨证：痰阻血瘀，上蒙清窍。

治则：涤痰醒脑，活血化瘀。

处方：

陈皮 10g	法半夏 10g	郁金 10g	石菖蒲 10g
胆南星 10g	竹茹 10g	黄芩 12g	桃仁 12g
佩兰 12g	香附 12g	丹参 15g	赤芍 15g
茯苓 20g	远志 9g	甘草 9g	

每日 1 剂，水煎服。

20 剂后眩晕偶作，神志、语言转清，精神好转，睡眠安稳，纳食略增，舌红偏黯，苔白稍腻，脉弦滑。初见药效，再以前方去黄芩、胆南星，加白术 15g。继服 50 剂后，远近记忆力恢复，可辨识他人，能准确数 40 以内之数，计算 30 以内加减法，书写简单文字，纳增眠佳，两便可自控。继以健脾益气化痰之六君子汤化裁调理善后。随访 1 年，旧恙未发。

（《中医杂志》，1993；34（11）：656）

【评析】 老年血管性痴呆症是老年期常见痴呆的一种，是由于脑血管疾病引起的大脑高级神经活动的智能障碍，属中医学"呆症""善忘""眩晕"等病症的范畴。中医学认为其发病机理与"痰""瘀"有关。老年人脏腑功能减退，气化能力减弱，水液停蓄，气血凝滞，易生痰致瘀，而痰瘀同源互生，因痰阻气血运行更加不畅，血凝则痰浊更加胶固难化，痰浊停滞更致血瘀，如此，因痰致瘀，因瘀生痰，形成恶性循环，达到一定程度，痰瘀互阻，清气不升，脑窍失养，蔽阻神明，则见眩晕痴呆诸症。故其治疗当从化痰祛瘀立法，使痰浊化，气血行，瘀血祛，则脉络通，络通血行，清气升达，脑之"灵"气自然可复。

3. 平肝息风化痰法治疗脑血管瘤所致头痛眩晕 苗学勤医案

吴某，女，60 岁。

初诊：1976 年 1 月 10 日。

病史：1975 年底渐觉左眼睑下垂，左眼球不能向上、向下、向内侧转动，头痛剧烈，痛苦异常，每因坐起或稍有移动，即呕吐不止，汤水不能进。经脑血管造影，诊为"脑后交通支动脉血管瘤"。经镇静、安眠、降压、止痛等处理，数日无效，因惧手术而求治于中医。

患者就诊时：形体消瘦，头痛如劈，以巅顶为甚，眩晕呕吐，烦躁易怒，口苦不纳，心悸而烦，大便秘结，小便黄赤，舌苔黄厚而腻，脉弦滑。

辨证：此属肝阳化风夹痰火上犯清窍，瘀阻不行。

治法：以平肝息风、清热化痰为主，佐以化瘀通腑。

处方：

山栀 10g	黄连 10g	黄芩 10g	钩藤 21g（后下）
僵蚕 12g	地龙 15g	苦丁茶 9g	胆星 12g
枳实 9g	竹茹 9g	丹参 18g	赤药 15g
芦荟 12g			

4 剂，水煎服。

1 月 14 日二诊：服上药后，头痛大减，眩晕亦轻，坐起及走动已不呕吐；夜已能睡；能进少量稀饭，口微苦；大便已行，但滞下黏腻不爽；左眼仍不能转动；脉舌如前。此为肝阳趋平之象，而痰瘀交阻仍未能化，再按前法加减出入，以观动静。

处方：

郁金 15g	瓜蒌 9g	山栀 10g	黄连 10g
钩藤 21g	僵蚕 12g	苦丁茶 9g	胆南星 9g
地龙 15g	丹参 15g	赤芍 10g	枳实 9g
芦荟 9g			

3 剂，水煎服。

1 月 18 日三诊：头痛又减，饮食大增，精神转佳，夜能安寐，大便通，苔厚渐退，脉滑弦。病有起色，仍宗前法化裁。

处方：

山栀 9g	黄连 6g	钩藤 21g	苦丁茶 9g
胆南星 9g	竹茹 10g	枳实 9g	赤芍 15g
地龙 15g	丹参 15g	僵蚕 9g	

6 剂，水煎服。

1月25日四诊：患者精神愉快，自述服上方3剂后，眼睑已不下垂，眼球转动灵活，可做一般家务。6剂服完后，原有症状均除，唯觉足跟疼痛，腰酸腿软，时有头微晕，手足心热，舌光红无苔，脉沉细。此乃痰火已平，而肝肾阴亏之象显露。治以滋肾柔肝，缓图其本。

处方：

生地 12g	枸杞子 10g	女贞子 12g	生龟甲 15g
丹皮 12g	玄参 12g	白芍 15g	蒺藜 12g
僵蚕 9g	麦冬 15g		

5 剂，水煎服。

1月31日五诊：服药后，诸症悉平，可操持正常家务。上方去蒺藜、僵蚕继服6剂，并嘱常服六味地黄丸，以资巩固。随访至今，除偶感头晕外一切如常人。

（《河南中医》，1987，4：26）

【评析】 本案患者年老体衰，肾阴亏虚，水不涵木，肝阳上亢，阳亢过极莫制，化风夹痰，火上犯清空之所而致头痛眩晕。但由于初诊时头痛如劈，眩晕呕吐，口苦烦躁，目睛不动，苔黄腻，脉弦滑等风阳痰火标实之候来势甚猛，如不速平，恐有危及性命之忧，宜急治其标，故平肝息风、清热化痰、逐瘀通腑同时并举。方中钩藤、苦丁茶、地龙平息肝胆风阳，山栀、黄连苦寒直折肝胃之热，竹茹、胆星化痰止呕，更用芦荟专清肝火，合枳实夺痰火以下，丹参、地龙、赤芍活络逐瘀以开脉络之痹，自一诊至三诊屡投清热化痰之品，病势转危为安。四诊至五诊因证情变化，故更改方药，以滋填甘柔，务使阴气来复，阴以敛阳。因药证合拍，病渐痊愈。

4. 补肝益肾，养血安神为主治疗脑性眩晕　李秀林医案

🍅 **案一**

宋某，男，42 岁，干部。

病史： 患者自 1976 年以来，经常头晕，逐渐加重，在当地服中西药治疗，效果均不佳。于 1978 年 4 月 29 日来我院门诊治疗。曾在当地医院检查，诊断为：①脑动脉硬化；②椎－基底动脉供血不足。症状：头晕，目眩，耳鸣，惊怯，心烦，失眠多梦，视物不清，看东西时带黑影，面部及嘴唇有时麻木，肢体发软无力，站立不稳，血压不稳，时高时低。

检查： 血压 140 ／ 96mmHg，眼底检查动脉 Ⅱ 级硬化。脉弦细无力，舌质红、苔薄白。

辨证： 肾虚则晕，精亏则眩；精微不能上承则耳鸣；肾亏志歉则易恐易惊；心血不足、神不守舍，则心烦、失眠、多梦；肝藏血，开窍于目，血虚不足，目失其养，则视物不清，带有黑影；精血亏损则麻木不仁，肢体发软无力而站立不稳。舌质、脉象，为肝肾不足、精血亏损之证。

诊断： 眩晕。

治则： 补肝益肾，养血安神。

方药：

枸杞子 15g	何首乌 30g	阿胶 15g	黄精 18g
辽沙参 30g	太子参 30g	炒枣仁 20g	琥珀 3g（冲服）
柏子仁 20g	当归 15g	生白芍 24g	朱砂 1.2g（冲服）

水煎服。

5 月 10 日二诊： 服药 10 剂，头晕、目眩减轻，睡眠略见好转，饮食欠佳。照上方加焦麦芽、焦山楂、焦神曲各 15g。

5 月 15 日三诊： 服上药 5 剂，头晕、目眩基本消失，睡眠尚可，饮食略增，视物时黑影消失，脉弦细，舌质红。余症同前，继服上药。

5 月 22 日四诊： 服上药 6 剂，头晕、目眩、耳鸣已愈，视物正常，面部有

时仍感麻木，走路时感觉腿无力。照上方去朱砂、琥珀，加杜仲、怀牛膝各30克。

服药共80剂，诸症均消失，仅有肢体略感麻木，血压130／80mmHg，身体基本恢复正常。

案二

王某，男，38岁，干部。

病史：患者素有头晕，目眩，失眠，记忆力减退，病史5年，致使离职休息治疗。1977年9月，上述症状加重，伴有严重的头痛。到某医院检查，诊断为：①早期动脉硬化，②神经衰弱，③椎－基底动脉供血不足。服用维生素B₁、芦丁片、谷维素、肌醇等药物，效果不佳。1978年到本院门诊就医。症状：头晕，目眩，失眠多梦，记忆力减退，头痛剧烈，饮食欠佳，视物不清，耳鸣，精神不振。

检查：眼底动脉轻度硬化，血压126／84mmHg，脉象弦细无力，舌质黯淡，苔薄白。

辨证：肝肾精血不足，则头晕、目眩；血虚甚生风，风邪上扰清窍，则头痛剧烈；精微亏损不能奉养子脑，髓海空虚，脑络失养，则记忆力减退；肾亏水涸，不能上济心火，心肾不交则失眠，多梦；舌质、脉象，为精血衰耗、虚风内动的表现。

诊断：眩晕。

治则：滋肾补肝，养心安神，佐以息风。

方药：

生龟甲20g	何首乌30g	桑寄生15g	石决明24g
辽沙参30g	生白芍30g	天麻10g	钩藤15g
炒枣仁30g	柏子仁30g	远志10g	杜仲20g

水煎服。

二诊：服药15剂，头痛已止。头晕、目眩有好转，余症同前，脉细弱无力，舌质淡。照上方加焦山楂、焦神曲、焦麦芽各12g。

三诊： 服药 12 剂，精神好转，睡眠甚好，饮食已有增加，照上方继续服用。

四诊： 服药 25 剂，诸症消失，精神大振，身觉有力，无其他不舒。嘱患者再服药 6 剂，以资巩固疗效。

患者前后共服药 58 剂，完全恢复健康。

【按语】 此二例同属髓海空虚、脑络失养所致，现代医学认为是由于脑动脉硬化、供血不足所造成的。根据在临床上的体会，在治疗此类型疾病时，不仅要以中医学为根据，而且必须参阅现代医学的理论选用较为适当的治疗方法，活血化瘀的方法在治疗当中占有相当重要的地位，这是不可忽视的。

（李秀林。《眩晕中风证治》，郑州：河南人民卫生出版社）

【评析】 中枢性眩晕是由于颅内血管性病变所引起，其中以椎－基底动脉供血不足、脑动脉粥样硬化为主要病变。其临床表现特点为：头晕，失眠，多梦，耳鸣，健忘，视力减退或失明，恶心，呕吐，有时面部及肢体麻木，或见抽搐，痉挛；或见偏瘫，舌质淡红、苔薄白，脉象弦细无力。其病机为：肾精亏虚，肝血不足，经脉失养，络脉气虚，虚风内动，流窜经络，扰乱神明而发眩晕。治疗宜从补肾填精、益气养血入手，佐以息风通络。

5. 养阴柔肝，缓急解郁为主治疗脑性眩晕　林佩湘医案

唐某，女，38 岁。

初诊： 1992 年 5 月 9 日。

病史： 反复头晕 1 年半，加重 1 周。患者平素性情较为急躁，于 1 年半前起经常出现头晕，病后曾到几家医院就诊，除脑血流图检查提示血管紧张度增高外，未见其他异常，服用中西药物多种，病情亦未见缓解。1 周前生气后头晕加重，伴头痛及两手麻木。月经量少而衍期。诊见形体消瘦，血压正常，舌质红而干，舌苔薄白，脉弦细。

西医诊为脑性眩晕症。

中医诊为眩晕，证属肝阴不足，相火妄动。

治法： 养阴柔肝，缓急解郁，清解虚热。

处方： 方用一贯煎合甘麦大枣汤化裁。

浮小麦 30g	大枣 15g	甘草 6g	沙参 15g
麦冬 10g	生地 12g	白芍 15g	郁金 10g
川楝子 10g	川芎 3g	天麻 10g	石决明 20g（先煎）

5 剂，水煎服，每日 1 剂。

1992 年 5 月 14 日二诊： 头晕有所减轻，睡眠不好，舌脉同前。守上方加夜交藤 20g，酸枣仁 15g（打），7 剂。

1992 年 5 月 22 日三诊： 头晕明显缓解，睡眠好，已无头痛及双手麻木，纳食不佳，舌质淡红，舌苔白，脉细弦。仍守前法为治，酌加理脾之品。

处方：

浮小麦 30g	大枣 15g	沙参 15g	麦冬 10g
白芍 15g	郁金 10g	川芎 3g	天麻 10g
夜交藤 15g	茯苓 15g	怀山药 15g	甘草 5g

5 剂，水煎服，每日 1 剂。

服药后症状缓解，后又交替用六味地黄丸和丹栀逍遥散调理 3 个月。1 年后随访，头晕未再发作。

【按语】 本例虽有肝郁，但实质却是肝阴不足。林老在治疗肝郁证候，特别是这一类肝郁证候时，比较注意疏肝解郁与养肝柔肝解郁二者的区别运用。就本例而言，肝郁症状是存在的，但从其证候分析，用四逆散、柴胡疏肝散等疏肝解郁不行，用丹栀逍遥散清热养肝解郁亦不妥。气郁是其发病的原因，由于郁久已伤及肝体，肝肾之阴已亏损，又因此内生虚热，这时的治疗宜养宜柔，解郁之品不是不要，而是不应将其放在主要位置。如在这种情况下以疏肝为主，则恐有虚虚之虞。故常以一贯煎为主养肝之阴，护肝之体，而兼疏解其气机之抑郁；用甘麦大枣汤及芍药甘草汤以柔肝缓急。寓疏解肝郁于养肝柔肝之中，是治疗这一类肝郁证候的基本治则。至于肝气郁结之证未见有明显肝体不足的，林老认为或多或少有肝脏阴血不足存在，从四逆散、柴胡疏肝散、逍遥散等疏肝方剂中用芍药、当归、川芎等药中就能说明这一点。所以见肝郁之证注意柔肝养血益阴，是林老治疗肝郁的基本思路。

（《中国百年百名中医临床家丛书·林佩湘》）

【评析】　肝肾阴虚，可兼有肝火妄动，此证候的病因多为肝气郁结，久而伤阴化热而致。若情志不遂，或突然受到精神刺激，或因病邪侵扰，阻遏肝脉，致使肝气失于疏泄、条达。气郁久则伤及肝肾之阴，阴虚而生内热，虚热则风阳升动，上扰清空，发为眩晕。其症可见头晕胀痛，面红目赤，口干口苦，急躁易怒，舌质红，苔黄，脉弦数。治疗宜以养阴柔肝、缓急解郁为主，方用甘麦大枣汤合一贯煎化裁。常用药物有浮小麦、大枣、甘草、当归、沙参、麦冬、枸杞子、生地、郁金、川楝子、川芎、天麻、石决明等。

第四章
良性阵发性位置性眩晕

良性阵发性位置性眩晕（BPPV）是一种临床上常见的周围性前庭疾病，是最常见的耳源性眩晕。常见病因是椭圆囊上的平衡斑之上的耳石掉落进入后半规管而诱发。临床表现为患者在某个特定体位，如躺下、坐起、仰头取物、低头、转动头部或翻身时出现短暂眩晕，并伴有眼震和自主神经症状。可见于各年龄段，老年人多见。该病具有自限性。最常累及的半规管为后半规管（占 80% ~ 90%），其次为外半规管（占 10%），最少受累的是上半规管（占 2%）。主要治疗包括手法复位、药物辅助治疗（地西泮、苯海拉明及甲磺酸倍他司汀等抑制前庭反应及减轻眩晕引发的呕吐等药物）、前庭康复和手术治疗。属于中医"眩晕"范畴。

1. 健脾化痰，升清降浊法治疗位置性眩晕　谭日强医案

李某，男，38 岁。

初诊： 1976 年 10 月 12 日。

主诉： 患阵发性头晕 3 个月，无周围物体旋转感，发作时与位置的改变有关，静卧时症状减轻。经某医院作脑超声波、脑血流图、冷热水试验及前庭功能检查，诊断为位置性眩晕。曾服补肾中药百余剂罔效，于 1976 年 10 月 12 日来诊。

辨证： 证属脾失健运，痰湿上蒙清窍。

治法： 以健脾化痰、升清降浊为法，用半夏白术天麻汤加减。

处方：

党参 12g	白术 10g	茯苓 10g	法夏 10g
陈皮 5g	钩藤 15g	柴胡 10g	湘曲 10g

泽泻 10g   建菖蒲 5g   甘草 3g   磁朱丸 10g（另包吞）

水煎服。

二诊： 11 月 10 日。眩晕未再大发，大便成形，舌质红，脉弦滑。于原方去泽泻、湘曲，加竹茹 12g、生牡蛎 30g 以定风止晕。

三诊： 药后头晕呕吐一直未发，仅在活动剧烈时始感头晕，大便稀溏。仍以原法出入。

处方：

柴胡 10g   白芍 10g   黄芪 10g   黄连 5g

茯苓 10g   泽泻 10g   防风 10g   法夏 10g

白术 10g   党参 12g   陈皮 5g   生姜 3 片

大枣 3 枚   甘草 3g

水煎服。

上方药再进 10 剂，头晕已止，继以上药作成丸剂，以巩固疗效。

【按语】　本案患者眩晕发作与位置改变有关，且伴恶心呕吐、纳差便溏，舌胖脉滑，实为脾虚失运、痰湿上蒙所致，因而以健脾化痰、升清降浊之法，使脾健湿运、痰除窍开而愈。

（《中国现代名中医医案精华·谭日强医案》）

2. 温阳化饮祛痰法治疗位置性眩晕　谭敬书医案

肖某，男，43 岁。1992 年 4 月 6 日初诊。

病史： 最近 1 周以来每于睡卧或起床时头位改变过程中发生短暂眩晕，无耳聋耳鸣或耳内胀满感，平日较怕冷。

检查： 未诱发出眼球震颤，舌淡胖苔白润，脉缓右尺弱。

诊为位置性眩晕，证属肾阳不足，耳失温养。

治疗： 温肾壮阳，兼化饮祛痰。

方药： 处以真武汤合二陈汤加减。

附片 6g   生姜 5 片   白芍药 20g   白术 15g

茯苓 15g　　　　泽泻 15g　　　法半夏 10g　　　　陈皮 10g

　　炙甘草 5g

　　　　　　　水煎服，每日 1 剂。5 剂而愈，至今已 10 余年未再复发。

　　【按语】　位置性眩晕发生的机理与前庭功能平衡失调有关。《灵枢·卫气》曰："上虚则眩。"耳司听觉与平衡，为肾之外窍，肾阳不足，耳失温煦，则功能失健而时作眩晕，故用真武汤温肾煦耳。本例痰浊水饮之临证表现并不明显，但根据朱丹溪"无痰则不作眩"之论而合用二陈汤，共奏温阳化饮祛痰之功而获良效。

　　　　　　　　　　　　　　　　　　　　　　　　　　（李凡成整理）

3. 辨证治疗配合管石解脱法治愈良性阵发性位置性眩晕　赵德喜医案

　　高某，男，39 岁。

　　因发作性眩晕 10 小时，于 2010 年 3 月 26 日初诊。

　　病史：该患于 26 日早 6 点起床时突然出现剧烈头晕，视物旋转，伴恶心、呕吐胃内容物，不能进食，焦虑，口苦，纳呆。入院时查体：强迫左侧卧位，双眼向右侧水平眼震，Dix-Hallpike 试验（＋），余神经系统检查正常，舌质红，苔黄腻，脉弦滑。头部 MRI 检查无异常。

　　诊断：中医诊断：眩晕（痰热上扰证）

　　西医诊断：良性阵发性位置性眩晕

　　因患者头部处于强烈自我保护状态，不能进行管石解脱法治疗，先以中药辨证治疗以减轻症状。以清热化痰开窍为法，予温胆汤和龙胆泻肝汤加减。

　　处方：

　　姜半夏 10 g　　　柴胡 10 g　　　牛膝 15 g　　　　茯苓 20 g

　　枳实 10 g　　　　木通 10 g　　　黄芩 10 g　　　　栀子 10 g

　　石菖蒲 20 g　　　代赭石 20 g　　鸡血藤 10 g　　　炙甘草 5 g

　　　　　　　　　　　　　　　　　　　　　　水煎服，每日 1 剂。

　　4 月 2 日患者症状略缓解，焦虑、口苦均减轻，饮食改善，可以勉强坐直，但向右转头时仍出现眩晕、恶心、呕吐,舌质淡红,苔薄黄,脉弦。患者因恐惧眩晕而拒绝改变体位,前方去枳实继服。

4月4日患者眩晕症状减轻,能够短时间保持坐位,因此,尝试管石解脱法治疗,但由于体位变换时患者出现剧烈恶心、呕吐而被迫中止,前方继服。

4月6日早晨,患者自觉眩晕感进一步减轻,嘱其早、午禁食,下午进行手法治疗。采用 Semont 管石解脱法:

(1)先令患者端坐于病床上,从背后扶住患者头部,帮助患者迅速卧向右侧,头转向左侧45°,肩平床沿,头垂于床沿外,并与床面成45°。此时患者再次出现剧烈恶心,未吐出,伴随眼震,观察约5分钟,眼震消失。

(2)保持头与躯干角度,帮助患者迅速坐直并转向左侧卧位,仍使头部垂于床沿外,此时再次出现眼震,观察至眼震消失,扶患者坐直,此时患者立即表示:不晕了。令患者仰卧,缓慢向右侧翻身,能诱发恶心,但程度明显减轻。重复上述步骤1次,症状大部分消失,中药仍用前方继服。

4月9日查房,患者向右转头时有轻度眩晕、恶心,向右水平眼震。为巩固疗效,再行管石解脱法操作1次,症状全部消失,于当日下午出院,随访至2011年9月尚未复发。

【按语】 良性阵发性位置性眩晕(BPPV),是一种常见的周围性眩晕,是由一定的头位诱发的、持续时间短于30秒的剧烈眩晕,多伴有眼球震颤,但无耳聋、耳鸣和神经系统症状和体征,每年发病率64/10万。耳石解脱法是其治疗本病的有效手段,但在实施耳石解脱法操作时患者常常因不能耐受体位变化带来的剧烈眩晕而使治疗无法正常进行。中医辨证治疗对此类患者具有很强的优势。本例患者发病时辨证为痰热上扰,经中药治疗后眩晕、恶心、呕吐等核心症状减轻,可以保持坐位,舌苔黄腻、脉弦滑是痰热上扰的重要辨证要素,经治疗都有改善,说明中药治疗取得了疗效。在眩晕严重,无法进行管石解脱治疗的阶段,中药辨证治疗显示了极大的优势,减轻了患者的眩晕程度,为实施管石解脱法提供了可能性,中医辨证治疗和管耳解脱法的良好衔接与配合,是取得疗效的关键。笔者体会:

（1）由于在应用 Semont 管石解脱法过程中可诱发眩晕、恶心和呕吐,需在操作前将可能出现的情况告知患者和家属,以期取得合作。

（2）早期应用中药辨证施治,减轻患者眩晕症状,缓解紧张焦躁情绪,可以为手法复位提供保障。

（3）要根据患者耐受程度适时进行复位,切不可强行操作,以免造成误吸等不良事件。

（4）在每个步骤操作完成后,一般应维持至眼震消失或旋转感消失后再保持 1 分钟。

（5）管石解脱手法治疗后嘱患者在 3 天内尽量保持直立头位,避免抬头、低头和弯腰等动作。

（6）睡眠时采取半卧仰卧位（30°~45°）,连续 2~3 天;对仍有眩晕发作的患者可再次行手法复位治疗。

（《长春中医药大学学报》, 28（5）: 846）

4. 手法复位治疗良性阵发性位置性眩晕 楚海波医案

王某,女,50 岁,教师。

因"发作性头晕伴恶心、呕吐、耳鸣 2 天"于 2014 年 5 月 20 日来就诊。

病史: 既往有"失眠症"3 年,2 天前早晨坐起时突然出现头晕,伴视物旋转、恶心、呕吐,出冷汗,不敢睁眼,耳鸣,持续 30 秒后好转。无复视、意识障碍,无听力减退等。躺下后再次出现眩晕,症状同前,左右转头时不出现眩晕,上述症状反复发作。烦躁,失眠加重,饮食差,至我科门诊。

查头颅 CT 未见明显异常,眼科、耳科检查未见异常,实验室检查:血常规、肝功、肾功、电解质均正常,头颅 MR 未见明显异常,排除中枢性疾病,考虑 BPPV,行 Dix-Hallpike 诱发试验呈现阳性,眼震方向旋转向上,定位于后半规管行 Epley 复位。方法是让病人坐在床上,医者先扶住病人头部向患侧转头45°,迅速由坐位变为平卧位,头部向下 60°,此时患耳向下,待眼震消失后再向健侧转头 90°,眼震消失后再向健侧转头 90°,待眼震消失保持头位缓慢坐起，头转向正中位并前倾30°。治疗结束后症状明显好转，一次治愈，随访未再复发。

【**按语**】 中年女性，发作性眩晕，体位改变后加重，眩晕持续30秒后自行缓解。伴有自主神经症状如出冷汗、恶心、呕吐，耳鸣等，结合影像等检查，同时与相关疾病鉴别，排除其他中枢性或周围性疾病后，考虑BPPV。行Dix—HaUpike诱发试验呈阳性，根据典型发病史及诱发后眼震方向旋转向上，诊断BPPV，定位于后半规管，给予Epley复位，一次性治愈。本病虽发病率高，疗效好，但易误诊为梅尼埃病、颈椎病等，所以详细的病史及仔细的查体在疾病早期减少误诊率方面显得更重要，同时注意规范复位手法，掌握禁忌症，从而提高疗效，减少复发。

（《中国中医药现代远程教育》，2015，13（4）：35）

第五章
前庭神经元炎眩晕

前庭神经元炎（vestibular neuronitis）系因前庭神经元受累所致的一种突发性眩晕疾病，为末梢神经炎的一种，以青年、成年人较多见，病变发生在前庭神经节或前庭通路的向心部分。常起病突然，病前有发热、上呼吸道感染或泌尿道感染等病史，多为腮腺炎、麻疹及带状疱疹病毒引起。主要临床表现为眩晕与自发性眼球震颤，重症者可伴有倾倒、恶心、呕吐、面色苍白，但无耳鸣、耳聋。眩晕持续时间较短，常在几天内逐渐缓解，一般2周内多可完全恢复；少数病人可短期残留不同程度的头昏、头晕和不稳感，持续数日或数月，活动时症状加重。治疗上主要是让患者卧床休息，避免头、颈部活动和声光刺激；用药对症予镇静、止吐等治疗；配合前庭康复锻炼。本病属于中医"眩晕"范畴。

1. 和解少阳，调理枢机法治疗前庭性眩晕　胡毓恒医案

徐某，女，47岁。

初诊： 1992年7月31日。

病史： 因头晕1年余，视物上下晃动，行走飘摇不稳，伴恶心呕吐而住入湖南省某疗养院。入院前曾在某中医学院附属医院服中药1月余。又在某医学院附属医院五官科检查，拟诊为"前庭神经元炎"，再经CT脑部扫描，排除肿瘤。中西药治疗半年多（西药不详）。中药用健脾化痰息风之半夏白术天麻汤、疏肝理脾之逍遥散、镇肝息风之天麻钩藤汤、益气升阳之补中益气汤，疗效不明显。再经某医学院西医教授会诊，诊断为："闭塞性右内耳小动脉炎"。又中西医治疗2个月毫不见功，1992年7月31日邀会诊。刻下患者头晕，行走时感身躯往后倾，

严重时视物有旋转感，恶心、气短，口干苦。察舌苔粗白，舌质红，脉眩细。

辨证： 综合证脉分析，拟诊为水湿痰饮，停滞少阳经脉，导致气滞血瘀，影响少阳枢机不利，肝胆疏泄失调，气机升降失常。清阳不升则头晕气短，浊气不降则恶心欲呕，肝胆失疏则口干口苦。

治法： 和解少阳，调理枢机。

药用：

柴胡 15g	党参 30g	法半夏 10g	黄芩 10g
川芎 8g	吴茱萸 6g	丹参 15g	甘草 5g
生姜 10g	红枣 5 枚		

水煎服。

药进 3 剂，头晕明显好转，行走基本稳定，身躯向后倾感消失。再进 3 剂，诸症若失。唯恐病情复发，守方观察 1 月余未复发而病愈出院，随访 1 年未复发。

（单书健，陈子华。《古今名医临证金鉴·头痛眩晕卷》）

【评析】 胡老经多年的临床潜心探究，认为本病与《伤寒论》少阳证相近似，如《伤寒论》少阳病提纲云："少阳之为病，口苦、咽干、目眩"。又 96 条云："胸胁苦满，默默不欲食，心烦喜呕。"又 264 条云："少阳中风，两耳无所闻"等。大抵耳源性眩晕之病因病理，系六淫之邪侵犯少阳经脉，或化学药物之不良反应伤其经脉，引起少阳枢机不利，气机升降失常，肝胆疏泄不调、胃失和降，致水湿痰饮停滞于经脉，进而导致血瘀气滞，而发生本病。少阳经脉循行部位与本病亦相吻合，如《灵枢·经脉》描述："少阳经起于目锐眦，上抵头角，下耳后……其支者，从耳后入耳中，出走耳前，至目锐眦后……。"因此，据以上所述，眩晕病的治疗须拓开思路，不必囿于风、火、痰、虚,乃"勤求古训"之旨。爱用小柴胡汤加味（又名清眩汤，由柴胡 12g、法半夏 10g、黄芩 10g、党参 15g、甘草 5g、川芎 8g、钩藤 8g、吴茱萸 7g、生姜 10g、红枣 5 枚组成），方中用柴胡和解少阳，疏利肝胆，调畅气机，通少阳经络之壅滞，升清降浊；黄芩清泄肝胆，以除在经之热；半夏、生姜降逆止呕以和胃；党参、甘草、大枣益气以养胃，吴茱萸温胃暖肝肾，和胃止呕；川芎引诸药入经，更好地发挥药效，又可加速头耳部血流；钩藤祛风平肝以定眩。如法服用，疗效确切。本案病因为闭塞性内耳小动脉炎，从少阳论治，而获痊愈。或问前医用逍遥散无效，而用清眩汤见奇功何也，因方剂之配伍不同，归经有异也。逍遥散为疏肝理脾养血，用于肝郁脾虚；清眩汤为和解少阳，清泄肝胆，有补有泻，有升有降，既有苦寒之黄芩清肝胆之热，又有辛温之吴茱萸、生姜驱胃中之寒。适用于寒热夹杂、邪犯少阳之证。方证合拍，效如桴鼓。

2. 健脾化痰，滋阴降火法治疗前庭神经炎性眩晕　邓铁涛医案

某空军干部贾某，于30天内晕厥20多次，住院后经中西医治疗，眩晕次数减少，但仍头晕不止，血压偏高。人虽高大，但舌嫩红，苔白，脉强而尺寸俱弱。西医诊断为前庭炎。余辨证认为属于虚眩兼有相火，乃仿防眩汤加减：黄芪24克、党参18克、云苓12克、白术12克、川芎9克、天麻9克、杞子9克、钩藤12克、白芍9克、生地12克、甘草3克，此方服20多剂后，眩晕消失。此方在上海经方家曹颖甫先生所著之《金匮发微·血痹虚劳脉证病治》中曾有记载："精神恍惚，开目则诸物旋转，闭目则略定。世传防眩汤间有特效，录之以为急救之助。方用党参、半夏各9克，归芍、熟地、白术各30克，川芎、山萸各15克，天麻9克，陈皮3克，轻者4~5剂，可以永久不发。于早年病此，嘉定秦芍船师曾用之，惟多川芎9克耳。至今二十年无此病，皆芍师之赐也。"我认为这是治疗虚证眩晕的好方。广州名老中医吴粤昌先生对此方亦颇欣赏。

【按语】　邓老十分重视经方的运用。《内经》十三方中之"泽泻饮"为治湿浊中阻之眩晕之好方，由泽泻、白术、鹿衔草三味组成。《金匮要略》治心下支饮，其人苦眩冒亦用"泽泻汤"，即前方减去鹿衔草，此与《内经》泽泻饮有一脉相承的关系。某海军干部住院2个月余，经多方检查，仍不明原因，多方治疗均无效。后请邓老会诊，诊为痰证之眩晕，用祛痰法治疗，但亦无效。再细为四诊，见其舌上苔白如霜，脉滑而缓，邓老认为凡舌白如霜多属水湿内困，脉缓亦是湿象，故予经方五苓散剂治之，药证相符，故收效显著。

3. 祛风解表，清脑定眩治疗前庭神经元炎性眩晕 邢月朋医案

李某，女，38岁，干部。

初诊： 主因剧烈眩晕伴恶心欲吐3天，于1998年5月18日来诊。

病史： 患者3天前突发眩晕，伴恶心欲吐、胸闷、心悸、汗出，休息后不缓解，曾用西药镇静、安定剂效果不明显，无耳鸣、耳聋，患者舌红，苔薄白，脉浮滑。患者1周前曾患感冒，经服药缓解。查体心肺未见异常，可见自发性眼震，呈水平性。双侧听力正常。经颅多普勒检查无异常，心电图示大致正常心电图。中医诊断：眩晕（风眩）。西医诊断：前庭神经元炎。

本病系外感风邪所致，治以祛风解表、清脑定眩为法则。自拟清眩汤。

处方： 荆芥、防风、羌活、独活、柴胡、前胡、茯苓、川芎、枳壳、桔梗、薄荷各6g，甘草3g。

煎服方法： 嘱患者煎药时加生姜2片，大枣2枚。将上药水煎2次，煮沸15分钟后取汁，两煎共取汁300mL，分2~3次温服，略取汗避风。

5月21日复诊，患者述服药1剂后眩晕即减，3剂眩晕基本消失。现眩晕已止，无恶心，但仍感乏力，欲进饮食，舌红、苔薄白，脉浮缓，继予原方2剂巩固疗效。

【按语】 前庭神经元炎性眩晕的发病年龄多在30~50岁。男女发病率相近。现代医学对本病的病因尚未明了。目前主要有3种学说：①病毒感染，即在发病前1~2周有上呼吸道感染病史。②病灶感染，如鼻、咽部的病变、扁桃体炎、鼻窦炎等。③血管性疾病，如局部血运障碍。在观察中发现，本病主要是继发于病毒感染。由于病灶感染和血管性疾病引起的前庭神经元炎性眩晕较之病毒感染所致前庭神经元炎性眩晕在中医发病机理有所不同，在处方加减用药上出入较大。邢月朋主任医师从外风立论，认为前庭神经元炎性眩晕，属于中医之风眩，系由患者外感风邪所致。风性善行数变，主动，巅顶之高，唯风可到，易伤于人头面部，风邪入脑，上扰清窍，清阳不展，则发眩晕。《诸病源候论·风头眩候》曰："风头眩者，由血气虚，风邪入脑，而引目系故也……入脑则脑转而目系急，目系急故成眩也。"在治疗上则以疏风解表、清脑定眩为法则，自拟清眩汤。方中荆芥、

防风相须为用,疏散在上之风邪,古人评价二药相伍有麻、桂之功效而无其燥烈之弊病;羌活、独活祛风通络;柴胡、前胡均为风药,然前胡主降,祛痰下气,柴胡主升,解表疏肝,二药合用开郁散结,调经气而升清,风邪自去,浊气自降;桔梗配枳壳一升一降,宽胸利隔,调畅胸中之气机,升清降浊而止恶心呕吐;茯苓健脾除痰止呕;川芎上行头目,下行血海,为血中之气药,能行气活血止眩定晕;薄荷散风清头目;甘草调和诸药。诸药配伍巧妙,用药轻灵,合"治上焦如羽,非轻不举"之经旨。故经临床运用,疗效迅捷。本病临床对症处理,一般持续2周以上。应用清眩汤治疗本病,能缩短病程,迅速解除患者痛苦。

(邢月朋主任医师治疗前庭神经元炎性眩晕经验. 河北中医药学报.

1999,14(3):34)

第六章
高血压性眩晕

　　高血压是指以体循环动脉血压增高为主要表现的临床综合征，是冠状动脉、脑血管与肾血管病的主要危险因素。高血压患者感觉之头晕多为头昏眼花、头重脚轻、走路不稳等，没有明确的转动感。但当高血压伴有动脉硬化，出现高血压危象、高血压脑病时可有明显眩晕。正常情况下，脑部小动脉对血压的调节反应引起脑动脉管径的变化，使脑血流量在一个相当大的血压幅度范围内保持恒定。当血压升高时小动脉收缩，而当血压降低时，小血管扩张。高血压病人的持续高血压使小血管变硬，其收缩和扩张能力减弱甚至丧失。在这种病理情况下，血压再度升高时，可引起小血管壁上的自主神经过度调节，而使小动脉过度收缩和缺血，缺血使毛细血管通透性增加，最终引起脑水肿。若这种病变累及脑干的耳蜗核、前庭核及小脑时将出现听力下降、旋转性眩晕及共济失调，若累及到迷走神经核则会出现恶心呕吐、面色苍白、出汗等自主神经症状。高血压引起小脑出血而致眩晕者临床亦不少见。其临床特征为眩晕、呕吐、头痛、共济失调、眼震等，有部分病人仅有眩晕、恶心呕吐，易被误诊为椎－基底动脉供血不足等。在高血压患者中约 95% 为原发性，5% 为继发性。继发性高血压有肾性高血压、内分泌性高血压、心源性高血压、神经系统疾病伴高血压、结缔组织疾病伴高血压、药物性高血压等，治疗继发性高血压之眩晕时，应根据病情之轻重缓急，考虑原发病。高血压性眩晕除收缩压和舒张压均超出正常范围以外，常伴有头晕头痛、心烦易怒、面赤耳鸣、失眠多梦等症状。高血压之眩晕多属于肝风上扰，肝肾亏虚、肝阳上亢之证。

1. 温阳利湿法治疗高血压性眩晕　蒲辅周医案

陈某，女，48岁。

初诊： 1964年3月24日。

病史： 1960年起经常有眩晕，血压不稳定，波动在190~140/120~90mmHg之间。心慌，虚烦懊恼，胸膺有时发闷，形体逐渐发胖，四肢自觉发胀，腿软沉重。腰部酸痛，睡眠欠佳，入睡困难多梦，小便频而短，大便正常，据某医院检查诊断为：①高血压；②冠状动脉粥样硬化性心脏病（冠状动脉供血不足）。脉沉迟，舌质正常，后根苔薄黄腻，血压168/98mmHg。病由阳虚湿盛，治以温阳利湿。

处方：

党参6g	生白术6g	茯苓6g	川熟附子4.5g（打）
白芍6g	桑寄生9g	狗脊9g（炮）	龙骨9g（打）
牡蛎12g（打）			

水煎服。

1964年4月6日复诊： 服药后腰已不痛，上午头晕已微，下午尚晕，晚间少腹隐痛，脉沉细迟，舌黯红无苔，虽阳虚湿盛，阴亦不足，治宜阴阳兼顾，温阳益阴法。

处方：

党参6g	白芍6g	连皮茯苓9g	川熟附子18g（先煎）
熟地6g	桑寄生9g	龙骨9g（打）	牡蛎12g（打）
狗脊9g	杜仲9g	川楝子4.5g（炮）	

5剂，水煎服。

1964年4月14日三诊： 服药后头晕又减，虚烦懊恼，脐下腹痛俱见好转，纳谷尚可，睡眠仍不佳，血压118/78mmHg，脉弦缓，舌正常无苔。病势已减，仍用温阳益阴。

处方：

党参 6g	生白术 6g	白芍 6g	连皮茯苓 9g
熟地 6g	枸杞子 6g	桑寄生 9g	川熟附子 4.5g（先煎）
杜仲 9g	龙骨 9g（打）	牡蛎 12g	川楝子 4.5g（炮）

5 剂，水煎服。

1964 年 5 月 11 日四诊： 服上药后头晕心烦未作，血压稳定而正常，最近胸膺憋闷不舒，睡眠欠佳，有时因憋闷而惊醒，饮食尚好，大便正常，小便次数多，脉左沉微弦滑，右沉迟，舌质正常无苔。服温阳益阴之剂，头晕心烦虽解，而胸中阳不足以致痰湿阻滞，心气不宁，治宜调心气，温化痰湿。

处方：

茯苓 6g	法半夏 6g	竹茹 3g	枳实 3g（炒）
菖蒲 3g	枣仁 9g	党参 4.5g	远志 6g（炙）
白术 4.5g	生姜 2 片	小麦 9g（炒）	大枣 3 枚（劈）

5 剂（隔日服），随访诸症皆愈。

【按语】 患者头晕血压高，然而脉沉迟、脉细迟皆阳虚阴盛之象，舌质不红，形体发胖，四肢自觉发胀沉重，困倦乏力，小便频数，综合脉证又为阳虚湿盛之征，法宜温阳理湿，若误用苦寒清热之剂，则更损真阳，致使阴阳更失平衡，病情必因此而增变。蒲老用附子汤温阳益气利湿，龙骨、牡蛎养阴潜镇虚阳，佐以桑寄生、狗脊、杜仲、枸杞子补益肝肾，此方略予增减，共服 20 剂而头晕、心中虚烦皆除，血压降至正常。但胸膺憋闷，睡眠欠佳，改以十味温胆加减，调心气化痰湿善其后。

（高辉远等整理。中医研究院主编《蒲辅周医案》，人民卫生出版社）

2. 辨证治疗高血压头晕 5 例　刘惠民医案

案一

胡某，男，23 岁。

初诊： 1966 年 3 月 28 日。

病史： 头晕、头痛、耳鸣、失眠两年，时有心慌、心跳，饮食尚可，睡眠较差，大便秘结。经医院检查，诊断为高血压，血压持续于 130 ~ 140/90 ~ 100 毫米汞柱，住院治疗 2 个月，血压未降，来诊。

检查：体形肥胖，面色红润，舌质略红，苔薄白，脉弦略数，血压 140/100mmHg。

辨证：肾阴虚弱，肝火亢盛。

治法：滋肾平肝，清热降火。

处方：

川芎 3g	马兜铃 3g	炒槐实 9g	夏枯草 9g
生杜仲 12g	怀牛膝 15g	代赭石 12g	山药 12g
菟丝子 9g	肉苁蓉 6g	生地 6g	天麻 9g
生龙齿 9g			

水煎 2 遍，分 2 次温服。

白羊角尖 1.5g，琥珀 0.6g，共为细末，分 2 次冲服。

4 月 20 日二诊：服药 10 余剂，头晕、头痛明显减轻，睡眠大有好转，大便已不干，血压降至 110/70mmHg。舌质、舌苔已正常，脉弦细。原方加何首乌 9 克，继服。

3 个月后随访：诊后一直间断服药，血压正常，诸症未发。

🍅 案二

贾某，男，44 岁。

初诊：1964 年 6 月 10 日。

病史：患高血压已经五六年，经常头晕，头昏，睡眠很差，时感胸闷、气短，性情烦躁，易激动，左颊时有麻木感。血压持续于 160/120 ~ 130mmHg，曾服多种降压药不效。

检查：面色黯红乏泽，舌质淡红，苔白，脉弦细。

辨证：肝肾阴虚，肝火旺盛，痰热内阻。

治法：滋补肝肾，平肝降火，清热化痰。

处方：

炒槐实 9g	夏枯草 12g	生杜仲 18g	桑寄生 12g
石斛 12g	山药 24g	枸杞子 15g	菟丝子 12g
菊花 15g	覆盆子 9g	陈皮 9g	半夏 9g
炒酸枣仁 37g	山栀 6g	淡豆豉 12g	钩藤 12g
丹皮 6g			

水煎 2 遍，分 2 次温服。

水牛角尖 5g、琥珀 0.6g，共研细粉，分 2 次冲服。

6 月 14 日二诊：服药 3 剂，睡眠好转，头脑较前清爽，血压 150/110mmHg，精神转佳，舌脉同前。原方加牛膝 24g、胆南星 6g，继服。

6 月 21 日三诊：药后，头晕、烦躁明显减轻，睡眠基本正常，血压 150/108mmHg，舌脉同前。原方去陈皮、半夏、丹皮，加代赭石 12g、橘络 12g、白术 9g、何首乌 12g，水煎继服。

7 月 5 日四诊：服药 6 剂，头晕已愈，睡眠如常，血压降至 140/100mmHg。舌苔、脉象已近正常，嘱其原方继服。另以海带（烘干）研细粉，每服 4.5g，每日 3 次。

一年后随访：服药数 10 剂后，血压稳定于 140/90mmHg，睡眠如常，头晕、头痛、烦躁等症也未复发。

🍅 **案三**

冯某，男，51 岁。

初诊：1965 年 10 月 9 日。

病史：头昏、头晕、头部胀痛、失眠、多梦已十余年。近 3 年来发现血压增高，一般持续于 160 ～ 170/100 ～ 110mmHg，最高达 190/120mmHg，用降压药治疗不效。时觉鼻孔发热，心慌，气短，舌根发硬，夜尿略频，饮食乏味，大便干结。医院检查诊断为高血压，动脉硬化。

检查：体形较胖，面色黯红，舌质略红，苔薄白，脉弦。

辨证：肝肾阴虚，肝火旺盛，心脾虚弱。

治法：滋阴补肾，平肝降火，佐以养心健脾。

处方：

生地 18g	牛膝 24g	山药 24g	海藻 12g
槐实 12g	石决明 37g	夏枯草 24g	代赭石 12g
枸杞子 12g	白芍 15g	白芷 9g	天麻 2g
益智仁 9g	柏子仁 9g	何首乌 12g	白豆蔻 6g

水煎 2 遍，分 2 次温服。

11 月 10 日随访： 服药 10 余剂，头晕、头痛明显减轻，睡眠大有好转，余症均有减轻，血压已逐渐下降至 140/90mmHg。

半年后随访： 半年来间断服上药，血压一直持续在 140～150/90mmHg 左右，余症也很轻微，一直坚持正常工作。

🍅 案四

王某，女，54 岁。

初诊： 1965 年 3 月 5 日。

病史： 发现高血压已 2 年，血压经常持续于 160/100mmHg 左右，心跳，失眠，多梦，烦躁，易激动，有时上腹闷塞不畅，口苦乏味。查血胆固醇 232mg/dl，诊断为高脂血症，高血压。

检查： 体胖，两颧赭红，舌质红，苔薄黄，脉弦紧。血压 160/110mmHg。

辨证： 心肾阴虚，肝阳亢盛，肝郁脾虚。

治法： 滋肾养心，清肝潜阳，佐以疏肝健脾。

处方：

何首乌 9g	黄精 12g	枸杞子 12g	桑寄生 15g
杜仲 18g	槐实 12g	豆豉 12g	炒酸枣仁 46g
山栀 9g	白芍 12g	石决明 37g	桑叶 9g
香附 9g	橘络 12g	元胡 9g	白术 12g
砂仁 12g	生甘草 6g		

水煎 2 遍，分 2 次温服。

天竺黄 2.4g，琥珀 1.5g，共研细粉，分 2 次冲服。

另用血得平，每服 20 毫升，每日 3 次。

4 月 6 日二诊：服药 10 余剂，血得平 1000 毫升，血压已降至 130/86mmHg，头晕、心慌大有好转。仍烦躁，耳鸣，口干，饮食欠佳。舌苔薄白，脉弦细，原方加玉竹 9g、天门冬 12g、龙齿 12g，水煎继服。

于 3 个月后、8 个月后、1 年后随访 3 次，平时血压已正常，劳累或工作过于紧张时，血压略有升高，服上药 6 ~ 9 剂即可降至正常。

🍅 案五

黄某，男，45 岁。

初诊：1959 年 12 月 9 日。

病史：血压偏高，头痛、头晕已数年。多年来常头昏、头痛，两太阳穴部位有血液上冲和血管跳动感，眼球胀痛，怕光，睡眠欠佳，多梦，有时烦躁，记忆力减退。两拇趾及右手食指麻木。

检查：中等身材，体略胖，舌尖红，苔薄白，脉象弦细，血压 172/120mmHg。

辨证：肾水不足，肝阳亢盛。

治法：滋肾清肝，养心安神。

处方：

炒酸枣仁 45g	柏子仁 9g	生菟丝子 30g	女贞子 12g
桑叶 9g	石斛 12g	淡豆豉 12g	栀子皮 9g
生杜仲 24g	桑寄生 15g	炒槐实 9g	海藻 15g
牛膝 24g	珍珠母 36g	橘络 12g	川芎 9g
知母 15g	竹茹 9g		

水煎 2 遍，午晚各服 1 次。服药 3 剂，休药 1 天。

玳瑁 2.1g，天竺黄 3g，羚羊角骨 12g，共研细粉，分 2 次冲服。

1960 年 2 月 16 日来信：服药 24 剂，头痛消除，头晕大减，睡眠好转，食量增加，血压最高 160/100mmHg。要求改方巩固。

处方：

炒酸枣仁 48g	柏子仁 9g	生菟丝子 30g	女贞子 12g
桑叶 9g	石斛 12g	淡豆豉 12g	栀子 9g
生杜仲 30g	牛膝 24g	生珍珠母 36g	橘络 12g
白豆蔻 6g	天竺黄 9g	川芎 9g	知母 15g

水煎服，煎服法同前。

玳瑁 2.4g，冬虫夏草 3g，琥珀 1g，共为细粉，分 2 次冲服。

（戴歧，刘振之等。《刘惠民医案》，山东科学技术出版社：1978）

【评析】 高血压属于中医"眩晕""头痛"之范畴。一般认为本病的基本原因是阴阳失调，阴虚阳亢，甚则阴阳两虚，其病在肝，其根在肾，故治疗多从肝肾二经入手，以益阴抑阳。刘老认为，本病多属本虚标实，本虚指肝肾阴虚或心脾不足，标实指肝阳亢盛，甚至化火、生痰、动风，进一步加剧阴虚，更甚则可损及肾阳，导致阴阳两虚，故治本病，多在补虚治本的同时兼顾治标，采用滋补肝肾、平肝潜阳、清肝降火、养心和血、健脾豁痰等治法，标本同治。常宗天麻钩藤饮、建瓴汤、左归丸、右归丸、半夏白术汤等方义综合化裁成方，再根据病情，随症加减。常用生地、枸杞子、杜仲、桑寄生、何首乌、牛膝、黄精、菟丝子、覆盆子、石斛等滋补肝肾，用水牛角尖、白羊角尖、钩藤、天麻、珍珠母、石决明、磁石、代赭石、龙齿、菊花等平肝潜阳，用槐实、夏枯草、马兜铃、青木香、山栀、龙胆草、丹皮等清肝降火，用陈皮、半夏、茯苓、橘络、胆南星、天竺黄、海藻等清热豁痰，用当归、白芍、丹参、川芎、琥珀、柏子仁、酸枣仁等养心和血，用山药、白术、砂仁、豆蔻等健脾调胃，常能取得满意的疗效。

3. 益血滋肝息风法治疗高血压性眩晕　任应秋医案

严某，男，51 岁。

初诊： 1974 年 7 月 5 日。

主诉： 头晕眼花，时发数年；继之耳鸣，经常失眠。经某医院检查，血压为

186 / 120mmHg，诊断为高血压。

诊查：诊其脉弦细而有力，重按却微；察其舌质红，苔干而少津。头晕严重时，常伴恶心欲呕，阵阵心烦，口干苦，小便短，色深黄，大便干结。性情急躁，容易激动，不能克制，长期失眠，时有心悸。

辨证：此为血不养肝，肝阳亢盛所致。

治法：益血滋肝，实为当务之急，知柏地黄丸加减主之。

处方：

盐知母 18g　　　炒黄柏 6g　　　细生地 24g　　　牡丹皮 12g

泽泻 12g　　　茯苓 12g　　　草决明 18g　　　杭菊花 9g

炒赤芍 18g　　　丹参 12g　　　山茱萸 9g

3 剂，水煎服。

二诊：7 月 8 日。心烦、性急、恶心、心悸诸症均愈，小便色转清，大便亦通畅，血压略降为 170 / 110mmHg。阳亢之势已得控制，但头晕、失眠如故，且阵阵恍惚无主，不能自持，身苦飘空。脉虽细弦，但已不似 3 天前有力。此属血犹未充，肝经虚风内动之候。用真珠母丸加味，以益阴血、平虚风。

处方：

真珠母 24g　　　干地黄 18g　　　白人参 9g　　　当归 9g

酸枣仁 15g　　　柏子仁 12g　　　水牛角 12g　　　茯神 12g

生龙齿 18g　　　豨莶草 30g　　　沉香 6g

3 剂，水煎服。

三诊：7 月 12 日。头晕痊愈，失眠大有好转，已能入睡 5 个小时以上，恍惚飘空感亦消失。血压 140 / 90mmHg。再用真珠母丸原方以养血滋肝，巩固疗效。

处方：

真珠母 22g　　　当归身 45g　　　干地黄 45g　　　白人参 30g

酸枣仁 30g　　　柏子仁 30g　　　水牛角 30g　　　茯神 15g

生龙齿 15g　　　沉香 15g

水煎服。

研细末，炼蜜为丸，如梧桐子大，辰砂五钱，另研水飞为衣。每服 30 丸，金银花、薄荷煎汤送下，午后及临卧时各服 1 次。

【按语】 肝之阳气，全赖阴血涵养。如阴血虚少，不能涵养肝中阳气，肝阳因而亢盛，不断上逆，上干清阳，则为头晕、眼花、耳鸣、冲逆犯胃，则为恶心欲吐；阴虚不足以济阳，则舌红苔干，心烦而悸；阳亢反以劫阴，则小便短赤，大便干结。阴虚阳亢，神不能安，则急躁而失眠。凡此诸症，统由血不养肝而来。故治宜益血滋肝息风。初诊方用知柏地黄丸加减者，因除黄柏以外，多数药物均有滋阴血、抑亢阳的作用。阴血得养，则亢阳被抑，故亢逆诸症得以消除。惟因黄柏泻火有余，滋阴不足，故减轻其用量，庶无苦燥伤津之弊。草决明、杭菊花、赤芍、丹参，均为原方所无，以其柔肝之力颇著，故加之；原方中有山药，以其优于温养脾肺，非本例所急需，故而未用。二诊时阳亢之势虽减，但虚火内动之候已现，故用真珠母丸加味，在清肝、滋肝的同时镇心神、安魂魄，故虚风诸症，消除颇速。

（《中国现代名中医医案精华·任应秋医案》）

4. 补益肝肾，活血和络法治疗高血压性眩晕　周仲瑛医案

王某，女，60 岁。

初诊： 1987 年 11 月 2 日。

主诉： 头昏眩晕，甚则头痛 20 余年。

诊查： 有高血压病史 20 余年，起于妊娠产后，平时血压波动在 22.7~26.7/10.7~14.7kPa（170~200/75~110mmHg）之间。近因劳累而致头昏头痛明显，行路有飘浮感，肢端麻木，面色浮黄，目眶水肿，夜尿频多，舌质隐紫，苔淡黄薄腻，脉小弦滑。年前曾患原因不明的心包积液，经治消失。测血压 26.7/12.0kPa（200/90mmHg）。

辨证： 肝肾亏虚，血瘀络痹。

治法： 补肝养肾，活血和络。

处方：

天麻 9g	川芎 9g	罗布麻叶 15g	大生地黄 12g
仙灵脾 10g	泽兰 10g	泽泻 12g	潼蒺藜 10g
川牛膝 10g	炒杜仲 12g	桑寄生 12g	金雀根 15g
丹参 10g	灵磁石 25g（先煎）		

5 剂，水煎服。

二诊： 11 月 7 日。药后头昏肢麻减轻，面浮稍减，而头痛如故，行路仍苦不实。舌质隐紫，舌苔薄黄微腻，脉小弦滑。血压 24 ／ 12kPa（180/90mmHg）。原方去丹参，加大小蓟各 10g，7 剂，水煎服。

三诊： 11 月 15 日。肢麻消失，头痛亦减，小便量多。测血压降至 20/12kPa（150/90mmHg）。舌脉同前。续用上方，7 剂，水煎服。

四诊： 11 月 22 日。诸症渐趋稳定，面目不浮，头痛亦愈，精神转佳。测血压 22/11.2kPa（165/85mmHg）。上方去大小蓟，加楮实子 10g，以求巩固。

随访 3 个月，患者无特殊不适。

【按语】 妇女妊娠之后，聚血养胞，肾精不能涵养肝脉，常致肝阳无制，逆冲脑腑，发生眩晕头痛等症。叶天士所谓"厥阴化风鼓动是也"。本例患者高血压病起于妊娠产后，平时血压波动，烦劳则甚，是以病本责之肾亏肝旺，肾亏精不充脑，肝旺气火逆上，而见头昏眩晕、头痛、行路飘浮不稳、夜尿增多。久病血瘀络痹水停，乃为肢体麻木、面目浮肿，故药用仙灵脾、大生地黄、潼蒺藜、杜仲、桑寄生补肾培本，阴阳并调；天麻平肝息风；泽兰、丹参活血和络，并伍泽泻活血以利水；川芎、牛膝升降气血。《本草正义》云"川芎，其性善散，又走肝经，气中之血药也……""但能升上而不能下守"（朱丹溪）。而配伍牛膝，则可引气血下注，合磁石降逆气、镇虚阳，更加罗布麻、金雀根平降血压。全方补肾平肝、调气活血，初诊即获效机；继加大小蓟凉血、活血，平肝降压而症状缓解，复易楮实子补益肝肾利水，病情获得稳定。

（《中国现代名中医医案精华·周仲瑛医案》）

5. 暖土御风法治疗高血压性眩晕　何炎燊医案

黄某，女，51岁。

初诊：1954年4月2日。

主诉：患者乃搬运工人。解放前已从事苦力，日晒雨淋，至今四五年。平素血压偏高，常徘徊于24.0/13.3kPa（180/100mmHg）上下而无所苦。惟干活之后，挥汗如雨，又喜热饮，汗出更多。近年经绝之后，血压更升至25.3~26.7/13.3~14.7kPa（190~200/100~110mmHg），时觉眩晕头重，心悸食少。时解放初期，医疗机构尚未健全，患者常就诊于开业西医，仅为注射葡萄糖，并给予降压药，故病常反复发作。今日出勤之际，突然眩晕倒地，由数人扶持来诊所就诊。

诊查：患者形体虚胖，面色不华，自诉突然头重昏沉，眩晕欲倒，脑中鸣响，两眼发黑，而大汗淋漓，沾衣透襦，大渴须啜热饮，若汤水稍温，下咽即呕，而食不知味，心中空荡无主。脉缓大而平，如按鼓皮，舌质暗淡，苔薄白，血压32.0／15.7kPa（240／118mmHg）。

辨证：脉症合参，乃其人下元虚冷，中阳素馁，土虚不能荣木，以致阴风萌动，乘巅则为头重眩晕，戕胃则为呕逆恶食；且一向卫疏汗泄，又是阳气式微之征。

治法：补火暖土以御风。古有近效术附汤治"风虚头眩苦极，不知食味"者，仿此加天麻祛风，半夏降逆。

处方：

| 白术60g | 熟附子18g | 炙甘草9g | 生姜15g（煨令热透） |
| 大枣6枚 | 天麻15g | 半夏15g | |

浓煎1碗，少量趁热服之。

二诊：翌日清晨，患者能自步行来诊。谓服药后汗渐收，渴渐止，倦极而睡，今晨头重眩晕大减，饮食知味，血压降至25.3／13.6KPa（190／102mmHg）。

前方减附子为12g、煨姜为9g，连服2天。

三诊：眩晕全止，已照常出勤。遂立一培土荣木之简便方为善后之计。

处方： 糯米（炒黄）60g，大枣30g，煨姜15g

日常煎水代茶。

近期每日服六君子丸15g。

此后血压平稳[22.7～24.0／12.7～13.3kPa（170～180／95～100 mmHg）]，精神日增，5年后退休，寿至78岁。

【按语】 高血压眩晕常见者乃阴虚阳亢化风及痰热蕴聚化火等类型，故俗有高血压忌温忌补之说。然人身阴阳气血之偏盛偏衰，变幻莫测，不能一概而论。即如此例，虽是变局而非正局，然形体虚胖、烦劳操持之人及妇女经绝之际，亦类多此候，故医者当知常达变也。

（《中国现代名中医医案精华·何炎燊医案》）

6. 从肝论治高血压　赵绍琴医案

🍅 **案一**

韩某，男，39岁。

初诊： 1992年8月14日。

病史： 患高血压已半年，一直服用复方降压片、心痛定等，血压仍为24～26／15～17kPa（180～195/112～127mmHg）。症见头痛目眩，心烦急躁，失眠梦多，大便干结，舌红苔白，脉弦滑且数。

辨证： 证属肝经郁热，气机阻滞。

治法： 治以清泻肝经郁热，调畅气机。

方药：

蝉衣6g	片姜黄6g	白芷6g	防风6g
僵蚕10g	苦丁茶10g	晚蚕沙10g	炒槐花10g
大黄2g			

水煎服。

服药7剂后，血压降至18／13kPa（135/97mmHg），余症减轻，停用西药，原方加川楝子6g，服药7剂，血压正常。又以前方加减每周3剂，连服3周以巩固疗效。于 1993 年 2 月 12 日复诊，血压稳定在 16 ／ 11kPa（120/82mmHg），未再升高。

【按语】 此高血压眩晕头痛，脉、舌、色、证俱属肝火，故甚为易辨，不致误诊。然治法不用平肝潜阳，或直清肝胆，而仍以疏调气机为主，是何道理？盖此为肝经郁火，源于气机郁滞，升降不得其所。肝郁化火，当以解郁为先。解郁之法，首选升降散。此案加防风、白芷尤妙，立意甚深，盖疏肝以风药，助肝木之升发，遂其条达之性则不郁矣，故服之即效。

🍅 **案二**

严某，男，36 岁。

病史： 眩晕头痛经常发作，脉象弦滑有力，按之急数且搏指，舌红苔白根厚。大便干结心烦易怒，素嗜烟酒，又多熬夜，为本病致病之由。

辨证： 此肝阳上亢，木火上升。

治法： 先以息风折热方法。

处方：

白蒺藜 10g	晚蚕沙 10g	蔓荆子 10g	钩藤 10g
菊花 10g	竹茹 6g	陈皮 10g	生石决明 20g
生牡蛎 20g	瓜蒌仁 20g	焦三仙各 10g	

7 剂，水煎服。

二诊： 药后头痛已止，眩晕时或发生。脉仍弦滑，按之有力，舌红苔白根部仍较厚。大便通而未畅。风阳上扰之势虽减，然病非一日所成，须得慎饮食、戒烟酒、节喜怒，方为根本之计，不可徒赖药物也。仍用前法加减：

白蒺藜 10g	晚蚕沙 10g	赤白芍各 10g	钩藤 10g
菊花 10g	竹叶茹各 6g	生石决明 20g	生牡蛎 20g
焦三仙各 10g	水红花子 10g		

7 剂，水煎服。

上方服后头痛眩晕皆止，二便如常。睡眠亦安。遂嘱其注意饮食调理，增加运动锻炼，以防复发。

【按语】 本案之眩晕是属肝胆风热上扰，良由过嗜烟酒，加之熬夜所致。固其兼有头痛，故用白蒺藜、晚蚕沙、蔓荆子以清头目；钩藤、菊花以息风阳；阳亢于上者宜用介类以潜之，故用生石决明、生牡蛎以镇潜；风阳上扰多夹痰热，故用竹茹、陈皮以化痰热；从舌苔根厚，大便干结，知其三焦壅滞，故用瓜蒌仁、焦三仙以利三焦。用药恰合病机，故服之即效。而医嘱其慎饮食、戒烟酒、多运动，尤为金玉良言，切中其病根矣。若患者果能实行之，则一生受益可知也。

🍅 案三

冉某，男，61岁。

病史： 头晕目眩，面红目赤，唇紫且干，舌红起刺，苔垢而厚，两脉弦滑有力，按之振指，愈按愈盛。血压180／100mmHg。病已30余年，一向服西药心痛定、复方降压片维持。近因动怒，血压剧增，服药无济于事，夜寐梦多，阵阵烦急。

辨证： 此木郁化火，肝阳上亢。

治法： 急以镇潜息风、活血化瘀方法，须防中风之变。

处方：

生石决明20g	生牡蛎20g	珍珠母20g	菊花10g
桑叶10g	赤芍10g	丹参10g	钩藤10g（后下）
茅芦根各10g	牛膝10g	黄芩10g	山栀6g

7剂，水煎服。

二诊： 药后眩晕稍减，夜能成寐，脉仍弦滑有力，舌红苔白根厚，木火仍炽，仍用前法加减。

生石决明20g	生牡蛎20g	珍珠母20g	钩藤10g
赤白芍各10g	龙胆草3g	夏枯草10g	丹参10g
茜草10g	黄芩10g	川楝子10g	

7剂，水煎服。

三诊： 两进清泄肝胆、镇潜息风之剂，木火已减，风阳暂息，眩晕之势大缓，夜寐亦得安稳，诊脉弦滑，沉取弦细，舌红苔白，前法继进，再增入滋填，以救肾水，为治本之法。

生熟地黄各20g	女贞子10g	旱莲草10g	生石决明20g
钩藤10g（后下）	生牡蛎20g	珍珠母20g	桑叶10g
菊花10g	丹参10g	赤白芍各10g	牛膝10g

7剂，水煎服。

上方服后，眩晕已止，食眠如常，血压稳定在140～150／85～90mmHg之间。嘱其素食、忌辛辣，戒烟酒，节喜怒，以巩固疗效。

【按语】 此案患者年老病久，顽固的高血压眩晕，辨为肝阳化风，木火上升，故用药镇潜与清泄并重，又因其老年动脉硬化，故用活血化瘀之品，贯彻始终。风阳得息，木火已减之后，又增入滋肾壮水之味，用生熟地、二至丸之类以滋肾水之不足为治本之计。急则治其标，缓则治其本，此之谓也。

（彭建中等。《赵绍琴临证验案精选》，北京：学苑出版社）

【评析】 赵老认为高血压之眩晕多由于肝经郁热，肝火上炎，或肝阳上亢、肝胆风热上扰，或肝肾阴虚、肝阳上亢所致，治疗时多从肝论治，或清泻肝经郁热，调畅气机；或平肝息风折热；或清泄肝胆镇潜息风；或滋水涵木，平肝潜阳。并且根据兼证之不同，随证加入化痰或祛瘀之品。

7. 温补脾肾，化气蠲饮法治疗高血压眩晕　郭维一医案

白某，男，52岁，干部。

初诊： 1984年6月29日。

病史： 患者素有高血压病史，血压常在17.3～20／12～14.7kP（130～150/90～110mmHg）之间。近月来，自觉头昏、头闷、头沉较前增重，左右转动或俯首时头昏较甚，伴脘腹痞闷，腰酸膝软，肉瞤筋惕，嗜睡懒动，四肢不温，饮食、二便尚可，形体丰腴，舌体微胖，边有齿痕，苔白湿润，中心微厚，脉沉迟细濡，血压18.7／14kPa（140～105mmHg）。

辨证： 证属脾肾两虚，水气不化，升降失调为患。

治法：治当温补脾肾，化气蠲饮，调其升降。

药用：

党参 15g	焦术 12g	陈皮 10g	附子 15g（先煎 30 分钟）
茯苓 10g	干姜 10g	天麻 10g	磁石 30g（先煎 30 分钟）
杭芍 10g	钩藤 10g	甘草 3g	

水煎服。

7 月 2 日二诊：服药 3 剂后头昏稍减，原方加菖蒲继进 3 剂。

7 月 6 日三诊：药后脘痞消失，嗜睡减少，余症减不足言，反觉口中干燥。虑其药虽对症，且不胜病为然，仍守原方加生地 15g、泽泻 30g，附子叠增为 30g（先煎 30 分钟）。调治月余，头昏闷沉基本消失，精神转佳，血压稳定在 17.3 / 13.3kPa（130/100mmHg）。

（单书健，陈子华。《古今名医临证金鉴·头痛眩晕卷》）

【评析】 本案治疗时坚持中医四诊，进行辨证施治，没有因西医病名左右辨证。然始服药，疗效所以不显，缘由患者初诊时言及昔日惯用类似六味地黄汤等滋阴药品，一见方中配有姜附，坦然提出质疑，虽经推理解释，勉强持方配药。复诊时知患者煎时仍疑姜附之辛热，遂拣出姜附各半，故药后病无起色，非药之过，乃人之为也。殊不知药不胜病，病自当不去之理也。释疑后，遂守原方增附子为 30g，病方渐愈。临床实践证明，药不胜病，用不如不用，非有识有胆，效难能如此。

8. 辨证治疗高血压性眩晕　李秀林医案

🍅 **案一**

张某，男，64 岁，山东人。

病史：眩晕、头痛半年多，于 1976 年 11 月到某医院检查，发现血压高至 170 / 100mmHg，遂于同年 12 月来我院门诊就医。

症状：眩晕、头痛、心悸、失眠、多梦，随情志变化而加重。

检查：心肺（－），眼底镜检查未发现异常病变，血压 170 / 100mmHg。脉弦大有力，舌质红、苔薄黄。

辨证：患者病情随情志改变而加重，此为肝郁气滞，郁而化火所致。由于火动伤阴，导致阴虚阳亢，肝阳上扰清窍，故见眩晕、头痛；肝木风盛，少阴火炽，心肾不交则心悸、失眠、多梦；脉象、舌质均为阴虚阳亢的表现。

诊断：眩晕。

治则：滋水涵木，平肝潜阳。

方药：滋阴降火汤加减。

处方：

桑寄生 30g	石决明 30g	夏枯草 30g	地龙 30g
炒枣仁 30g	生白芍 30g	龙骨 15g	生地 20g
元参 20g	怀牛膝 18g	牡蛎 12g	生石膏 40g

水煎煮。

12月15日二诊：服上药10剂，血压降至140/88mmHg，眩晕、头痛大有好转，尚有心悸、失眠、多梦。改服养心安神之法。

方药：

柏子仁 30g	炒枣仁 30g	生地 30g	熟地 30g
桑寄生 30g	辽沙参 30g	生白芍 15g	琥珀 3g（冲服）
远志 12g	当归 9g	五味子 9g	朱砂 1.2g（冲服）
生龙骨 20g	生牡蛎 20g		

水煎服。

12月26日三诊：服上药10剂，诸症俱已消失，血压140/70mmHg，病已痊愈。

【按语】 此例眩晕属肝郁化火，火动伤阴，阴虚阳亢之症。服滋阴降火汤后，其眩晕、头痛大减，由此可见生石膏降火之力甚为重要。有人认为石膏大寒，不敢重用，或用煅石膏。若用煅石膏，此病之势非但不减，反而会加重。因石膏之性寒并非沉寒，而有宣散透表之功力；一经煅后，其宣散之性即变为收敛。所以，于此病石膏只可用生而不能用煅。

（李秀林。《眩晕中风证治》，郑州：河南人民卫生出版社）

🍅 **案二**

张某，女，59 岁。

病史： 患者平素常感头晕目眩，头痛甚时，眼前发黑、金花缭乱，头重脚轻，走路不稳。1976 年 7 月病情加重，来我院门诊就医。

症状： 头晕目眩，头痛，口苦咽干，烦躁易怒，失眠，多梦，两腿酸困，头重脚轻，走路不稳。

检查： 心肺（－），眼底镜检查未见异常病变。脉弦而有力，舌质红、苔黄缺津。血压 180/100mmHg。

辨证： 肾水不足，水不涵木，肝失濡养则头晕目眩；肝阴不足，阳亢生风，上扰清窍则头痛；阳亢热盛，化火伤津，胆汁随热上逆则口苦咽干，舌苔黄而缺津；肝郁不舒，木失条达，则烦躁易怒；水亏火旺，心肾不交，则失眠、多梦；阴虚于下，阳实于上，则头重脚轻、两腿酸困、走路不稳；心火上炎，则见舌质红，脉弦有力是木盛致病的表现。

诊断： 眩晕。

治则： 滋阴潜阳，清热泻火，佐以安神。

方药： 滋阴降火汤加减。

处方：

珍珠母 30g	生白芍 30g	生石膏 30g	琥珀 3g（冲服）
玄参 30g	生地 30g	菊花 10g	朱砂 1.2（冲服）
炒枣仁 20g	罗布麻叶 30g		

水煎服。

7 月 18 日二诊： 服上药 10 剂，头目眩晕减轻，时有头痛，睡眠略有好转，余症同前。照上方加龙胆草 10g，继续服药。

7 月 29 日三诊： 头目眩晕、头痛消失，精神大有好转，睡眠尚可，口苦咽干已为好转，仍觉两腿酸困，走路不甚有力，照上方去生石膏、元参、朱砂、琥珀；加枸杞子 15g，何首乌、桑寄生、怀牛膝各 30g。继续服药。

8 月 18 日四诊：服药 20 剂，两腿有力不觉酸困，头重脚轻之感觉消失，测血压 140 / 90mmHg，恢复正常。1978 年随访，血压稳定，从未复发。

【按语】 此例眩晕与前例虽同属一种类型，但由于人的身体素质及环境影响不同而疾病的表现就不相同，单从症状上来诊断，两例间差别甚大。根据临床体会，凡遇眩晕必须症与脉相参，再结合西医的血压测定及各种辅助检查认真对待，以认清它们的相同与不同之处。这种区别有时表观在症状上，有时表现在脉象上或各种检查数据上。此例与前例虽同属一种类型的眩晕，但后者比前者较重一些，病情复杂一些，眩晕消失后又出现了以肝肾阴虚为主的表现。所以药物的加减即以滋补肝肾为主，疾病才能够痊愈。否则，疾病必有反复，治其本即断其反复之势，而阳平阴秘，精神乃治。

（李秀林。《眩晕中风证治》，郑州：河南人民卫生出版社）

案三

张某，女，31 岁，干部。

病史： 患者从 1976 年开始出现头晕、头痛、失眠。血压波动在 140~160 / 100~110mmHg 之间，服降压药可降至正常，但不稳定，经常反复，1977 年 9 月 27 日来我院门诊就医。

症状： 眩晕，头痛，失眠，多梦，心慌，心悸，烦躁易怒，手足麻木，腰酸困无力。

检查： 脉弦细而稍数，舌质红、苔黄，心电图提示心律不齐，脑血流图显示动脉硬化。血压 160 / 110mmHg。

辨证： 肝肾同源，肝为风木之脏，赖肾水滋养。肾水不足，肝木火旺，风阳上扰清窍，则眩晕、头痛；肾水不足，不能上济于心，心肾不交，则失眠、多梦；血虚不能养心，则心慌、心悸；肝失条达，木郁不舒，则烦躁易怒：血虚不足，不能荣养筋脉，则手足麻木；腰为肾之府，肾精亏虚，则腰酸困无力。脉弦为木盛之象，脉细为脏阴亏虚，脉数是内热，舌质红、苔黄是内热所致。

诊断： 眩晕。

治则：育阴潜阳，益气养血，佐以安神。

方药：

桑寄生 30g	生龟甲 30g	生白芍 30g	珍珠母 30g
生地 30g	辽沙参 30g	柏子仁 15g	琥珀 3g（冲服）
地龙 15g	当归 15g	炒枣仁 15g	朱砂 1.2g（冲服）
阿胶 12g			

水煎服。

10月11日二诊：服药12剂，眩晕、头痛、心慌、心悸均已好转，睡眠好转，余症同前，照上方加枸杞子15g，何首乌10g，丹参30g。

10月15日三诊：服药3剂，觉胸中烧甚，略头痛，余症同前。此因内热积蕴，须加生石膏40g，继续服药。

10月19日四诊：服药3剂，此3剂药刚服1剂，就感到胸中舒畅、头痛消失、身体已觉有力，手足仍有麻木感觉。照上方去朱砂、琥珀，加鸡血藤30g。继续服药。

10月26日五诊：服药6剂，手足麻木已大好转，测定血压140/80mmHg，身体恢复健康。

【按语】　此例眩晕属阴虚阳亢第二型，第二型比第一型的病情较重，它们的分别首先表现在症状上，患者的精神没有第一型的好，多表现为精神不振。从脉象上来看，第二型与第一型也不甚相同，第一型多为阳亢为主的脉象，阴虚之脉常被阳亢之脉象所掩盖，表现不明显或完全没有表现出来。但在第二型当中，阴虚之脉象却完全地表现出来了，从此例眩晕来看，病情的表现是以阴虚为重，所以在治疗上用滋阴之法，不如用育阴之法。从临床工作的实际效果来看，滋阴与育阴二法确有不同之处，滋阴之药生地、麦冬、生白芍若用于第二型眩晕病当中而不加其他药物，则对于病情是望尘莫及。所以，必须重用生龟甲、辽沙参，才能达到治疗目的。除此以外，养血在第二型眩晕中亦占有相当重要的地位。因为，气血是人身营养之根本物质，单纯的育阴也决非良法。

案四

古某，男，52岁，干部。

病史： 患高血压已3年，经常眩晕、头痛、心慌、心悸、失眠，夜间多梦，整天精神不振，腰酸腿困，四肢无力。血压200/110mmHg，经服中、西药治疗效果不佳。1977年8月来我院门诊就医。

症状： 眩晕，头痛，心慌，心悸，失眠，多梦，精神不振，腰酸腿困，四肢无力。

检查： 心电图提示心肌劳损，眼底镜检查可见动脉硬化。血压210/116mmHg。脉象弦细而稍数，舌质红、苔薄黄。

辨证： 肾水不足，水不涵木，阴虚于下，阳浮于上，则眩晕、头痛；血虚不能养心，则心慌、心悸；水亏不能上济于心，心肾不交，则失眠、多梦；脑为精明之府，肾虚不足，不能上奉于脑，脑力不健，故精神不振；腰为肾之府，肾虚不足，则腰酸；肾主骨，肾虚而骨弱，故腿困；血虚不能荣养筋脉，则四肢无力。脉象、舌质，均为阴虚阳亢的表现。

诊断： 眩晕。

治则： 育阴潜阳，养血安神，佐以清热。

方药： 育阴潜阳汤加减。

处方：

珍珠母30g	生白芍30g	生龟甲30g	生地30g
辽沙参30g	当归15g	阿胶10g	琥珀3g（冲服）
熟地12g	生石膏20g	朱砂1.2g（冲服）	

水煎服。

8月17日二诊： 服药9剂，眩晕、头痛大为减轻，余症同前。照上方加柏子仁、合欢皮各30g，石菖蒲6g。

8月30日三诊： 服上方12剂，眩晕、头痛已经消失，心情舒畅，精神大有好转，睡眠转好，由原来夜晚只能睡1小时左右，现在增加到可睡4~5小时。余症也略有减轻。血压170/100mmHg。继续服药。

9月8日四诊： 服药9剂，各种不适感觉均已消失，做起工作亦觉精神不甚疲乏。测血压 150 / 90mmHg。按照患者年龄，血压基本正常，继续服药3剂，以巩固疗效。

【按语】 此例眩晕属阴虚阳亢第二型，与第二型的首例患者相比，病情较轻。虽然其症状没有前例严重，但其患病的时间却比前例为长，从脉象和其他附助检查来看，属于此型之病。此例患者精神不振尤为显著，方药中虽未用填精补髓之品，精神却恢复甚快，考虑或许是使用合欢皮和石菖蒲的缘故。石菖蒲能开心利窍，合欢皮使人欢乐无忧，药物间之妙合，常是取效之良法。在不意之中取有意之成效，深觉药理无穷。

（李秀林。《眩晕中风证治》，郑州：河南人民卫生出版社）

案五

尚某，女，67岁。

病史： 患高血压5年，经常头晕、目眩，视物昏花，晚上睡眠不好等。几年以来，服中、西药治疗效果均不见佳、于1976年7月20日到我院门诊就医。

症状： 头晕，目眩，视物昏花，失眠，恶心，呕吐，饮食欠佳，精神萎靡不振，肢体麻木，手足发凉，握物不牢，脚如踩棉，畏寒，腰酸腿困，四肢无力，浮肿。

检查： 心肺（－），测血压 240/140mmHg。化检：尿中蛋白（＋＋），红、白细胞少量。眼底镜检查，可见显著的小动脉硬化。脉象沉细无力，舌质淡、体胖有齿痕，苔白腻。

辨证： 久病不愈，气血损耗。精亏于肾，血亏于肝，肝肾亏损。精亏于肾，髓海空虚，则头晕；血亏于肝，目失血养，则目眩，视物昏花；肾水亏虚，心失济养，心肾两虚，神不守舍，则失眠；阴阳两虚、升降失宜、清阳不升而精神萎靡不振；脾虚失运，浊湿聚于胃，浊阴不降，糟粕不能顺利排出，则饮食欠佳；胃失和降，气逆于上，则恶心、呕吐；手得血而能握，足得血而能步，气血两虚，手足失去血养，则麻木，握物不牢，足着地不稳，脚下如踩棉；阴虚精亏，则腰酸腿困；阳虚体失温煦，则肢冷畏寒；精亏于肾而骨软，血亏于肝而筋疲，脾虚失养而肌肉弱，则四肢无力；脾肾阳虚，不能温化水液以输膀胱，水气溢于肌肤，则见浮肿。

诊断：眩晕。

治则：滋补肝肾，温阳化湿，佐以养血。

方药：

桑寄生 20g	枸杞子 20g	何首乌 20g	仙灵脾 20g
仙茅 20g	菟丝子 20g	沙苑子 20g	云苓 15g
泽泻 12g	当归 9g	生白芍 20g	熟地 20g
西茴 6g	姜竹茹 30g		

水煎服。

7月31日二诊：服药10剂，恶心呕吐已愈，饮食增加。头晕目眩减轻，仍头昏，浮肿见消，余症同前。照方去姜竹茹、西茴，加焦三仙各15g。

7月4日三诊：服药3剂，饮食增加，头晕、目眩消失，精神转佳。睡眠略有好转，肢体也略觉有力，照上方加杜仲30g。

7月11日四诊：服药6剂，手足发凉已消失，仍感麻木，腰酸腿困已大为好转。照上方继续服药。

7月17日五诊：服药6剂，各种不舒症状俱消失，肢体仍麻木，照上加丹参、鸡血藤各30g，川牛膝20g，桑枝60g。

7月23日六诊：服药6剂，肢体麻木消失。测血压160／100mmHg，身体基本上恢复正常，嘱其继续服药6剂以巩固疗效。

【按语】 此例眩晕属阴阳两虚型，是由于精血亏损所致。在治法上没有使用回阳的法则。由于患者久病而致阴损及阳，如用回阳升阳、峻补气血的方法，必然使阳升于上而阴必虚极于下。阳升于上不能下降而交于阴，则使阳亢生风，生风之后果，人必病情不愈反而转危，若用大剂升阳药物，则人会毁于一旦。因此，以滋补肝肾之阴、温肾益阳着手，使肝肾阴阳趋于和平。若用大剂参、芪、附之品峻补，使阳有升而无降，气血并走于上，发为大厥而不可救药。所以，于此型眩晕治失其本，病非但不愈反致挫败。谨守其本，慎而治之，方为良法。

（李秀林。《眩晕中风证治》，郑州：河南人民卫生出版社）

🍅 案六

孙某，男，59岁。

病史： 患者患高血压多年，血压经常持续在 200／120mmHg 左右。近来头晕、目眩加重，头昏沉不想抬起，没有一点精神，只想睡觉，又睡不着，晚上闭眼即梦。到某医院测血压 210／140mmHg。服降压药物后，血压稍有下降，效果不甚明显。于 1978 年 7 月 21 日来我院门诊就医。

症状： 头晕，目眩，耳鸣，精神不振，嗜睡，睡眠不安，多梦，腰酸腿软，四肢无力，下肢浮肿。

检查： 心肺（－）；眼底镜检查可见显著的小动脉硬化；尿常规检查，蛋白（＋＋），红白细胞少许；血压 230／140mmHg。脉象弦细无力，舌质淡、体胖有齿痕，苔白腻。

辨证： 久病阴虚，阴阳失调，阴虚日久，则头晕；精亏不能上承则耳鸣；肝血亏损，目失其养，则目眩；脾为后天之本，气血生化之源，脾虚生化力弱，气血不足，气虚不能归精，血虚不能生精，精血亏损，髓海空虚，则精神不振，嗜睡无节；水亏不能上济于心，心肾不交，神不归舍，则睡眠不安、多梦；腰乃肾之府，肾精亏虚则腰酸腿软，肾亏精虚生髓不足而骨软；肝血不足，失养于筋而筋疲；脾虚不能充养而肌肉弱，则四肢无力；脾而运化失职，水湿不化溢于肌肤而见浮肿，水性向下，故下肢浮肿明显；脉象、舌质，均为肝肾亏损、脾虚运化失职、湿邪中阻的表现。

诊断： 眩晕。

治则： 滋补肝肾，健脾利湿。

处方：

桑寄生 30g	何首乌 30g	菟丝子 30g	枸杞子 30g
太子参 30g	黄精 30g	怀牛膝 30g	山药 30g

生白芍 30g　　　云苓 15g　　　泽泻 20g

水煎服。

　　7 月 31 日二诊： 服上药 9 剂浮肿已消失，余症略有见轻，但不甚明显。照上方加合欢皮、炒枣仁各 30g。

　　8 月 7 日三诊： 服上药 6 剂，精神略见好转，血压 200 ／ 120mmHg，加罗布麻叶 30g，珍珠粉 1.2g（冲服）。

　　8 月 18 日四诊： 服药 10 剂，精神大见好转，头晕目眩减轻，睡眠亦见好转。照上方加杜仲 30g，去云苓、泽泻。

　　8 月 25 日五诊： 服药 6 剂，头晕、头昏、目眩、耳鸣诸症消失，睡眠尚好，精神好，身体也有力，干活不觉甚疲乏，有疲乏经休息后即能恢复。血压 180/100mmHg。根据患者既往病情，已属基本痊愈。

🍅 案七

　　常某，女，48 岁，工人。

　　病史： 患者于 1968 年剖腹产后，腰痛甚重，失眠达 3 个月，测血压 210 ／ 110mmHg。曾在市某医院行针灸，服中、西药物治疗，效果不佳，血压一直未降至正常，头晕、腰酸腿软，但仍能坚持上班。1977 年 5 月开始右腿发麻，脚下像踩棉花，行动不便，在市某医院服中药治疗，病情没有好转，反而一天比一天加重，心中烦躁，终日浑身无力。于 1979 年 11 月 26 日来我院门诊就医。

　　症状： 头晕，心慌，烦躁，失眠，痰多，舌麻，言语不甚清楚，下肢浮肿，右腿麻木无力。

　　检查： 血压 220 ／ 120mmHg，心肺（－），眼底镜检查动脉硬化不明显，微有小动脉弯曲。脉象沉滑无力，舌质淡白，苔白腻。

　　辨证： 久病血虚，肝肾亏损，则头晕、心慌；肾水不足，不能上济于心，心肾不交，则烦躁、失眠；产中失血，伤及于脾，脾运不及，生化力衰，津液不能化生精血，致使津液成为湿邪，湿邪凝聚，心中躁火灼炽成痰，故见痰多；痰湿阻滞心窍而舌麻，痰气随血而滞涩廉泉，则言语不清；湿浊下行，水邪溢于肌肤而见浮肿；肝肾亏虚，脾虚失运，肌肉筋脉失养而麻木无力；脉象、舌质，均为肝肾亏虚、脾虚，痰湿中阻的表现。

诊断：眩晕。

治则：滋补肝肾，健脾利湿，佐以豁痰开窍。

方药：

桑寄生 30g	何首乌 30g	枸杞子 30g	生白芍 30g
太子参 30g	生山药 30g	生薏仁 30g	云苓 12g
泽泻 15g	车前子 20g	胆南星 10g	天竺黄 12g
川贝母 12g			

水煎服。

11 月 30 日二诊：服上药 3 剂，头晕减轻，浮肿消失，余症同前。照上方去云苓、泽泻、车前子，加当归、川芎各 10g，丹参、阿胶各 30g。

12 月 11 日三诊：服上药 12 剂，头晕消失，舌已不发麻，言语清楚，但说话迟钝，睡眠较差。照上方加朱砂 1.2g（冲服），琥珀 3g（冲服）。

12 月 22 日四诊：服药 10 剂，睡眠转佳，言语清楚，比前流利，麻木减轻，腿略觉有力。照上方加鸡血藤 30g、桑枝 40g、杜仲 20g。

12 月 29 日五诊：服药 6 剂，右腿麻木消失，身体已有力。血压 150／100mmHg，基本恢复正常，嘱其继续服药以巩固疗效。

【按语】 此两例眩晕同属脾虚痰湿所致，但其致病因素却有些不同。前者由于久病失于调养、肝肾亏损所致；后者是因产中失血过多、气血生化不及所致。同是虚证，前者需滋补肝肾，后者要养血健脾，此谓同病异治，虽是异治，其原则仍应以健脾利湿化痰为本。因为，如果痰湿不去，脾困失运，气血生化之源不足，则虽施补养之法也不能取得较好的疗效。所以，根据临床体会，健脾利湿当为治此型眩晕的关键。

（李秀林。《眩晕中风证治》，郑州：河南人民卫生出版社）

🍅 **案八**

闪某，男，34 岁，南阳人。

病史： 患者于 1976 年 6 月 24 日与同村人吵架以后突然剧烈头痛，恶心，呕吐，头晕目眩，不能站立。在南阳地区医院检查，血压 240 / 140mmHg。诊断为"恶性高血压"。服中、西药治疗，血压略降，头痛见轻，其他仍如前，效果不佳。于 1976 年 6 月 30 日到我院门诊就医。

症状： 眩晕，头痛，恶心，呕吐，失眠，面红气促，目赤胀痛，胁胀痛，胸口发热，不思饮食，喜饮凉水。

检查： 血压 160 / 118mmHg，未见有心、肾的并发症。眼底镜检查可见轻度视神经乳头水肿，未见动脉出血及渗出物。脉象洪大而数，舌质红，苔黄缺津。

辨证： 大怒气逆，肝火内盛，火盛伤阴；肝肾阴亏，阳亢于上，则眩晕，头痛；木盛克土，肝气犯胃，则恶心；胃气上逆而呕吐；阳亢生风，风火相煽，升腾于上，则面红气促；肝火伤津，火邪上达于目，则目赤胀痛；肝气内郁，气机疏泄不利，则胁部胀痛；肝火犯胃灼肺，胃中热气蒸腾，肺阴不足，则胸口发热、不思饮食、喜饮凉水，舌质、脉象均为火盛伤阴的表现。

诊断： 眩晕（肝热火盛型）。

治则： 清热泻火，平肝潜阳，佐以息风降逆。

方药：

生石膏 60g	珍珠母 30g	生白芍 30g	元参 30g
代赭石 30g	桑寄生 30g	夏枯草 30g	龙胆草 10g
僵蚕 12g	钩藤 12g	玳瑁 12g	菊花 10g
地龙 20g	姜竹茹 30g		

水煎服。

7 月 10 日二诊： 服药 9 剂，头晕目眩、头痛消失，不再恶心、呕吐，失眠转佳，目赤胀痛已好转，略感眼睛发酸，胸口发热已消，饮食转佳，测血压 150/100mmHg。照上方去代赭石、姜竹茹、龙胆草，加生地、石斛各 30g。

7 月 20 日三诊： 服上药 9 剂，诸症俱已消失，血压 140 / 94mmHg，身体基本恢复正常。

案九

潘某，女，53 岁。

病史： 患者1979年8月23日与家里人生气、吵架后，突然出现眩晕、站立不稳，时有抽搐。到某医院检查，血压 200 / 130mmHg，神志稍模糊，经打针服药，病情好转，神志转清，于 8 月 27 日来我院门诊治疗。

症状： 头晕，目眩，视物模糊，烦躁，失眠，手足麻木，腿肚抽筋。

检查： 心肺（－），血压 180 / 120mmHg，心、肾未见严重病变。眼底镜检查，可见视神经乳头轻度水肿，未见眼底小动脉出血以及渗出物。脉象弦数有力，舌质红，苔焦黄。

辨证： 肝气郁结，化火生风，风火上扰清窍，则头晕、目眩；肝火内盛，暗耗阴血，血虚而目失其养，则视物模糊；肝气郁结，气机不舒而烦躁；火旺水亏，水不济火，心肾不交，神不守舍，则失眠；火伤阴津，血虚筋脉失养，则手足麻木；风邪浸淫筋脉，则抽搐、腿肚抽筋。脉象、舌质均为肝火热盛、热极生风的表现。

诊断： 眩晕（肝热火盛型）。

治则： 清热泻火，平肝潜阳，佐以息风、安神。

方药：

生石膏 40g	珍珠母 20g	生白芍 20g	夏枯草 20g
元参 20g	地龙 20g	僵蚕 10g	琥珀 3g（冲服）
钩藤 20g	菊花 10g	罗布麻叶 30g	朱砂 1.2g（冲服）

水煎服。

8 月 31 日二诊： 服药 3 剂，头晕、目眩、失眠已好转，余症同前。改服桑寄生、怀牛膝、枸杞子、何首乌、丹参、鸡血藤各 30g，当归、川芎、红花各 10g，灵仙 15g，落石藤、忍冬藤各 30g，桑枝 60g。

9 月 7 日三诊： 服药 6 剂，手足麻木减轻，腿肚已不抽筋。嘱其继续服药。

9 月 14 日四诊： 服药 6 剂，手足麻木消失，血压 160 / 90mmHg，基本正常。

嘱其服药3剂以巩固疗效。

【按语】 案例九和案例十之眩晕均为肝郁化火所致。前者是火盛伤津，后者火盛生风而成。虽同是因气郁化火，前者阴虚不重而风邪未盛；后者年已五旬，阴血亏耗，脉络空虚而风邪内乘。所以，在治疗上，前者应清热泻火、息风于未盛之时，养阻津、绝风邪再生之路；后者当清热泻火、息风于已盛之中，养血活血充塞风邪可乘之道，如此才能收到较好的疗效。

（李秀林。《眩晕中风证治》，郑州：河南人民卫生出版社）

【评析】 李秀林在运用中医药治疗高血压眩晕时，主张辨证施治与辨病治疗相结合，临床治疗时一般根据患者的临床表现及自身高血压分期情况，把高血压眩晕分为阴虚阳亢第一型（相当于第一期高血压）、阴虚阳亢第二型（相当于第二期高血压）、阴阳两虚型（相当于第三期高血压）、脾虚痰湿型（相当于第三期高血压）和肝热火盛型（相当于恶性或急进型高血压）5型治疗，收到良好的治疗效果。

第七章
高血压心脏病性眩晕

　　高血压心脏病是长期血压增高，导致左心室收缩期负荷过重，先是出现左心室肥厚、扩张，继而左心衰竭，最后发展至全心衰竭所致，临床常见眩晕表现。高血压心脏病常要与冠心病鉴别，而两者又常常合并存在。若以左室肥大为主者多是高血压心脏病；若只有高血压，左室肥大的各种表现不明显，却有心绞痛、心肌缺血表现则是冠心病合并高血压；两者兼有则应诊断为高心病合并冠心病。

　　根据高血压心脏病的临床症状，属于中医"眩晕"、"胸痹"、"心悸"之范畴，高血压心脏病的基本病机为肝肾阴虚，肝阳上亢，心血瘀阻，其病位主要在肝、肾、心、脉。临床常见证候为肝阳上亢型、阴虚阳亢型、肝肾阴虚型，阴阳两虚型4个证型以及血瘀、痰阻两个兼证。

1. 滋补肝肾，活血通络法治疗高血压心脏病性眩晕　李介鸣医案

　　金某，男性，58岁，售货员。

　　初诊：1983年12月26日。

　　主诉：发作性眩晕，心前区隐痛2年，加重2个月。

　　病史：患者2年前因头晕、头痛发现血压高。最高160/100mmHg，间断服用复方降压片或降压灵等药，血压控制在150～160／90～100mmHg。半年前出现劳累后心前区隐痛，日发作2～3次，持续时间5分钟，口含硝酸甘油可缓解。近2个月来，症状加重，为进一步诊治收住院。查体：BP 140／100mmHg，心率70次／分，律齐；化验血脂，胆固醇240mg／dl，β－脂蛋白1048.4mg/dl；

心电图示：左心劳损，ST-T改变；X线：主动脉偏宽，左室圆隆。

现症：头晕头痛，心烦易怒，面赤耳鸣，失眠多梦，心前区隐痛彻背，舌质红、苔薄少津，脉细而数。

诊断：高血压动脉硬化性心脏病，劳力性心绞痛。

辨证立法：肝肾阴虚，心脉瘀阻。

治宜：滋补肝肾，活血通络。方拟一贯煎合丹参饮加减。

处方：

生龙牡各24g（先下）	川楝子10g	沙参15g	寸冬10g
生石决明24g（先下）	枸杞子12g	菊花10g	牛膝15g
鸡血藤20g	当归18g	丹参15g	檀香10g

6剂，水煎服。

1984年1月4日二诊：服上方6剂后，血压控制在130／80～90mmHg，头晕头痛减轻，劳累后仍心前区隐痛彻背，日发作1～2次。上方去镇潜之品，如生龙牡、生石决明，加制首乌14g，益肾养血和络。

三诊（1月9日）：服上方8剂后，头晕头痛症状消失，无明确心前区疼痛发作，体力增加，效不更方，原法继进6剂。

四诊（1月16日）：患者自觉饱餐及运动量大时则胸脘胀满，考虑久服滋阴药易满中腻膈，故于上方加理气消导之品，佛手12g，木香10g，焦三仙各10g以行中焦之气。

五诊（1月24日）：服上方8剂后，诸症消失，复查心电图：T波Ⅲ导联倒置变浅，avF由浅倒变低平。心肌供血较前改善，血压正常，130／80mmHg，心前区隐痛消失，带方出院。

【按语】　《黄帝内经》云"诸风掉眩，皆属于肝""肾虚则头重身摇，髓海不足则脑转耳鸣"，本案患者以肝肾阴虚为主。肾阴亏损，水不涵木，致肝阳上亢，升动无制，肝风内动，上扰清空则头晕头痛。李师先以生石决明、生龙牡等金石重镇之品，潜浮越之肝阳以治其标；以沙参、麦冬、枸杞子滋补肝肾之阴以治其本；阴虚日久，津亏血滞故以丹参、当归、鸡血藤、牛膝养血活血通其脉络；同时活血不忘行气，以檀香、佛手使气行则血行；因滋补药易满中腻膈，予木香行中焦之气，佐焦三仙以消食导滞，使胸脘满闷症状消失。全方配伍：滋肾水，潜肝阳，通脉络，使血压降至正常，心肌供血改善。

（范爱平，曲家珍等。《李介明临证验案精选》，学苑出版社）

2. 健脾利湿，化痰和络法治疗高血压心脏病性眩晕　李介鸣医案

邓某，女性，52 岁，退休工人。

初诊： 1984 年 1 月 4 日。

主诉： 发作性眩晕、心前区疼痛 7 年，加重 1 年。

病史： 患者于 7 年前始，每于劳累则心前区疼痛，头晕头痛，间断服用牛黄降压丸、速效救心丸等中成药，症状时轻时重。近一年来上述症状加重，为进一步诊治，常规收住中医病房。入院时查体：血压 210 / 120mmHg，心率 70 次 / 分，律齐；化验胆固醇 256mg / dl，β 脂蛋白 2030mg / dl；心电图示：左心室肥厚劳损；X 线：心脏向两侧扩大，以左室大为主。

诊断： 高血压动脉硬化性心脏病，劳力型心绞痛。

现症： 头晕而胀，心前区闷痛彻背，伴手足发麻，眼睑及下肢浮肿，口干不思饮。舌黯红，苔薄白少津，脉细弦。

辨证立法： 脾虚湿盛，痰阻经络。

治法： 治宜健脾利湿，化痰和络。方拟五苓散合瓜蒌薤白半夏汤加味。

处方：

茯苓 15g	猪苓 12g	泽泻 15g	炒白术 10g
瓜蒌 18g	薤白 10g	半夏 9g	丹参 15g
元胡 10g	冬瓜子皮各 20g		

6 剂，水煎服。

1984 年 1 月 9 日二诊： 服上方 6 剂后，眼睑及下肢浮肿消失。心前区疼痛未作，唯口干，故于上方加葛根以生津止渴，去冬瓜子皮。

三诊（1 月 16 日）： 服上方 6 剂后，心电图 T 波Ⅲ导联由倒置变浅，avF

由浅倒变低平；胆固醇较前降低，由256mg/dl降至218mg/dl；血压控制在120 /80mmHg。为巩固疗效，宗前法前方继进6剂。

【按语】 高血压动脉硬化性心脏病，起病在肝，根源在肾。临证以肝肾阴虚、肝阳上亢，气滞血滞最为常见。其临床表现为头晕、头痛、心前区刺痛或隐隐作痛，可由于肝肾阴虚，脉络瘀阻，下虚上盛所引起，或由肝火偏亢，气血上冲所致，也可因痰湿中阻，上扰清窍而发病。其中以肝肾阴虚者较为多见。而此例患者虽诊为高血压动脉硬化性心脏病，但临症表现为水肿病，即久病阴损及阳，脾肾阳虚，肾失气化，脾失健运导致阳虚水逆证候。脾气虚，气不行水，水湿停聚故眼睑及下肢肿，脾气虚不能为胃行其津液，津液不能上承故口干不思饮，苔白少津；水湿不运，蒙敝清阳，清阳不升故头晕头胀；脾为生痰之源，脾气虚，痰浊内生，痰阻经络，阻碍气机，气滞血滞，故心前区闷痛彻背，伴手足发麻，脉细而弦。李师投以五苓散合瓜蒌薤白半夏汤培土通阳，利尿退肿以降压，化痰通阳以宣痹。二方共伍，药证相合，取效满意。李师认为：治疗高血压而不分阴阳虚实，一律用清凉潜降之法，则与中医理论相违背，只有辨证准确，方能获效。

（范爱平，曲家珍等。《李介鸣临证验案精选》，学苑出版社）

3. 平肝化痰，宁心益肾法治疗高血压心脏病性眩晕　黄一峰医案

张某，男，63岁。

病史：患者曾经外地某医院确诊为"高血压""心脏病""动脉硬化"。1972年来我院就诊，主要见症为眩晕欲仆，曾昏倒多次，心悸心烦，夜难成寐，舌白厚腻，脉弦滑，时有歇止（每分钟歇止六七次）。

辨证：此因心肾两虚，痰湿内阻。

治法：拟先平肝化痰，宁心益肾。

处方：

肥玉竹20g	丹参15g	珍珠母30g	炙紫菀5g
陈皮6g	制半夏9g	白芍15g	杭菊9g

茯苓 12g	煅牡蛎 30g	煅龙骨 30g	煅龙齿 15g
干菖蒲 3g	远志肉 9g		

5 剂，水煎服。

服上药 5 剂后，心悸减轻。偶有歇止脉，夜寐渐安。续服 10 剂，诸羔均减，歇止脉已不复现。乃依上法用丸剂调治，一年多来病情基本稳定。

《黄一峰医案医话集》

【评析】 本案患者症见眩晕昏仆，心悸心烦，夜难成寐，舌白厚腻，脉弦滑，时有歇止，证属心肾两虚，痰湿内阻，风痰上扰，故治疗从平肝化痰、宁心益肾立法，选用平肝潜阳、理气化痰、补心气、养心血之药而治愈。

4. 辨证治疗高血压心脏病性眩晕 王占玺医案

🍅 案一

肝脾湿热，痰浊内阻型高血压心脏病性眩晕

汪某，男，43 岁，干部。

初诊： 1974 年 5 月 13 日。

病史： 症见胸闷痛，眩晕，失眠。血压 150/100 mmHg。心电图检查：①左心室高电压；②轻度心肌缺血。舌质嫩红，舌体大、苔黄厚腻，脉沉涩无力，左手大于右手。属肝脾湿热，痰浊内阻之胸痹证。

处方：

全瓜蒌 15g	薤白 10g	清半夏 10g	赤芍 12g
当归 12g	川芎 12g	炒桃仁 10g	红花 10g
葛根 30g	草决明 15g	毛冬青 10g	黄精 12g

水煎服。

5 月 22 日二诊： 胸闷痛减轻，食欲增加。上方去草决明，加炙甘草 15g，改毛冬青为 12g。

6 月 3 日三诊： 血压 150／190 mmHg，胸闷痛消失，上述病情好转。处方：全瓜蒌 15g，薤白 10g，桂枝 10g，赤芍 12g，炙甘草 15g，干姜 6g，五味子

12g，党参 15g，炮附子 10g，大枣 4 枚。至 6 月 24 日，血压正常，自觉症状及心电图检查均正常。

《王占玺医案》

 案二

心脾两虚型高血压心脏病性眩晕

武某，女性，41 岁。

初诊： 1977 年 9 月 20 日。

病史： 患者自 1971 年发现高血压，血压常在 140／100mmHg 上下，伴以失眠、多汗、烦躁，同年因妊娠发生心动过速，但产后好转。1976 年 2 月因卵巢瘤手术切除，术后经常发作心慌气短。至 1977 年 5 月因发作性心跳而晕倒约 5~10 分钟，同时伴以出冷汗，于此期间查心电图为"多发性房性早搏"，伴以胸闷胸痛较甚，虽经西药及中药之益母草、茺蔚子、莱菔子、丹参、枣仁、五味子、炙甘草、旱莲草、女贞子、首乌藤、合欢皮、大枣及清脂 1 号等加减仍不见效，于1977 年 8 月 27 日复查心电图仍为"多发性房性早搏"。因心跳气短，全身无力，善太息，失眠，转余治疗。舌苔薄白而腻，脉象细弱。X 线示左心室稍扩大。血 β – 脂蛋白 590.4mg/dl，甘油三酯 283mg/dl。依上述心跳气短，全身无力，失眠，善太息，脉细弱且有结代等症状综合分析，当属"心脾两虚"，拟予"归脾汤"加味，双补心脾为治。

处方：

太子参 30g	生黄芪 18g	白术 9g	当归 9g
茯神 12g	远志 6g	广木香 9g	龙眼肉 12g
甘草 9g	酸枣仁 30g	生姜 9g	大枣 6g
泽泻 30g			

每日煎服 1 剂。

服 20 剂后，自觉心跳、失眠等症状大为好转，舌苔渐退，但脉仍细弱结代，仍用上方去龙眼肉、泽泻，加瓜蒌 30g，薤白 15g，半夏 9g，以加强豁痰宣痹、宽胸通阳之功。至 1977 年 12 月 6 日，上方加减服用近百剂，乏力、心跳气短、善太息等症消失，复查心电图转为正常。但脉仍细弱，偶有烦躁感。至 12 月 13 日烦躁加重，出现自汗，腹胀纳差，失眠胸闷，月经提前，量多色黯，偶有血块，舌苔薄白，舌边有牙痕，脉转沉细。血压 150 / 104 mmHg。为心肝同病、气阴两虚，夹有气滞血瘀之候，改用酸枣仁汤合逍遥散出入：

处方：

酸枣仁 15g	川芎 9g	知母 6g	甘草 6g
党参 15g	生黄芪 30g	当归 12g	柴胡 12g
苍白术各 12g	生姜 3g	薄荷 3g	丹参 30g
鸡血藤 30g			

水煎服。

服 7 剂后，上述症状明显减轻，血压降至 140 / 100 mmHg，此方加减与上述归脾汤加味交替服用至 1978 年 7 月，血压降至 130~148 / 86~90 mmHg，β－脂蛋白下降为 350mg/dl，甘油三酯 117 mg/dl，改服归脾丸及灵芝片为其善后。1979 年 6 月随访患者工作学习尚好，前病愈后未发。

《王占玺医案》

【评析】　案例一患者证属肝脾湿热，痰浊内阻，痰浊盘踞，胸阳失展故胸闷痛，治疗从通阳泄浊、豁痰开结立法，方用瓜蒌薤白半夏汤加味。正如《类证治裁·胸痹》云："胸痹胸中阳微不运，久则阴乘阳位而为痹结也，其症胸满喘息，短气不利，痛引心背。由胸中阳气不舒，浊阴得以上逆，而阻其升降，甚则气结咳唾，胸痛彻背。夫诸阳受气于胸中，必胸次空旷，而后清气转运，气息展舒，胸痹之脉，阳微阴弦，阳微知在上焦，阴弦则为心痛，是以《金匮》《千金》均以通阳主治也。"

案例二患者因卵巢瘤而手术切除，术后经常发作心慌气短，伴有全身无力，善太息，失眠，舌苔薄白而腻，脉细弱且有结代，证属心脾两虚，治疗从补益心脾立法，方予归脾汤加减。脾虚不能化湿，痰浊内阻，胸阳不展，故二诊时加瓜蒌、薤白、半夏以豁痰宣痹，宽胸通阳。三诊时病情逐渐好转，"多发性房性早搏"消失，又出现烦躁易汗，失眠纳差，月经提前量多色黯等，乃心肝气阴两虚，夹有气滞血瘀，改为心肝同补，舒肝理气，活血化瘀法，使病情得愈。

5. 柔肝益心理气为主治疗高血压心脏病性眩晕　张耀卿医案

张某，男，46岁，干部。

1964年10月31日因胸闷痛、半身麻木入院。

病史：患者有阵发性胸闷、胸痛史3年，每在活动时发作，进食过快或情绪紧张亦可诱发。近来发作加剧，不活动时也有发作，胸部压榨感及痛感向肩部放射，发作次数最高每天达50~60次，持续数秒至1分钟不等。10天前，半夜醒来，突然左侧肢体麻木不能活动约20分钟。10天来常有发作性左半身肢体活动欠灵及麻木感。有糖尿病及高血压病史。入院体检：血压190／100mmHg，心界向左扩大，心率76次／分，胸透示左心室肥大。眼底检查示高血压眼底动脉硬化。心电图见T波变化，提示慢性冠状动脉供血不足。血糖在正常范围，尿糖（＋＋）。诊断为冠状动脉粥样硬化性心脏病，高血压，脑血管机能不全，糖尿病。入院后经各种药物治疗，仍未能控制心绞痛发作。经加用中药后，好转出院。

初诊：1964年11月20日。脉弦细数，肾亏肝亢，心气不足。向有糖尿宿恙及高血压，头脑昏眩，目糊耳鸣，有时肢麻，甚至不能屈伸。言语謇涩，有似类中之象，但少间即瘥。夜半醒后即作胸闷，烦躁不寐，有时心绞痛。又加体肥多湿，舌苔中腻。拟以柔肝益心，兼以畅气清旷为要。

紫石英18g（先煎）	双钩藤12g（后下）	沙白蒺藜各12g
杭白芍6g	炮远志4.5g	旋覆花9g（包）
广郁金6g（生打）	八月札9g	仙半夏6g（杵）
橘叶皮各4.5g	白豆蔻3g（原粒杵）	

4剂，水煎服。

二诊：11月24日。脉来弦细而小数，向有糖尿病及高血压，头昏耳鸣，心悸汗泄，胸次失旷，烦躁少寐，有时心绞痛。尚有肢麻，不能屈伸，言语謇涩之象。舌苔已薄。再以柔和为要。

紫石英 18g（先煎）　　苍龙齿 18g（先煎）　　左牡蛎 18g（先煎）

沙白蒺藜各 12g　　　双钩藤 12g（后下）　　旋覆花 9g（包）

夏枯草 12g　　　　　杭白芍 6g　　　　　　广郁金 6g（生打）

仙半夏 6g（杵）　　　橘叶络各 4.5g　　　　白茯苓 12g

白豆蔻 3g（原粒杵）　朱灯心 1.5g

4 剂，水煎服。

三诊： 11 月 28 日。脉来弦细。头昏耳鸣，目糊羞明，心悸汗泄。左半身麻木屡为发作，但不持续。胸闷烦躁，夜不安寐，有时心绞痛。舌苔较薄。再当柔肝息风、益心定神为要。

苍龙齿 18g（先煎）　　左牡蛎 24g（先煎）　　灵磁石 30g（先煎）

全蝎尾 1.5g　　　　　双钩藤 12g（后下）　　沙白蒺藜各 12g

夏枯草 12g　　　　　白茯苓 12g　　　　　　旋覆花 9g（包）

竹沥半夏 6g　　　　　橘叶络各 9g　　　　　八月札 9g

明矾水拌炒广郁金 6g　路路通 7 个

7 剂，水煎服。

四诊： 12 月 5 日。头昏耳鸣已减，夜寐尚安。目糊汗泄，心悸烦躁，尚作心绞痛，左半身麻木屡发。脉濡缓。治法用药，均守前诊。7 剂。

五诊： 12 月 12 日。头昏耳鸣渐瘥，自汗已减，心悸较宁，烦躁烘热已少，左半身麻木渐瘥，感觉亦较敏捷。脉濡缓。再当柔肝息风、益心安神为治。

苍龙齿 18g（先煎）　　紫石英 18g（先煎）　　左牡蛎 18g（先煎）

全蝎尾 1.5g　　　　　灵磁石 30g（先煎）　　双钩藤 12g（后下）

旋覆花 9g（包）　　　朱茯苓 12g　　　　　　明矾水拌炒广郁金 6g

竹沥半夏 6g　　　　　橘叶各 4.5g　　　　　浮小麦 18g

15 剂，水煎服。

（《内科临证录》）

【评析】　本案患者肢体半身活动欠灵活，感觉麻木及言语謇涩，其病机正如《景岳全书·非风》所云："凡病此者，多以素不能慎，或七情内伤，或酒色过度，先伤五脏之真阴……阴亏于前而阳损于后，阴陷于下而阳乏于上，以致阴阳相失，精气不交，所以忽尔昏愦，卒然仆倒。"风木过动，中土受戕，不能御其所胜，饮食变痰，痰浊盘踞，胸阳失展，而见胸闷、胸痛。治疗上以柔肝益心，兼以畅气清旷为要。

6. 平肝潜阳，活血养心为主治疗眩晕心悸　颜正华医案

孙某，女，63 岁，退休职工。

初诊： 1992 年 3 月 16 日。

病史： 患者体胖，平素易着急生气，自 5 年前始，时常头晕目眩，胸闷时发憋，心悸，气短，血压在 24／12kPa（180/90mmHg）左右徘徊。西医诊为高血压Ⅲ期，冠心病，劳力型心绞痛，心房纤颤。近因家庭琐事与家人生气，致使诸症加重，又因连服 4 盒黄连上清丸，致使大便溏泄，每日 3～4 次。刻下除见上症外，又见两颧微红，心慌，眠差，梦多，动则气短加重，腿肿，按则微凹，舌体胖，质黯红，中苔灰腻，脉结代，来往不匀。既往从事高度紧张工作，无药物过敏史，亦无家族高血压病史。

辨证： 证属肝阳上亢，气滞血瘀，心神失养，兼脾虚湿停。

治法： 治以平肝潜阳，理气活血，养心安神，兼以益气健脾利湿。

药用：

天麻 10g	钩藤 15g（后下）	赤白芍各 10g	怀牛膝 15g
夜交藤 30g	丹参 15g	生牡蛎 30g（打碎，先煎）	
茯苓 30g	泽泻 10g	生龙骨 30g（打碎，先煎）	
郁金 6g	生黄芪 15g	石决明 30g（打碎，先煎）	
炒枣仁 15g（打碎）			

　　　　　　　　　　　　7 剂，每日 1 剂，水煎服。

停服黄连上清丸，忌食辛辣油腻及生冷。

药后诸症均减，从二诊至七诊均据病情变化，以本方加减进剂，连服 60 余剂，终使头晕、目眩、胸闷发热、心悸等症大减，二便正常。

至第八诊（9 月 10 日），除见口干口苦、乏力、心慌、眠差外，又见手心热、腹胀纳少等，且舌红苔少，脉结代中带细数。血压 22.67 / 20kPa（170/150mmHg）。

辨证： 证属气阴两虚，心神失养，兼脉瘀湿停，脾虚胃弱。

治法： 治以益气养阴。养心安神，佐以通脉利湿，健脾开胃。

药用： 西洋参 5g（另煎兑服）　麦冬 10g　五味子 3g（打碎）　　炒枳壳 6g

茯苓 30g　　　　丹参 15g　　　夜交藤 30g　　　　生苡仁 30g

陈皮 6g　　　　　赤小豆 30g　　炒谷芽 15g

炒枣仁 15g（打碎）　　　　　生龙骨 30g（打碎，先煎）

生牡蛎 30g（打碎，先煎）

续进 7 剂。

九诊：心慌已，头晕、口干口苦、气短出汗、腿肿均减轻。身感有力，唯余胸稍闷伴阵发性发热，纳少，纳后腹胀等。血压 22.67/10.67kPa（170/75mmHg）。原方续进 10 剂。

十诊：胸闷发热、口干口苦、出虚汗等基本消失，纳增，腹胀、腿肿大减。舌红苔少，唯脉细弦无力，血压同上，仍少力眠差。上方去枳壳、炒谷芽，五味子增至 4g，再进 10 剂，以善其后，并嘱其平日要畅情志，勿着急生气，按时起居，适当活动，以强健身体。

【按语】　本案多病并发，虚实互见，颜师抓住主证顺应病情病机的变化，依据先去实后补虚和主兼并治的原则，对其进行分步辨治。第一阶段即从初诊至七诊，以去实为主，兼以补虚。初诊患者既有肝阳上亢、气滞血瘀之实，又有气虚脾弱、心神失养之虚，故颜师在方中以天麻、钩藤、白芍、生龙牡、生石决明等平肝潜阳，郁金、丹参、赤芍等理气活血，牛膝活血通脉引热下行，炒枣仁、夜交藤、茯苓合生龙牡、丹参养心安神，生芪、泽泻合茯苓健脾益气消水肿。诸药相合，既可收平肝潜阳理气活血之功，又可显养心安神补气利湿之效。二诊之后，以此方为基础，随证加减，主兼并治，故收显效。第二阶段，即从八诊至十诊，以补虚为主，兼以去实。患者经颜师数月调治，肝阳渐平，气血趋畅。此时气阴两虚、心神失养变为主证，兼证为湿停血瘀、脾胃虚弱，且见口苦口干、手心热等。知其还有内热，故颜师在八诊方中以西洋参、麦冬、五味子益气养阴清热，生龙牡、夜交藤、炒枣仁、茯苓等养心安神，丹参通脉安神，生苡仁、赤小豆合茯苓健脾利湿，陈皮、枳壳、炒谷芽理气开胃。诸药相合，既益气养阴，养心安神，又通脉利湿，健脾开胃，还兼清热。九诊诸症改善，效不更方，原方续进。十诊纳增，腹胀腿肿减轻，知胃气渐复，滞气渐消，故去枳壳、谷芽再进数剂，以巩固疗效。

（常章富。《颜正华临证验案精选》，学苑出版社）

第八章
高脂血症性眩晕

高脂血症通常是指血浆中胆固醇和（或）甘油三酯的异常增高而言。血脂为脂溶性的，在血浆中需与蛋白结合成水溶性复合物——脂蛋白才能在全身运转，故高脂血症常表现为高脂蛋白血症，即血中任何一种或多种的脂蛋白增高。二者与动脉粥样硬化密切相关，都是心、脑血管病的危险因素。临床上高脂血症亦可引起眩晕，在中医学中，根据其临床表现的不同，分别归于"眩晕""心悸""水肿"等范畴。

高脂血症和高脂蛋白血症分为原发性和继发性。原发性是指脂质或脂蛋白代谢的遗传性缺陷以及某些环境因素如饮食、营养等引起；继发性是指有关的代谢性疾病如糖尿病、甲状腺功能减退症、肾病综合征等引起。

1. 消导化痰法治疗高脂血症性眩晕　赵绍琴医案

鲁某，男，56 岁。

病史：眩晕经常发生，形体肥胖，体重逾 100kg，面色红赤，油光满面，口臭便干，大便七八日一行，舌黄垢厚，脉象弦滑，按之力盛。此平日恣食膏粱厚味，致痰食积滞互阻肠胃，三焦不畅，升降失司，痰阻经络，日久必有中风之虞。西医检查确诊为高脂血症、动脉硬化，正与中医之痰热瘀滞相合。先用消导化痰方法。

莱菔子 10g	大腹皮子各 10g	苏子 10g	白芥子 6g
皂角 6g	水红花子 10g	焦三仙各 10g	大黄 6g
牛膝 10g			

7 剂，水煎服。

二诊：药后大便畅通，头晕已减，夜寐渐安，心中舒适。舌苔渐化，脉仍弦滑，痰瘀互结，非一日可除。须得节饮食，戒厚味，经常运动锻炼，方为根本之策。否则，徒赖药物无益也。前法进退。

莱菔子 10g	苏子 10g	白芥子 6g	冬瓜子 10g
皂角子 6g	水红花子 10g	大腹皮子各 10g	焦三仙各 10g
丹参 10g	茜草 10g	茅芦根各 10g	大黄 6g

10 剂，水煎服。

三诊：患者按上方坚持服药 1 个月，遵医嘱实行节食，基本素食，并加强运动锻炼，每日步行 2～3 小时，体重减轻 5kg 有余，行动较前敏捷，头已不晕，精力增加，自觉有年轻之感。遂嘱其停药，以运动锻炼为主，并合理安排饮食，素食为主。

【按语】 凡形伟体肥，脉象弦滑有力者，大多属痰瘀互结，可表现为眩晕、麻木、疼痛等不同症状，其病机为痰浊阻滞经络，治以涤痰通络。赵师常用三子养亲汤加入冬瓜子、皂角子，名五子涤痰汤，多能去痰通络，再合大腹皮子、水红花子、焦三仙等疏调三焦，便干结者必用大黄通之；若肢体麻木疼痛，可加丝瓜络、桑枝等通络之品；血中瘀滞，可加丹参、茜草、赤芍、牛膝等；果有下元不足，表现为上盛下虚者，可加杜仲、川续断、补骨脂。而用诸子涤痰则为必用之法，乃赵师治痰之心法也。

（彭建中等。《赵绍琴临证验案精选》，北京：学苑出版社）

2. 化痰祛瘀，健脾利湿法治疗高脂血症性眩晕 雍履平医案

胡某，女，61 岁，退休职工。

病史：就诊前 10 余年，经常头晕、头昏、头痛，血压偏高不稳，曾检查血糖、血脂偏高。近来头昏加重，近事易忘，故来就诊。形体肥胖，脉细涩，苔薄白，舌质红偏黯，舌体胖且有瘀斑；血压 20.0/12.7kPa（150/95mmHg），空腹血糖 6.8 mmol/L，血清胆固醇 11.2mmol/L，血清甘油三酯 8.44 mmol/L，血清高密度脂蛋白（HDL-C）0.6 mmol/L。

诊断： 高脂血症。

辨证： 证属阴阳失调，痰瘀湿浊内阻。

处方： 方用消脂丸。炒苍术、炒枳壳、何首乌、红花、丹参、车前子、肉苁蓉、刺蒺藜、杭菊花、茺蔚子、川郁金、远志各 60g，决明子、炒山楂各 180g，泽泻 120g，白茯苓 90g，陈皮、石菖蒲、制胆星各 40g。

诸药碎细粉末，过筛，水泛为丸如小绿豆大，每次服 5g，每日 3 次。丸方连服 2 个疗程，并适当节制饮食和加强体质锻炼，复查血压及血脂、胆固醇皆降至正常范围，诸症消除。随访 2 年，上述指标持续稳定。

《临证验方治疗疑难病》

【评析】 本案患者以眩晕为主症，证属阴阳失调，痰瘀湿浊内阻，治疗从化痰祛瘀、健脾利湿入手，所用处方为"消脂方"。方中苍术、枳壳理气化湿；红花、丹参活血化瘀；首乌、肉苁蓉补益肝肾；再佐以郁金、远志解郁安神；决明子、山楂现代药理研究均有明显的降脂作用。诸药水泛为丸，以图缓治，长期服用之后，血压、血脂均降至正常。

3. 养阴通络，化痰消瘀法治疗高脂血症性眩晕　张玉琴医案

🍅 案一

刘某，男，47 岁。

初诊： 1996 年 6 月 16 日。

病史： 诉近 3 年来时有口干苦，头胀痛，眩晕，倦怠乏力。曾于别处诊为高血压，多次服用降压药效果不佳。查 BP：23 / 15kPa（172/112mmHg），血脂 Chol：10.1mmol/L，TG：9.81mmol/L，形体肥胖，体重超重 25kg，舌质红体胖、苔白，脉沉弦。

诊断： 高血压合并高脂血症。

方剂： 选用地龙决明饮（自拟方）加味。

处方：

地龙 15 g	生地 20g	生山楂 10g	决明子 10g

玉竹 10g　　　　菊花 15g　　　　川牛膝 15g

每日 1 剂，代茶饮。

3 个月后复诊，血压降至正常，血脂 Chol：7.2mmol/L，TG：4.1mmol/L，除偶有乏力外，余症均消，继服上方，配以中成药大黄䗪丸，半年后查各项指标均正常，患者自感精神饱满，体重已降到标准体重。1 年后随访，血压、血脂均正常。

🍅 案二

张某，男，42 岁。

初诊： 1998 年 3 月 12 日。

病史： 自诉在他院诊为高血压、高脂血症伴腹围体重增加半年余。查：现头昏沉，体倦乏力，体重超重 20kg，食欲二便尚可。B 超示：中度脂肪肝。血脂：Chol：9.3mmol/L，TG：8.1mmol/L，BP：20/13kPa（150/97mmHg）。舌质淡红，苔薄黄，脉弦。

方剂选用地龙决明饮加味。

处方：

地龙 15 g　　　生地 20g　　　生山楂 10g　　　　决明子 10g

玉竹 10g　　　龙胆草 15g　　　竹茹 15g

每日 1 剂代茶饮，嘱其配合节制饮食，以清淡食物为主。

1 个月后，体重减轻 5 kg，体倦乏力明显好转，半年后血压、血脂、体重复查均恢复正常，3 个月后随访，一切均正常。

（《陕西中医》，1999；20（8）：346）

【评析】 上述医案治疗高脂血症性眩晕多从调理肝、脾、肾三脏功能入手，养阴通络，化痰消瘀，选用自拟方地龙决明饮，方中山楂、决明子消积化痰，散瘀泻火；生地、玉竹清热滋阴，益肾养肝；地龙通经络，逐瘀行水。现代药理研究表明地龙、决明子有较好的降压、降脂作用。诸药合用共奏养阴通络、化痰消瘀之功，取得了良好效果。该方对于形体肥胖、胃气壮盛者，效果较佳。

4. 化痰降浊，活血化瘀法治疗高脂血症性眩晕　蒋晓红医案

李某，男，64岁，退休干部。

初诊： 1994年10月16日。

病史： 自诉患高血压6年余。现症见头晕头痛，心慌胸闷，肢体麻木，左侧明显，形体肥胖，舌淡红，苔白，脉弦。查血压24／14kPa（180/105mmHg）。空腹血脂TC：7.45mmol/L，TG：3.26mmol/L。肝功能、血糖、心电图检查未见异常。

中医辨证属痰阻血瘀。治以化痰降浊，活血化瘀。

处方：

丹参20g	赤芍10g	蒲黄10g	山楂20g
泽泻20g	半夏10g	陈皮10g	莱菔子15g
瓜蒌20g	红花10g		

每日1剂，水煎分2次早晚服。

服药10剂，症状减轻，血压20／14kPa（150/105mmHg）。效不更方，继服30剂，症状缓解，复查血脂TC：5.42mmol/L，TG：1.58mmol/L。嘱其低脂饮食，加强锻炼。半年后复查血脂，仍属正常范围。

（《实用中医内科杂志》，1997；11（4）：44）

【评析】 本案患者因思虑伤脾，郁怒伤肝，致使肝郁脾虚，脾失健运，则痰湿内生，肝郁气滞，则血行不畅而为瘀，痰瘀内阻，上蒙清窍，阻滞经络而导致头晕头痛，心慌胸闷，肢体麻木。故而辨证治疗以化痰降浊、活血化瘀为主，兼以调理脏腑功能，以通为顺，而达到降低高血脂，缓解眩晕的作用。

5. 健脾化痰，泄浊降脂法治疗高脂血症性眩晕　熊文生医案

李某，女，45岁。

初诊： 1994年8月21日。

病史： 因头晕头痛胸闷反复发作2年，加重15天入院。既往有高血压病史2年。入院时主症：头晕头痛，胸脘痞闷，神疲倦怠，腹胀便溏，肢麻沉重，形体肥胖，

舌质淡红、苔白腻，脉弦滑。入院时有关检查：BP：20/13kPa（150/97mmHg）；血脂：TC：7.41mmol/L，TG：2.46mmol/L，HDL-ch：0.68mmol/L（正常值为TC<6.50mmol/L，TG<1.70mmol/L，HDL-ch>1.0mmol/L）；脑血流图：脑血管紧张度增高，弹性减弱；心电图：左室心肌劳损。

入院诊断：

中医：眩晕（脾虚痰浊型）

西医：①高脂血症；②高血压病Ⅱ期；③脑动脉硬化

治疗：予健脾化痰、泄浊降脂，以理脾化痰降脂汤加味。

处方：

法半夏 12g	白术 10g	莱菔子 10g	茯苓 30g
泽泻 20g	橘红 6g	天麻 6g	绿茶 6g
制南星 6g	生甘草 6g	太子参 15g	黄芪 30g
薏苡仁 30g	石菖蒲 8g	枳壳 10g	

每日 1 剂，水煎，分 2 次服。

服 10 剂后，头晕头痛减轻，腹胀消失，大便正常，精神好转，但时有胸闷不适。上方去薏苡仁、石菖蒲，加瓜蒌壳 10g，丹参 15g，续服 20 剂，上述症状消失。复查血脂：TC：5.6mmol/L，TG：1.68mmol/L，HDL-ch：1.26mmol/L，BP 降至 18/12kPa（135/90mmHg），心电图恢复正常。出院后改服理脾化痰降脂片，每日 3 次，每次 5 片，连服 3 个月以巩固疗效。随访 1 年，未见复发，复查血脂 3 次均为正常。

（《新中医》，1996；（11）：5）

【评析】 熊文生认为，高血脂既为病理产物，也是致病因素，属中医"痰"的病理范畴。而痰的来源，主要是嗜食肥甘之品所致，故古有"肥甘生痰"之说。由此，治疗注重调脾，理脾可使脾健，佐以化痰，标本同治，从而达到纠正高脂血症的目的。处方选用自拟理脾化痰汤，方中茯苓、白术健脾以治其本；半夏、南星、天麻、橘红化痰除湿；泽泻泄浊降脂；莱菔子、绿茶化痰消脂，共同治标；再加以太子参、黄芪、苡米、石菖蒲益气健脾，而获良效。

6. 活血化瘀为主治疗高脂血症性眩晕　赵玉林医案

王某，男，49 岁，干部。

初诊： 1988 年 2 月 8 日。

病史： 患高血压 5 年，常感头晕、头昏。于 20 天前因上感住某医院治疗期间查血脂，发现血脂升高，出院后来求治。形体肥胖，面色红润，唇稍紫，舌质紫黯，苔厚略黄，脉涩而无力。血压 16/12kPa（120/90mmHg）（正在服降压药治疗），心肺未见明显异常。血清胆固醇 5.15mmol/L，β－脂蛋白 8.0g/L。

辨证： 证属血瘀型。

处方： 自拟首乌泽泻合剂加减。

何首乌 30g	泽泻 30g	茵陈 15g	山楂 30g
大黄 5g	丹参 20g	郁金 10g	蒲黄 10g

每日 1 剂，水煎，分 2 次服。

嘱服药期间注意饮食调理，停用一切降脂西药，维持量服用降压药。

3 月 9 日诉临床症状全部消失，复查血脂：胆固醇降至 4.4mmol/L，β－脂蛋白降至 4.1g/L。1 年后随访，血脂仍正常。

（《北京中医》，1995；（3）：19）

【评析】 本案患者常感头晕、头昏，查血脂升高，口唇稍紫，舌质紫黯，苔厚略黄，脉涩而无力，证属瘀血内阻，故治疗从活血化瘀入手，佐以化痰祛湿。方中重用活血之剂，如大黄、丹参、山楂、蒲黄等药，同时给予调补肝肾之何首乌，佐以祛痰化湿之泽泻、茵陈，诸药合用，共奏良效。

7. 化痰祛瘀为主治疗高脂血症性眩晕　杨坚毅医案

❀ 案一

马某，男，68 岁，干部。

初诊： 1995 年 10 月 27 日。

病史： 头晕头胀痛反复发作 3 年。症见头晕头胀痛，口干口苦，四肢麻木，面色潮红，心悸胸闷，心烦易怒，偶有咳嗽痰鸣，痰白黏稠，舌质紫黯、有瘀点、苔黄腻、脉弦滑。查体：BP：22/14kPa（165/105mmHg），全身皮肤紫红色，四肢末梢及面部为重，桶状胸，双肺底可闻少量湿性啰音。既往有肺气肿及原发性真性红细胞增多症病史。血脂三项检查结果：总胆固醇（T-ch）6.8mmol/L，甘油三酯（TG）2.75mmol/L，高密度脂蛋白 - 胆固醇（HDL-ch）0.6g/L。载脂蛋白：APOA：1.88G/L，APOB：0.85g/L。血常规检查：血红蛋白（HGB）193g/L，红细胞（RBC）4.58×10^{12}／L。红细胞压积0.57。血液流变学检查：异常增高。胸片示：慢支，肺气肿。

中医诊断：眩晕。

西医诊断：高脂血症、高黏血症、高血压、原发性真性红细胞增多症、肺气肿。

证属：肝阳上亢，痰瘀阻络。

治宜：平肝潜阳，逐痰化瘀，搜风通络。大黄䗪虫丸合天麻钩藤汤化裁。

处方：

生地 30g	天麻 10g	丹参 20g	钩藤 30g（后下）
杏仁 10g	桃仁 10g	黄芩 10g	大黄 10g（后下）
胆南星 10g	赤芍 10g	地龙 10g	代赭石 30g（先煎）
山楂 20g	䗪虫 6g	虻虫 6g	水蛭粉 6g（冲服）
炙甘草 6g			

每日 1 剂，水煎服。

连服20剂后，症状明显减轻，BP：20／12kPa（150/90mmHg），各项检查指标明显好转。原方去大黄加决明子、桑寄生各20g，再进20剂，临床症状、体征消失，于1995年12月7日复查血脂三项、血液流变学、血常规、载脂蛋白，均属正常范围。

（《新中医》，1996；（8）：7）

🍅 案二

廖某，男，60 岁，干部。

初诊： 1995 年 6 月 26 日。

病史： 头晕眼花，视物旋转 5 天。症见头晕眼花，视物旋转，心悸胸闷，恶心呕吐，形体肥胖，肢体沉重，舌质淡紫、苔白腻，脉弦滑。血脂三项检查结果：总胆固醇（T-ch）8.8mmol/L，甘油三酯（TG）2.86mmol/L，高密度脂蛋白 - 胆固醇（HDL-ch）0.4g/L。血液流变学检查结果：各项指标均增高。

中医诊断： 眩晕。

西医诊断： 高脂血症、高黏血症。

辨证： 证属痰湿内阻型。

治法： 治宜芳香化湿，健脾燥湿，化瘀降浊。

处方： 平胃散合温胆汤化裁。

陈皮 10g	法半夏 10g	枳实 10g	竹茹 10g
苍术 10g	厚朴 10g	藿香 10g	白术 10g
葛根 15g	山楂 15g	茵陈 15g	僵蚕 15g
丹参 20g	泽泻 20g	土茯苓 20g	水蛭粉 3g（冲服）

每日 1 剂，水煎服。

连服 18 剂后，症状消失，自觉精神爽快，手足灵活轻便，舌淡红、苔薄白，脉细。复查血脂三项、血液流变学，均属正常范围。

（《新中医》1996；（8）：8）

🍅 案三

丘某，男，62 岁，教师。

初诊： 1995 年 11 月 9 日。

病史： 胸闷胸痛、头晕肢麻反复发作 2 年，症见头晕眼花，心悸胸闷，肢体麻木，口咽干燥，记忆力减退，腰酸耳鸣，舌质黯红、舌底脉络迂曲、苔薄黄，脉弦细涩。血脂三项检查：总胆固醇（T-ch）8.2mmol/L，甘油三酯（TG）3.21mmol/L，高密度脂蛋白－胆固醇（HDL-ch）0.5g/L。心电图、动态心电图监测均正常。血液流变学检查：全血黏度、血浆黏度均异常增高。

中医诊断： 胸痹。

西医诊断： 高脂血症、高黏血症。

证属： 肝肾不足，痰瘀阻络。

治宜： 滋补肝肾，益阴填精，涤痰化瘀。选用左归饮加减。

处方：

生地 15g	熟地 15g	山楂 15g	黄精 15g
山萸肉 15g	枸杞子 15g	杜仲 15g	土茯苓 15g
何首乌 15g	鳖甲 15g	怀山药 20g	泽泻 20g
丹参 20g	桑寄生 20g	川芎 10g	僵蚕 10g
水蛭粉 6g（冲服）			

每日 1 剂，水煎服。

连服 25 剂后，症状消失，精力充沛，纳寐佳，舌淡红、苔薄白，脉弦细。复查血脂三项、血液流变学均属正常范围。

（《新中医》，1996；（8）：8）

【评析】 杨坚毅将高脂血症分为肝阳上亢、痰瘀阻络、痰湿内阻、肝肾不足等型，并且突出痰瘀互结，在治疗上选择药理研究证实有降脂作用的中药，并大胆运用虫类药，从调理肝、脾、肾三脏功能入手，标本兼治。在选药上，大黄、首乌、山楂、决明子、丹参等都有降脂作用，现代理论与传统医学结合，每获良效。

8. 辨证治疗高脂蛋白血症性眩晕 吴葆良医案

🍅 **案一**

张某，男，48 岁，乡干部。

初诊： 1993 年 3 月 5 日。

病史： 自述近年来头晕目眩，恶心纳差，口干甜腻乏味，体态肥胖，平素喜食油腻、甜食，应酬较多。每遇阴雨潮湿气候，即头重如裹，肢体倦怠乏力，嗜睡，平时痰多，呈白沫样，大便时溏，面目轻浮，胸闷气短，心前区时有隐痛，脘痞腹胀，舌苔厚腻，舌质黯，脉弦滑。血脂检查：胆固醇 6.2 mmol/L，甘油三酯 2.8 mmol/L，高密度脂蛋白 0.8mmol/L。心电图提示：ST-T 波轻度改变。血压 24/14kPa（180/105mmHg）。

西医诊断： 高脂蛋白血症，高血压，轻度冠心病。

中医辨证： 痰湿中阻，清阳阻遏。

治法： 豁痰通阳，活血宽胸。

处方： 瓜蒌薤白半夏汤合失笑散加减。

瓜蒌 20g	薤白 6g	陈皮 6g	半夏 10g
生蒲黄 10g	五灵脂 10g	泽泻 10g	苍术 10g
白术 10g			

水煎服，每日 1 剂。

上方加减出入，共进 100 多剂，疗程约 3 个月以上，诸症均消，胃纳可，精神佳，二便正常，舌苔薄白，脉细滑。血压 18/12 kPa（135/90mmHg）。血脂检查：胆固醇 4.8 mmol/L，甘油三酯 2.0 mmol/L，高密度脂蛋白 1.2 mmol/L。嘱服二陈丸、参苓白术丸、灵芝片等中成药，平时多锻炼身体，注意饮食清淡。

（《成都中医药大学学报》，1999；22（4）：61）

🍅 **案二**

任某，男，50 岁，机关干部。

初诊： 1993 年 8 月 6 日。

病史： 自述近 1 个月来，头晕目眩，耳鸣，面部升火，时有鼻衄，午后潮热，心烦易怒，夜寐欠安，盗汗，口干作渴，溲黄，大便干结，2 日 1 次，体态肥胖，舌红少津，苔薄黄，脉细弦略数，尺脉弱。血压 23/13kPa（172/97mmHg）。血脂检查：胆固醇 5.2 mmol/L，甘油三酯 8.2 mmol/L，高密度脂蛋白 0.6mmol/L。B 超提示：轻度脂肪肝。肝功能检查结果：ALT（谷丙转氨酶）86IU/L，余正常。

西医诊断： 高脂蛋白血症，高血压。

中医辨证： 肝肾阴虚，水亏火旺。

治法： 滋阴降火，补益肝肾。

处方： 杞菊地黄丸合二至丸加减。

生地 15g	夏枯草 15g	草决明 15g	首乌 15g
旱莲草 15g	枸杞 10g	丹皮 10g	菊花 10g
泽泻 10g	山茱萸 10g	女贞子 10g	

水煎服，每日 1 剂。

服用 1 个月后，病情大为改善。头晕目眩、耳鸣减，睡眠好，无盗汗，舌红苔薄黄，脉弦细，尺脉有力。血压：20／12 kPa（150/105mmHg）。上方有效，继以此方加减。上方去夏枯草，连续服用 3 个月以上，共进 100 多剂，诸症均减，体重明显减轻，精神佳。肝功能检查：谷丙转氨酶 36IU／L。血脂检查：胆固醇 4.6mmol/L，甘油三酯 4.3mmol/L，高密度脂蛋白 1.1mmol/L。B 超提示：无脂肪肝。嘱常服杞菊地黄丸、首乌丸、灵芝片等中成药，注意锻炼身体，劳逸结合。

（《成都中医药大学学报》，1999；22（4）：61）

🍅 案三

张某，女，62 岁，退休工人。

初诊： 1992 年 3 月 5 日。

病史： 自述素体肥胖，时有头晕目眩，神疲乏力，近半年来尤为明显。伴有腰膝酸软，夜尿 3 次以上，小便清长，大便溏薄，形寒，手足不温，稍活动易汗出，胸闷心悸，气短懒言，嗜睡，面目轻浮，面色㿠白无华，下肢浮肿，脘腹略胀，纳差，舌苔薄白，质胖嫩，舌边有齿痕，脉沉迟。心电图检查：窦性心动过缓，心律齐，心率 56 次／min。血脂检查：胆固醇 5.6 mmol/L，甘油三酯 2.2 mmol/L，高密度脂蛋白 0.8 mmol/L。血压 20/14kPa（150/105mmHg）。眼底检查：动脉硬化Ⅱ级。

西医诊断： 高脂蛋白血症，高血压。

中医辨证：脾肾阳虚，夹有痰浊。

治法：补肾健脾，温阳化浊。

方用：金匮肾气丸合理中汤加减。

药物：

熟附子 6g	肉桂 3g	干姜 3g	炒苍术 10g
白术各 10g	炙甘草 6g	木香 6g	陈皮 6g

水煎服，每日 1 剂。

上药连服半月，诸症较前均有改善，精神略振，胃纳增加，脉较前有力。心率62次/min，律齐，血压18／13kPa（135/97mmHg）。说明辨证准确，用药得当，即使是高血压患者，温阳理中对其阳虚型者仍有效。用原方化裁治疗。

药物：

熟附子 6g	炙甘草 6g	陈皮 6g	肉桂 3g
干姜各 3g	焦白术 10g	茯苓 10g	泽泻 10g
党参 15g	炒山药 15g	焦薏苡仁 15g	

水煎服。

上方连续服用近 3 个月，诸羔均消。心率 65 次/min，律齐，精神佳，纳可。心电图提示：正常范围。血压 18/12kPa（135/90mmHg）。血脂检查：胆固醇 4.8 mmol/L，甘油三酯 1.8 mmol/L，高密度脂蛋白 1.1mmol/L。嘱继服中成药金匮肾气丸、理中丸 3 个月以巩固疗效，随访半年无复发。

（《成都中医药大学学报》，1999；22（4）：61）

🍅 案四

李某，女，58 岁，退休工人。

初诊：1995 年 4 月 5 日。

病史：自述原有高血压、高脂血症病史 3 年，时有头晕胸闷，平时服降脂宁、月见草油胶丸等药物，效果一般。近半个月前因情绪恼怒而致头晕头痛加重，以右侧偏头痛为主。并见胸闷胁痛，嗳气纳差，大便干结，2~3 日 1 次，烦躁易怒，舌质有紫点，苔薄黄，脉细弦略涩。心电图检查：T 波改变。血压 20/13kPa（150/97mmHg）。血脂检查：胆固醇 5.2 mmol/L，甘油三酯 2.5 mmol/L，高密度脂蛋白 1.2 mmol/L。眼底动脉硬化 Ⅱ 级。彩色多普勒检查：右侧脑动脉轻度狭窄，供血不畅。

西医诊断：高脂蛋白血症，高血压，冠心病。

中医诊断：肝郁失疏，气滞血瘀。

治法：疏肝理气，活血化瘀。

方用：柴胡疏肝散合血府逐瘀汤加减。

药物：

柴胡 6g	郁金 6g	制香附 6g	延胡索 12g
枳壳 10g	桃仁 10g	红花 10g	川芎 10g
菊花 10g	草决明 10g	丹皮 10g	丹参 10g
葛根 15g	全瓜蒌 20g		

水煎服。

共进 15 剂，头晕头痛、胸胁胀痛等症减轻，胃纳增加，大便正常，舌苔薄白，脉弦细。前方有效，原意加减。

药物：

生地 15g	葛根 15g	丹参 15g	当归 10g
川芎 10g	桃仁 10g	红花 10g	枳壳 10g
菊花各 10g	赤芍 12g	柴胡 6g	

水煎服。

上方连续服用 3 个月，诸症均消失。血压 16/12kPa（120/90mmHg）。心电图检查：正常范围。血脂检查：胆固醇 4.6 mmol/L，甘油三酯 1.8 mmol/L，高密度脂蛋白 1.2 mmol/L。嘱服 3 个月逍遥丸、心可舒、天麻丸等中成药以巩固疗效。

（《成都中医药大学学报》，1999；22（4）：61）

【评析】 高脂血症通常是指血浆中胆固醇和（或）甘油三酯等的异常增高，

二者与动脉粥样硬化密切相关，是心脑血管疾病的危险因素。吴葆良认为本病的病机多属痰浊、湿浊、瘀血内阻，故治疗常采用化痰浊、清湿热、活血化瘀等方法。而对于老年患者，由于其脏腑功能失调，又多为因虚致实，治疗也多采用健脾养心、补益肝肾等方法，攻补兼施，标本同治。并且认为，本病迁延难愈，需要长期治疗，才能达到长远的满意疗效。

第九章
脑外伤引起的眩晕

外伤性眩晕是指外力作用于颅脑、前庭中枢及外周器官或颈部所引起的前庭功能紊乱，可分为中枢性、周围性和颈性3种。可由于损及内耳、前庭神经、前庭神经核及其中枢连接而引起。病人伤后立即或稍后即出现眩晕及平衡障碍等前庭神经系统受损症状。最常见的为脑震荡后遗症，头部闭合性损伤脑震荡时，脑皮质受到损伤，出现下述4种或4种以上症状，并连续超过3个月者可予诊断，这些症状包括：头痛、头晕、摆动感、失平衡、易怒、焦虑、疲劳、记忆紊乱、注意力不集中、失眠等。前庭功能检查少数病例可出现位置性眼震或诱发性眼震，以幅度两侧不对称、时程不相等为重要诊断佐证。另一常见的外伤性眩晕为迷路震荡，迷路震荡多发生于颅外伤或空气强烈震荡时引起内耳创伤。迷路震荡所致眩晕在受伤当时即可出现，多伴有耳鸣、恶心等症状，持续数天，一周后逐渐减退。可遗留位置性眩晕，检查可见水平型或水平旋转型眼震，部分前庭功能减退。

中医认为：头为诸阳之会，脑部受到外伤或重力打击，局部血流障碍，血行不畅则气滞，气滞则血瘀，瘀阻不通，清窍失养则眩晕、头痛。治疗宜活血化瘀、通经止痛，佐以安魂定魄。但脑外伤引起的眩晕又并非均因瘀血所作，亦有痰湿内阻、阴虚阳亢、痰瘀阻络等不同，故临床治疗时应因人制宜，辨证施治，不可拘泥于一法一方。

1. 利湿化痰，活血通络法治疗脑外伤性眩晕　陈可冀医案

刘某，女，18岁。

入院日期：1989年7月6日。

病史： 因头部外伤后头晕、恶心、呕吐 5 天来诊。体位改变时上述症状加重。外伤后，患者曾有一过性意识丧失。查体时，除见颈部稍有抵抗感、下颌距胸二指外，余未见明显异常。EEG 见：慢波增加，以右侧中央、顶部导联较为明显，双侧前额导联可见阵发慢波。提示：广泛中度异常。舌淡红苔白腻，脉滑。

中医辨证属痰湿内蕴。治当利湿化痰，佐以活血通络。

药用：

法半夏 10g	茯苓 15g	陈皮 6g	竹茹 10g
益母草 30g	枳实 10g	泽泻 30g	滑石 20g（包，先煎）
川芎 10g	远志 10g	生大黄 3g	

水煎服。

服药二剂后，上述症状开始减轻。7 天后，症状消失。1 个月后复查 EEG 示：大致正常。随访 2 年，未见前症复发。

【按语】 该患者有较明确的外伤病史，而且诸症也是由外伤所引起的，极易将我们的思路引到血瘀证上去。首诊时，患者所现之症，皆为痰湿内蕴之象，推测其与患者的体质有关。"有是证便用是药"，治疗时，首当利湿化痰，根据经验，此时可重用泽泻，用量 30～60g 不等，然后再佐以活血通络之品，针对病因进行治疗。方中加入生大黄，取其荡涤肠胃之实，祛痰通腑之用，使邪有去处。

（陈可冀等。《中医药学临床验案范例》）

2. 活血通窍，平肝降胃法治疗脑震荡后遗症 颜德馨医案

张某，男，32 岁。

病史： 2 年前头部外伤后，经常头晕头痛，诊断为脑震荡后遗症。患者右侧头晕头痛，伴有恶心呕吐，脉弦细，舌紫苔薄腻。

辨证： 外伤损及脑络，瘀血阻滞，肝胃气机失和。

治法： 治宜活血通窍，平肝降胃。

药用：

丹参 12g	当归 9g	赤芍 9g	珍珠母 30g（先煎）

川芎 15g	桃仁 9g	红花 9g	代赭石 30g（先煎）
制南星 6g	炒竹茹 6g	姜半夏 9g	制川乌 6g
蜈蚣 2 条			

水煎服。

服 4 剂，头晕头痛明显减轻，恶心亦少见，原方续服半月，诸症渐消，随访 2 年未复发。

（单书健，陈子华。《古今名医临证金鉴·头痛眩晕卷》）

【评析】　头为诸阳之会，若因清窍空虚，外邪得以入踞脑户，阳气被遏，气血运行受阻，瘀血交滞不解，或因外伤跌仆，瘀血停留，阻滞经脉，清窍失养，亦致眩晕。症见眩晕持续不已，并有头痛，巩膜瘀丝缕缕，脉细涩，舌紫或见瘀斑等症。《医学正传》云："外有因坠损而眩晕者……是宜行血清经，以散其瘀结"，常用通窍活血汤或桃红四物汤加减治疗。

3. 通络疏风，除湿化痰逐瘀法治疗外伤性眩晕　龚志贤医案

杜某，男，35 岁。

初诊：1969 年 10 月 14 日。

病史：1 年前因车祸头部受伤，留下头痛眩晕之疾。发作时眩晕欲倒地，头痛欲裂，伴恶心呕吐、心悸失眠等证，多方求治不效。

诊查：形体消瘦，痛苦面容，舌质紫黯、苔白润，脉弦。

辨证：为风湿之邪郁阻三阳之络，兼夹瘀血停着于头部。

治法：拟通络疏风、除湿化痰，兼以逐瘀。

处方 1：

酒制大黄 15g	白芷 10g	粉葛根 25g	竹茹 10g
滑石 18g	桃仁 12g	羌活 10g	甘草 5g

处方 2：

川芎 12g	菊花 18g	防风 12g	蔓荆子 15g
羌活 10g	白芷 12g	藁本 12g	北细辛 3g

麻黄 3g

上两方药各 5 剂，每日 1 剂，冷水浸泡透，用武火煎沸后 3~5 分钟即可，两方药交替服用，上下午各热服 1 次，晚上不宜服。

自述服药后证减大半，夜能安卧，甚喜之。仍守方各 5 剂，隔日 1 剂，缓缓图之。半年后随访，眩晕、头痛未再发，身体健康。

【按语】 方 1 取白芷、羌活、葛根辛温表散之性，上贯巅顶，以通经络；酒军、桃仁散血祛瘀；佐竹茹、滑石、甘草清化湿浊，因久病气血瘀滞者每多夹湿之故。

方 2 乃宗《太平惠民和剂局方》川芎茶调散加味而来，方用羌活通太阳经络，川芎通少阳经络，白芷通阳明经络，细辛、藁本、蔓荆子、菊花、防风、麻黄等诸多辛散之品，以疏风、通络、祛瘀、活血，使阳络通、瘀血散，眩晕头痛之证可瘥。上二方药皆为辛香走散之品，服后令人兴奋，故夜不可服。

（《中国现代名中医医案精华·龚志贤医案》）

4. 半夏白术天麻汤加减治疗眩晕　靳士英医案

荆某，42 岁，男。

初诊：1970 年 3 月 10 日。

病史：患者素来身体健康，唯近来每隔 2 ~ 3 月出现突然眩晕一次。其诱因不自知，偶与体位变动有关。每发目不敢开，卧不敢动，不欲言语，如在天旋地转风云之中，继之出现恶心呕吐，始为痰涎唾液、食物，直到胃内容物全部吐尽，最后甚至呕出胆汁。此时患者面色苍白，通身冷汗，四肢冰冷。三五日始见好转恢复。曾诊断为慢性胃炎，又诊断为梅尼埃病，经治均未能取得明显效果。

追溯其病史，知患者于 1969 年遇车祸外伤，损伤头部、脊椎。颈椎及腰椎有小关节骨折，颈椎有挥鞭性损伤，头部有轻度脑震荡。伤后很快恢复。因伤情不重，患者未予介意，亦未以为与眩晕呕吐有关。

诊查：见患者面苍神疲，因恶心呕吐而通身出汗，蜷卧不敢转侧，不敢开目，动则欲呕，眼球瞤动，微呈水平震颤，稍有耳鸣。小便短少而大便溏薄，舌质淡而胖，苔白而滑，脉沉而缓。

辨证：予思此证与东垣"痰厥头痛"之典型描述几乎完全一致，辨证当为痰湿内阻所作之眩晕也。其病因可能来自脑脊椎损伤。

治法：宗东垣法，治以祛湿、豁痰、利水，方用半夏白术天麻汤加减。

处方：

法夏 9g	白术 9g	天麻 6g	茯苓 15g
泽泻 12g	党参 9g	黄芪 15g	陈皮 6g
神曲 9g	黄柏 6g	干姜 3g	麦芽 9g
鲜茅根 30g			

4 剂，煎 2 次，每日 1 剂频饮。

二诊：患者服药后未再呕吐，眩晕、耳鸣明显减轻，已能起床活动。舌脉同前。乃在前方中去黄柏、干姜，续服药 4 剂。

三诊：患者已完全恢复健康，诸症消退，体力如常。为求巩固疗效，乃将前方简化，用半夏六君加减。

处方：

| 法夏 9g | 白术 9g | 茯苓 12g | 党参 12g |
| 泽泻 12g | 天麻 6g | 白茅根 24g | |

水煎服。

续服药 3 个月，以求巩固。

【按语】　眩晕一证，原因至为复杂，不可不具体分析。《灵枢·口问》谓："上气不足，脑为之不满，耳为之苦鸣，头为之苦倾，目为之眩。"多从上虚下实论治。后世医家进一步发展又提出了上实下虚之病机，从痰、从火、从瘀论者不少。故辨证不可不细也。本例有外伤史，为颅脑损伤后之综合征，但又并非因瘀血所作，亦有痰湿内阻、阴虚、阳亢、瘀血阻络等不同。治疗上颇为棘手，非综合治疗难于收功。一般卒然惊恐、扰乱神明、痰湿上扰者，治以豁痰祛湿利水为先；肾精暗耗、肝失条达、阴虚阳亢者，当以滋阴潜阳为要；髓海血络损伤、瘀血内停、血脉受阻者，当以养血活血通络为主。

（《中国现代名中医医案精华·靳士英医案》）

5. 祛痰活络法治疗外伤性眩晕　路志正医案

白某，男，40 岁。

初诊：1976 年 6 月 19 日。

病史：患者于 1960 年、1969 年、1971 年、1972 年，先后 4 次因交通事故头部受撞击而经常头痛头晕。1976 年 1 月 24 日又不慎从 2 米多高的梯子上摔下，当时神志昏迷，不省人事，经抢救 15 小时，神志转清，确诊为脑震荡。

诊查：近 4 个月来，症见头晕、头痛、头胀、失眠、面红、目赤、胸闷、腹胀泛恶，时有呕吐，步履不稳。舌质淡胖，苔薄白，脉弦滑。

辨证：证属撞击跌仆、脑部损伤而成，痰瘀阻络、风阳上扰之候。

治法：祛痰活络，佐以平肝潜阳。

处方：

钩藤 12g（后下）	葛根 12g	蝉衣 6g	天竺黄 6g
磁石 24g（先煎）	半夏 9g	川芎 6g	菖蒲 9g
郁金 9g	竹茹 12g		

水煎服。

二诊：服上方药 12 剂，头痛头晕减轻，心神转安，失眠、恶心、呕吐诸症亦减，尚觉胃脘胀闷、口干而苦。舌质红，苔薄微黄，脉滑数。为肝胆痰浊内阻所致，治宜疏肝清胆活络法。

处方：

竹茹 12g	菖蒲 9g	郁金 9g	柴胡 9g
黄芩 9g	胆南星 6g	天竺黄 6g	云茯苓 9g
赤芍 9g	丹参 12g		

6 剂，水煎服。

三诊：诸症皆瘥，继用上方药 10 剂，以巩固之。

【按语】　外伤跌仆损伤脑络，瘀血乃生，痰从何来？唐宗海在《血证论》中曾提出："血积既久，亦能化为痰水。"《丹溪心法》治外伤疾患，常以桃仁、红花、没药、姜黄等配伍白芥子、胆南星等，其理一也。因此，对于外伤所致的脑震荡后遗症，多责之于瘀血、痰水交结，经用化痰活血法，常获良效。

（《中国现代名中医医案精华·路志正医案》）

6. 活血通阳，平肝和阴法治疗脑震荡后遗症　刘鹤一医案

刘某，30 余岁。

初诊：1973 年 6 月 14 日。

病史：患者于 2 个月前不慎被日光灯架坠击头部。当时尚可支持，嗣后则头巅顶、左头角连口唇四周麻木，眩晕时作。每发则形寒，汗出，心悸，善恐，静卧休息可稍缓。纳可，寐艰，面色少华，脉弦缓无力，舌红苔少乏津。坠击跌仆损于外，气血失畅见于内。阳不足则血行滞，阴不足则肝易旺。治用活血通阳，平肝和阴之法。

桂枝 1.8g	桃仁 9g	丹皮 6g	白芍 6g
茯苓 9g	当归 6g	生地 9g	钩藤 12g（后下）
珍珠母 30g	山栀 4.5g	白蒺藜 9g	

14 剂，水煎服。

二诊：10 月 26 日。药后，诸羔悉安。惟八九月份，眩晕又作，与前已不复相同。目眩头晕，有摇摇欲扑倒之状，大汗淋漓，汗后恶风，四肢厥冷，夜寐梦扰，苔薄质淡，脉弦无力。气血仍失通畅，虚阳仍乏潜藏。治守调营卫、敛浮阳之法。

| 桂枝 1.5g | 白芍 9g | 炙甘草 3g | 龙骨 30g |
| 生姜 1 片 | 大枣 4 枚 | | |

14 剂，水煎服。

三诊：11 月 12 日。药后，诸羔显平。期间眩晕曾作一次，证势轻微，惟感先腹隐痛，继而眩晕。仍系阳气不足使然，再以前法增味。

| 桂枝 2.4g | 白芍 9g | 附子 3g | 茯苓 9g |
| 炙草 4.5g | 龙骨 30g | 牡蛎 30g | 生姜 1 片 |

大枣4枚

水煎服。

诸恙悉平。神色复振，高兴而返。

（《上海老中医经验选编·刘鹤一医案》）

【评析】 本例因外伤跌仆，瘀血停留头部，阻滞经脉，清窍失养，而致眩晕。症见眩晕时作，并有心悸善恐，形寒汗出，面色少华，脉弦缓无力等症。《医学正传》云：“外有因坠损而眩晕者……是宜行血清经，以散其瘀结”，故临床常用通窍活血汤或桂枝茯苓丸加减治疗。

7. 活血化瘀为主治疗外伤性眩晕两例　李秀林医案

案一

狄某，女，22岁。

病史： 1977年6月6日乘车外出劳动，上车不慎而摔下，当时意识丧失数分钟，醒后如常人，无其他不适，只是头部稍疼痛，未介意。数日之后，逐渐感觉头痛加剧，服止痛片、安眠类药物，效果不明显。又到河南医学院检查，超声波提示颅脑损伤。给服奋乃静、维生素B_1、安乃近，疗效不佳。于8月27日到我院门诊治疗。

症状： 头晕，头痛如锥刺，痛有定处，欲呕，心烦，失眠。走路快时头痛加剧，饮食欠佳，周身无力。痛苦面容。

检查： 血压、外周血象均正常，脉弦涩，舌质黯、苔薄白。

辨证： 患者由于头部摔伤后而致瘀血内停脑窍，脑络不通，故头痛、目眩，心烦失眠，快步行走疼痛加剧如锥刺；血瘀气滞，木横克土，脾失健运，胃气上逆，故见饮食欠佳、欲呕；脾失健运，化源不足，气血不充，故见周身乏力。舌苔、脉象均属瘀血之征。

诊断： 眩晕。

治则： 活血祛瘀，通络止痛，佐以安神。

方药：

当归 15g	川芎 9g	红花 15g	三七粉 1.5g（冲服）
丹参 30g	制乳香 9g	制没药 9g	朱砂 1.5g（冲服）
自然铜 30g	珍珠母 30g	琥珀 3g（冲服）	

水煎服。

8月30日二诊： 服上方3剂后，唯有呕吐加重。头痛已减轻，查原因是乳香、没药炮制有问题。嘱其照上方再服2剂，把乳香、没药炮制去油。

9月4日三诊： 诸症悉减，痛苦基本消失。按上方减量，自然铜为15g，制乳香、制没药各6g，红花为12g，继服巩固疗效。

共诊6次，服药30剂，痊愈。随访半年，无有复发。

【按语】 脑震荡后遗症，属中医学之血瘀头痛。患者年轻而病暂，治疗及时，瘀血去，经络通，疴疾尽除。

🍅 案二

王某，男，29岁。

病史： 患者头晕、头痛已3年，近来血压升高。1974年12月患者工作时被空气锤击伤左侧头部，昏迷半小时之多。在平顶山矿物局医院诊断为脑外伤综合征，住院治疗无明显效果。又到河南医学院住院治疗，仍效果不佳。于1978年1月14日到我院诊治。

症状： 头晕，头痛，失眠，记忆力极差，右腿麻木，答语迟钝，饮食欠佳。患者每因劳累、情志波动而症状加剧，血压升高，甚则呕吐。

检查： 精神恍惚，表情淡漠，面红，血压160／100mmHg。五官科检查：左耳鼓膜内陷，前庭功能障碍。舌质黯、面有瘀斑，脉弦细。

辨证： 肝肾阴虚，虚阳上浮，扰乱清窍，故头晕、头痛；血压升高，因受外伤，气血郁滞，血脉不和，则肢体麻木；舌质黯、有瘀斑为气滞血瘀之象，脉弦细为肝肾阴虚、气血虚弱之证。

诊断： 眩晕。

治则： 活血化瘀，滋阴潜阳，佐以安神。

方药：

桑寄生 30g	怀牛膝 30g	炒枣仁 20g	珍珠母 30g
当归 15g	川芎 6g	赤芍 12g	三七粉 3g（冲服）
丹参 18g	自然铜 15g	元参 24g	琥珀 3g（冲服）
生石膏 30g	地龙 30g	朱砂 1.2g（冲服）	

水煎服。

2月1日二诊： 服药 15 剂后，头晕、头痛稍减。脉弦细稍有力，余症同前。照上方怀牛膝改为川牛膝 30g，再加制乳香、制没药各 9g，鸡血藤 15g，嘱服药 30 剂。

3月8日三诊： 服药后，精神转佳，已能入眠，右腿麻木减轻，答话尚可，头晕、头痛已愈。血压 140 / 90mmHg。

按上药加减，共服 150 剂，诸症消失，精神正常，记忆力恢复，血压 132/80mmHg。

【按语】 患者时届青年，脑外伤后，痛苦悲观，血瘀气滞，相互为患，日久阴血暗耗，导致阴虚阳亢，故出现上述种种症状。守其病机，细察明辨。以当归、鸡血藤、赤芍、川芎、丹参、三七参、自然铜之类活血养血、化瘀通络，散聚滞之气；用桑寄生、怀牛膝、元参、珍珠母、地龙，滋补肝肾以潜阳；以制乳香、制没药，行气散瘀而止痛；用炒枣仁、朱砂、琥珀，镇静以安神。由于患者求医心切，治疗合作，治以活血化瘀、滋阴潜阳，佐以安神之法，标本兼顾，缓缓治之而获良效。

（李秀林。《眩晕中风证治》，郑州：河南人民卫生出版社）

【评析】 外伤性眩晕是由于脑部外伤重力打击所引起。神经系统检查一般无明显异常，脑脊液检查正常。其临床表现特点为：头晕，头痛，健忘，失眠，心慌，心悸，恶心，呕吐，饮食欠佳，精神不振。脉细紧或沉细而稍弦，舌质黯红或有瘀点，苔薄或黄。其病机为：脑部受到外伤或重力打击，局部血流障碍，血行不畅则气滞，气滞则血瘀，瘀阻不通，则眩晕、头痛。治疗宜活血化瘀，通经止痛，佐以安魂定魄。

8. 宣化湿邪，通调气血治疗脑外伤后遗症　刘鑫医案

唐某，男，32 岁，农民。

初诊：1995 年 8 月 2 日。

主诉：头昏重，伴神昧 1 个月。

病史：患者 1 个月前被人打伤头部，经外科诊为头皮挫伤，治疗后伤愈。随后出现头重如裹，神志欠清醒，步履不稳，遂来就诊。现症：头重如裹，神志时清时昧，闻声如从室中言，伴嗜睡，胆怯易惊，自汗出，口淡微苦，纳差，步履不稳，二便尚调。舌淡红，苔白厚腻，脉右弦细，寸部濡细，右关弱无力。

辨证为湿浊蒙蔽清窍，气血不畅。

治以宣化湿邪，通调气血，开窍醒神。三仁汤加减。

处方：

杏仁 12g	法夏 12g	苡米 20g	白蔻 6g
川芎 6g	红花 6g	厚朴 10g	石菖蒲 10g
远志 10g	滑石 15g		

水煎服。

二诊（8 月 6 日）：头重明显减轻，听声基本正常，神志清楚，轻度头晕，纳食增加，舌质淡，苔薄白，脉濡细。原方加天麻 15g，5 剂。最后以三仁汤、通窍活血汤、参苓白术汤加减而愈。

（《四川中医》，1998；16（1）：56）

【评析】　脑外伤后遗症所引起的头昏头晕，从活血化瘀治疗是常法，但本案患者证属湿浊蒙蔽清窍，气血不畅。治疗从宣化湿邪、通调气血、开窍醒神立法，方选用三仁汤加减治疗，终获痊愈。从而说明辨证施治、因人制宜的重要性。

第十章
药物中毒性眩晕

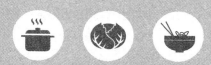

多种药物可以引起内耳及听神经损害，根据对耳蜗、前庭损害的侧重、早晚和轻重不同而表现各异，中毒症状有的以眩晕和平衡失调为主；有的以耳鸣、耳聋为主。常见的耳毒性药物有氨基糖苷类抗生素，以链霉素、庆大霉素、新霉素、妥布霉素对前庭损害最重；大环内脂类抗生素如红霉素，多肽类抗生素如万古霉素等，其他如袢利尿剂速尿、抗癌药顺铂、抗忧郁药、抗疟药等，已知的耳毒性药物有上百种，其中首推链霉素。链霉素引起的药物性眩晕因链霉素的种类、剂量、用药总量及病人的体质不同而不同。硫酸链霉素对内耳前庭毒性较大，易引起眩晕，而双氢链霉素则易致耳蜗损害而引起耳聋。链霉素最早出现的中毒症状是口唇和面部蚁行感，最早出现的内耳症状是耳鸣。眩晕可在1～2天或数天后出现，病人出现平衡障碍，行走困难，感觉周围环境左右上下摇晃、摆动，很少出现眼球震颤。眩晕持续数周至数月不等，个别患者可持续数年，前庭功能恢复更慢。双侧前庭损害者步态非常不稳，须靠支持物才能站立，在闭眼和黑暗处更明显。前庭功能一般经代偿后可逐渐恢复平衡，年轻人较老年人恢复较快而完全。部分患者可同时或先出现耳蜗症状，并随病情发展逐渐出现听力障碍。听力障碍可在用药期间出现，也可在用药后数周至数月出现。药物性耳鸣、耳聋治疗难度较大，大部分难以治愈。眩晕和平衡障碍依靠机体代偿，可逐渐消失。近年来，中药的毒性特别是乌头、雷公藤等的毒副作用也越来越引起人们的重视，其实只要严格掌握其炮制和用药方法，中药的毒副作用是完全可以避免的。

1. 乌头中毒引起的眩晕 陈可冀医案

陈嘉庚，84 岁，男，汉族，已婚，经商。1956 年 8 月 16 日会诊。

主诉：家属代诉服乌头复方后唇舌麻木，恶心呕吐，20 分钟后如酩酊大醉。

现病史：患者患高血压已 30 年，平素血压均在 180 / 110mmHg 上下，时感头晕头痛。患者自称乃"头风痼疾"。服用蛇根草治疗，每次 0.25mg，每日 3 次。服药 1 周后，头晕见缓，血压降到 140 / 80mmHg，但仍觉头痛，自觉周身有若软瘫，懒倦无力，不能忍受。适患者的亲友关怀其病，建议服用方书所载之"治诸般头风"的乌头验方，方为白芷 15g，真川芎、甘草、川乌头（半生半熟）、明天麻各 30g，共购 2 剂。原书载本方共为末，每服 3g，但患者及家属误作煎剂，按一般煎药法煎煮，且 2 剂同煎送服，于是一剂川乌量达 60g（二两）。服后约 10 余秒钟，即感口唇、舌尖及舌体相继发麻，15 分钟后，指尖及两上下肢亦发麻，恶心，吐出清水及药液少许；20 分钟后，患者自觉头颅沉重难忍，随即神志呆滞，俨然酩酊大醉，如坐舟中。

体验：与冉雪峰老大夫应邀会诊时，已在服药后 3 小时。患者虽未昏迷，但表情淡漠，两眼无神，两侧瞳孔略大，对光反应较迟钝。体温 36.2℃，呼吸 20 次 / min，血压 120 / 60mmHg。颈软，心律整，肝脾未触及，膝反射存在，未引出病理反射。

舌象：舌质较红。

脉象：涩。

西医诊断：乌头中毒。

中医诊断：眩晕由于乌头中毒。

治则：扶正解毒。

处方：

西洋参 10g	茯神 12g	软白薇 10g	生甘草 10g
川橘络 5g	淡竹叶 5g	炒白山栀 5g	鲜石斛 18g

水煎冲服犀角尖 0.1g（磨汁）

此外，并以绿豆煎水，当茶，频频送饮。

二诊：次晨，患者神志完全清楚，已无眩晕恍惚感；肢体麻木感亦消失，但右侧眉棱骨仍掣痛。脉象：转为弦劲。血压：160／100mmHg。认为属高年阴伤，阴虚阳浮。遂于前方加鲜生地15g，桑螵蛸、怀牛膝各10g以益肝肾。

三诊：前方服2剂后，头痛解除。

【按语】　乌头系毛茛科植物，中医本草学都认为它是"大辛大热大毒"之药物，故临床应用颇有讲究。如《金匮要略》中用乌头的几个方剂中，乌头用量一般虽较附子为大，但在煎煮方法上有特点，如与蜜同煎以缓药性，或先煎去滓然后再与蜜共煎，或用"久煎"法。本例患者用量过大，且系用日常煎药法煎者，故促成中毒。本例患者中毒历20小时，次日即愈。一方面固与乌头吸收快，排泄也快，因而恢复较快有关，但与中药扶正（西洋参）、解毒（犀角：绿豆及甘草）的应用也有明显联系。

（陈可冀等。《中医药学临床验案范例》）

2. 雷公藤中毒引起的眩晕　颜正华医案

胡某，女，36岁，职员。

初诊：1993年5月31日。

病史：患者1年前即腿肿发沉，未引起注意。3个月前去某医院就诊，确诊为肾小球肾炎，尿蛋白（+++），红细胞150/HP。在用常规治疗乏效的情况下，他医让其口服雷公藤多苷片。服用月余，症状改善，尿蛋白降为（+），红细胞50/HP。开始无不良反应，近日头晕恶心欲吐，卧则轻，起立则重，遂来就诊。刻下又伴急躁，口苦，咽干，有黏痰。大便秘结难下，3~4日一行。尿黄偏少，无灼热感。腿软，眠差，月经准而量少。血压18.67/11.33kPa（140/85mmHg）。按切其腹柔软，肝脾未触及，叩击肾区，微有不适。下肢微肿，按之微凹。舌质黯，舌苔微黄，中部腻，脉弦细。

证属肝阳夹痰浊上扰，兼有肠燥便秘。

治以平肝降逆，清利痰浊，兼以润肠通便。

药用：

天麻 10g	夏枯草 12g	刺蒺藜 12g	钩藤 20g（后下）
赤白芍各 10g	桑寄生 30g	杜仲 10g	生龙骨 30g（打碎，先下）
清半夏 10g	泽泻 30g	茯苓 30g	生牡蛎 30g（打碎，先下）
生白术 15g			

3 剂，每日 1 剂水煎 2 次，合兑分 2 次服。

忌食辛辣油腻及鱼腥，宜低盐饮食，停服雷公藤多苷片。

二诊： 恶心欲吐已，头晕减，唯头沉发胀口干黏，咽中有痰，纳佳，便干，血压 14.67 ／ 9.33kPa（110/70mmHg）。原方去刺蒺藜加佩兰 10g，决明子增至 45g，4 剂。

三诊： 头晕基本消除，唯看电视、平卧仍感晕。咽中已无痰，口干黏减，纳佳，欲饮水，腰痛背沉，梦多，大便已不干，但仍数日一行。血压同前。

证属肝肾亏虚，肝阳上亢，兼有肠燥。

治以补肝平肝，益肾强腰，佐以润肠通便。

药用：

干地黄 18g	枸杞子 10g	生白芍 12g	决明子 30g（打碎）
牛膝 15g	小桑寄生 30g	川续断 15g	钩藤 15g（后下）
菊花 10g	天麻 6g	茯苓 20g	生牡蛎 30g（打碎，先下）
杜仲 10g	当归 6g		

水煎服。

四诊： 药尽 7 剂后，头晕未发，口干黏大减，唯腰痛背沉，腿无力微肿。月经昨至，量偏少，大便不畅。5 天前曾去医院复查，尿蛋白（++），红细胞 0~10/HP，原方去干地黄、枸杞子、天麻、钩藤、生牡蛎、决明子、杜仲，加益母草 15g，生苡仁 30g，赤小豆 30g，生白术 10g，生芪 15g。连进 10 剂，以善其后。并嘱其平日注意忌口，并常用玉米须泡水代茶饮，以利尿蛋白的消除。

【按语】 本案因患肾小球肾炎口服雷公藤而致病，其以头晕、恶心欲吐为主要症状，故归为中医眩晕病。雷公藤属卫矛科，原为民间常用药，现代研究证明它既有免疫抑制作用，能抑制抗体产生，减轻肾脏病变；又能改善肾小球毛细血管通透性，显著降低尿蛋白和尿红细胞，对肾病综合征有一定防治作用。本案患者肾小球肾炎严重，前医为了尽快控制病情，消除尿中蛋白及红细胞，遂让患者服用雷公藤多苷片。然雷公藤辛苦燥烈有大毒，过量或长期服用其煎剂或提取物均会引起头晕，头痛，恶心，呕吐，乏力，闭经，乃至死亡等一系列不良反应。患者虽服常量，但时间较长，遂致不良反应蜂起，颜师运用中医辨证沦治方法，从平肝降逆、清利湿浊入手治验本案，为解救雷公藤中毒提供了新的思路。

（常章富。《颜正华临证验案精选》，学苑出版社）

3. 链霉素损伤颅神经导致的眩晕

（1）升清降浊法治疗眩晕　金寿山医案

万某，男，45 岁，外地干部。

初诊：1977 年 11 月 6 日。

病史：1 个月前因左副鼻窦炎连续注射链霉素 7 克引起眩晕、耳鸣，走路时摇晃如醉酒并有复视（不走路时没有复视），至今未愈。经常嗳气上逆，大便干结。已经小医院神经科检查，无异常发现。血压 100 / 70mmHg，脉弦细滑，舌胖，苔微黄而润。清气不升，痰浊上逆，治以升降中求之。

蔓荆子 12g	杭菊花 9g	升麻 4.5g	葛根 9g
党参 12g	生黄芪 12g	黄柏 4.5g	炙甘草 3g
赤白芍（各）9g	当归 12g	五味子 3g	旋复花 9g（包煎）
代赭石 12g（先煎）			

7 剂，水煎服。

疗效：同年 12 月 11 日来信述，服 7 剂后诸症基本痊愈，自己再以原方连服 7 剂，诸症悉除。

【按语】　鼻为肺窍，久患副鼻窦炎，风热外袭，痰浊内蕴，肺气本已失宣，加之治疗不当，药物戕害，邪未去而正又伤，遂致清阻失展，神精不敛，眩晕，耳鸣，复视之所由也。清不升则浊不降，时时嗳气上逆，大便干结，浊阴不走下窍而上逆也，治以益气聪明汤（蔓荆子、升麻、葛根、党参、黄芪、黄柏、芍药、炙甘草）加旋复代赭，前者用以升阳益气（全方升中亦有降），后者用以和中降浊，再加菊花以散风热，当归以和营血，五味子以敛神精，立方之意如此，故案语云："治以升降中求之。"

（上海市卫生局编。《上海市老中医经验选编》，上海科技出版社）

（2）疏泄肝胆、升清降浊为主治疗眩晕　胡毓恒医案

常某，女，60岁。

病史： 因患结核性胸膜炎，某医院用链霉素抗结核治疗。1周后出现头晕、恶心呕吐，逐渐头晕加剧，步态不稳，出现耳聋、耳鸣等症。某医院诊为链霉素毒副反应，经中西药治疗（药不详）13天，病情有增无减，于1992年5月5日来诊。刻下头晕如乘舟船，行走摇晃偏倒，两眼视物昏花，耳鸣耳聋。静坐则头无晕眩感。察舌苔薄黄，舌质黯红，脉弦滑。考链霉素中毒可导致第八对颅神经——位听神经受损。位听神经包括耳蜗神经及前庭神经两部分。前庭神经功能损伤多出现耳鸣、耳聋等听觉障碍。考位听神经走向与少阳经脉耳部循行部位相近，又有极相似的少阳症状，故诊为药毒侵犯少阳经脉。拟用清眩汤去吴茱萸，调理少阳枢机，疏泄肝胆，升清降浊，疏其经络壅滞。

处方：

柴胡 10g	黄芩 10g	法半夏 10g	川芎 8g
钩藤 8g	党参 15g	甘草 5g	生姜 10g
红枣 5 枚			

如法煎服 7 剂。

药后复诊，诸症明显好转。察舌苔微黄，舌质红，脉弦细。效不更方，守方续进21剂而病愈。

（单书健，陈子华。《古今名医临证金鉴·头痛眩晕卷》）

【评析】 胡师经多年的临床潜心探究，认为眩晕与《伤寒论》少阳证相近

似，如《伤寒论》少阳病提纲云："少阳之为病，口苦，咽干，目眩。"又 96 条云："胸胁苦满，默默不欲食，心烦喜呕。"又 264 条云"少阳中风，两耳无所闻"等。大抵耳源性眩晕之病因病理，系六淫之邪侵犯少阳经脉，或化学药物之毒副作用伤其经脉，引起少阳枢机不利，气机升降失常，肝胆疏泄不调、胃失和降，致水湿痰饮停滞于经脉，进而导致血瘀气滞，而发生本病。少阳经脉循行部位与本病亦相吻合，如《灵枢·经脉》描述："少阳经起于目锐眦，上抵头角，下耳后……其支者，从耳后入耳中，出走耳前，至目锐眦后……"因此，据以上所述，眩晕病的治疗须拓开思路，不必囿于风、火、痰、虚，乃"勤求古训"之旨。用小柴胡汤加味（柴胡 12g、法半夏 10g、黄芩 10g、党参 15g、甘草 5g、川芎 8g、钩藤 8g、吴茱萸 7g、生姜 10g、红枣 5 枚），方中用柴胡和解少阳，疏利肝胆，调畅气机，通少阳经络之壅滞，升清降浊；黄芩清泄肝胆，以除在经之热；半夏、生姜降逆止呕以和胃；党参、甘草、大枣益气以养胃，吴茱萸温胃暖肝肾，和胃止呕；川芎引诸药入经，既可更好地发挥药效，又可加速头耳部血流；钩藤祛风平肝以定眩。如法服用，疗效确切。本案是由于自主神经功能失调，引起内耳迷路动脉痉挛或水肿，从少阳论治，而获痊愈。

（3）补肾填精法治愈链霉素中毒症　路志正医案

包某，女，48 岁。

初诊： 1975 年 7 月 4 日。

主诉： 1965 年因患"功能性子宫出血伴感染"，使用链霉素，每日 2g，用至 51g，即见头晕、站立不稳、时时欲仆、耳鸣、重听、头痛恶心等症。经检查结论为：前庭功能损伤，脑动脉硬化症，确诊属链霉素中毒症。遍尝中西药物不效，迁延至今，特从内蒙古来京求诊。

诊查： 舌色萎黄。头晕，耳鸣，自汗，盗汗，纳呆乏力，寐少梦多，五心烦热，口燥咽干，面睑浮肿，小便频数，时有失禁。舌质红绛，苔少；脉沉细，尺部尤甚。

辨证： 药邪损伤肾气，阴精亏耗。

治法： 益肾填精，峻补真阴。

处方：

太子参 12g	生熟地各 15g	菟丝子 9g	旱莲草 9g
怀牛膝 15g	杜仲 9g（炒）	女贞子 9g	当归 9g
山药 9g	仙灵脾 9g	首乌 9g	白芍 9g
生龙牡各 30g（先煎）			

6 剂，水煎服。

迭经七诊，以上方为基础，稍事加减服药 30 剂，未见盗汗，自汗亦明显减少，口燥咽干等症明显减轻。近来周身困倦，气短，小便频数且时有失禁。舌质红绛转为淡红，苔薄白，脉细弦。为阴精渐充、津血得复、元阴不足之证，治以右归丸加减。

处方：

熟地黄 12g	山药 12g	山茱萸 9g	附子 6g（先煎）
杜仲 9g	白芍 9g	枸杞子 9g	肉桂 9g（后下）
甘草 3g	煅龙牡各 30g（先煎）		

水煎服。

以本方为主稍事加减，连进药 12 剂，诸症消失，复如常人。

【按语】 链霉素中毒症古籍中未有记载，但从病因病机分析不难看出，乃药邪伤阴耗液、损伤肾精而成。遂立补肾填精、峻补真阴为主，以肾开窍于耳故也。且耳为手少阳循行之经，肝肾同源，故用菟丝子、怀牛膝、杜仲、女贞子、旱莲草、仙灵脾等以滋补肝肾；以制首乌、当归、白芍生精血；复以生地黄清阴虚之内热；生龙牡镇虚阳之上亢；太子参、山药补益气阴，气旺则血长；继当阴津见充之后，以右归丸加减，师景岳"善补阴者必于阳中求阴""阴得阳助则泉源不竭"之意，以期阴平阳秘，以平为期。

（《中国现代名中医医案精华·路志正医案》）

（4）益肾活血，化湿祛痰为主治疗链霉素中毒性眩晕　朱景华，孙建新医案

温某，男性，62 岁，于 1995 年 4 月 25 日入院。

病史：患者 3 个月前诊为肺结核空洞，用链霉素等治疗，后做 CT 检查示肺部感染而停用抗结核药及链霉素。半个月后患者出现头晕耳鸣，易出汗乏力等症状，请中医会诊转入我科。刻下症见：面色萎黄，头晕耳鸣，易出汗，乏力，稍动即感晕甚，如乘舟车之状，舌苔黄腻，脉象细弱略滑。

辨证：气血亏虚夹痰湿内阻。

治疗：以益肾活血、化湿祛痰为主。

处方：

制半夏 10g	天麻 10g	枸杞子 12g	太子参 15g
当归 15g	天麦冬各 12g	泽泻 10g	骨碎补 15g
制南星 10g	菊花 10g	川芎 9g	白术 12g
熟地黄 12g	甘草 5g		

每日 1 剂，水煎服。

另以复方丹参注射液 16 ml 加入生理盐水中静脉滴注，每日 1 次。治疗 2 月余，临床症状均恢复正常。

（《北京中医药大学学报》，1997；20（6）：55）

【评析】　本案患者因感染痨虫，耗气伤阴，肺脾同病，致肺失清肃，脾失健运，痰浊内生。痰浊内阻，则血行不畅，加之药邪戕害，耗伤肾精，致清窍失养而发生眩晕。故治疗当从益肾活血化湿祛痰入手，使痰消湿除血行精充，则眩晕自除。

（5）益气健脾、活血利湿法治疗链霉素中毒性眩晕　孔繁岐医案

赵某，男，46 岁，工人。

病史：以全身麻木，头晕两周于 1995 年 1 月来门诊就诊。病人两周前因咳嗽在工厂卫生室肌注链霉毒，注射半小时后，感到口唇麻木，继之全身麻木，头

晕耳鸣，皮肤感觉障碍，行走不稳，纳呆乏力，舌淡苔白，脉沉滑，查体心肺肝脾正常，胸透、血常规未见异常。

临床诊断：链霉素药物中毒。

中医辨证：气虚湿阻，血行不畅。

治宜：益气健脾利湿，活血通络。

处方：

黄芪 15g	党参 15g	苍白术各 15g	赤芍 15g
川芎 15g	丹参 15g	天麻 12g	菖蒲 12g
姜黄 12g	郁金 12g	柴胡 12g	菊花 12g
路路通 12g	半夏 10g		

水煎服，每日 1 剂，分 2 次服，连服 5 剂。

二诊：麻木减轻，四肢有凉感，仍乏力，神疲倦怠，睡眠差，舌淡苔少脉沉，上方去苍术、半夏，加附子、肉桂各 12g，以鼓舞阳气，继服 3 剂。

三诊：麻木明显减轻，面部感觉较前敏感，四肢发凉好转，更方如下：

处方：

黄芪 15g	党参 15g	白术 15g	川芎 15g
丹参 15g	赤芍 15g	生山楂 15g	姜黄 12g
郁金 12g	天麻 12g	菊花 12g	附子 12g
肉桂各 12g	全虫 10g		

水煎煮，服 3 剂。

四诊：麻木基本消失，头晕时有时无，皮肤感觉基本正常，体力增强，纳可，仍畏寒怕冷，便溏，舌淡苔白脉沉，证属气虚、阳虚，治宜补气活血，佐以温阳固表，

处方：

黄芪 15g	党参 15g	白术 15g	炙甘草 15g
杭芍 15g	川芎 15g	丹参 15g	防风 12g
乌药 12g	肉桂 12g	附子 12g	姜黄 12g

郁金各 12g

水煎煮。

继服 5 剂，麻木、畏寒怕怜消失，感觉正常，偶尔头晕，纳可，二便通调，正常工作，随访两年身体健康。

（《实用中医内科杂志》，1997；11（2）：13）

【评析】 本案患者因药邪戕害，耗气伤精，脾失健运，痰湿内生，痰浊内阻，血行不畅，致使清阳不升，浊阴不降，痰湿上蒙清窍而发生眩晕。故治疗从益气健脾利湿，活血通络入手而获效。

4. 有机磷中毒后遗症伴眩晕　乔振纲医案

马某，女，42 岁，农民。

初诊： 1986 年 9 月 15 日。

病史： 患者 3 个月前因家事不和，一气之下服敌敌畏一小瓶，欲寻短见，幸被丈夫发现，经医院及时抢救，生命脱险，但继之，常头晕、头痛，昏昏嗜睡，经服谷维素片、天麻片、刺五加及中药归脾汤等治疗月余无明显效果，特求诊于余。刻诊：头晕阵作，头沉闷而痛，昏昏欲睡，纳呆、恶心，乏力神疲，大便稀溏。查见精神萎靡，昏昏欲睡，面色晦黯，表情呆滞；舌质黯红，苔黄腻浊，脉沉无力。

证属脾胃受损，痰浊内蕴，升清、纳化失常。

治宜健脾升清，化痰降浊。方用四君子汤合温胆汤化裁。

处方：

太子参 13g	白术 10g	云苓 30g	陈皮 10g
半夏 9g	竹茹 9g	砂仁 10g	藿香 9g
佩兰 10g	菖蒲 10g	山药 10g	炙草 6g
生姜 3 片	大枣 2 枚		

水煎服，每日 1 剂。

二诊： 上方为宗，服 23 剂，恶心消失，食欲增进，精神大振，昏睡感明显减轻，反应较前灵活，惟头仍沉闷疼痛；舌红，苔白腻，脉沉弦。治仍以化痰和中、升清降浊为主。

处方：

陈皮 10g	半夏 9g	葛根 30g	枳实 7g
吴萸 9g	白芷 9g	川芎 15g	苍术 10g
辽细辛 3g	炙甘草 6g		

水煎服，每日 1 剂。

三诊：上方为宗，间或加入天麻、全蝎、蔓荆子等，续服 21 剂，诸症皆失，恢复正常劳动。

（《实用中医痰病证治》）

【评析】　有机磷农药中毒在农村颇为常见，多因误服或过多接触有机磷农药所致。若抢救及时可挽回生命，但脱险得救者有相当一部分，在数天或数周后出现后遗症。轻者乏力、神疲，纳呆、恶心，头晕、头痛，重者反应迟钝，肢体麻木，精神异常，甚至意识障碍。这些遗留症状多缠绵难愈，影响病人日常生活及正常工作。本病属中医"眩晕""头痛""心悸""郁证"之范畴，其病因为药毒。农药中毒后，一因毒邪直犯于中，伤及脾胃，二因反复洗胃，使脾胃受损，则运化失职，升清失常，湿邪潴留，聚生痰饮阻肺，宣肃失常，则咳喘、胸闷、气短；痰湿中阻，更使清气不升，浊气不降，故纳呆、神明不展，则头昏、嗜睡、健忘，甚至精神失常。可见，邪毒伤脾，痰湿内蕴，气机升降失常为本病的基本病机，故从痰论治，常可获得满意疗效。

5. 清热利湿，化痰通络法治疗麻黄素中毒性眩晕　邓洁、高荣林医案

丁某，男性，38 岁。

初诊：1993 年 5 月。

主诉：头晕重胀、心慌失眠反复发作 20 年，加重 3 年。

病史：患者 1972 年开始因鼻炎在单位医务室领用呋麻滴鼻液长期使用，每日 1 支。1 年后出现头晕、失眠、血压升高，未停药，且剂量渐加大至每日 2 支。1983 年在某院行鼻腔手术治疗，效果不佳，用药增至每日 3~4 支，出现成瘾性。

1988 年出现视物不清。近 3 年来反复发作头晕重胀，心慌失眠，程度严重，常有轻生之念。脑血管超声示：脑血流阻力广泛升高（痉挛），某院诊为麻黄素药物中毒性脑血管痉挛，服西药不效。既往无原发性高血压、心脏病、糖尿病、高脂血症病史。

现症见：头晕重胀，昏蒙不清，精神萎靡，身倦乏力，胸闷心悸，心烦失眠，恶心欲吐，小便短少，舌质黯红，舌苔黄腻，脉滑。

西医诊断：麻黄素药物中毒性脑血管痉挛。

中医诊断：眩晕。

辨证：湿热内蕴，痰浊上扰。

治疗：清热利湿、化痰通络法，选用泽泻三仁汤加减。

药用：

泽泻 12g	炒白术 9g	桃杏仁各 10g	生苡仁 15g
茯苓 12g	厚朴 10g	半夏 10g	通草 6g
竹茹 12g	菖蒲 10g	滑石 15g	琥珀粉（冲）3g

水煎服。

进药 5 剂后，头晕重胀明显减轻，小便量增多，精神好转，仍有心烦而悸，恶心泛呕，恶闻油腻，喜食清淡，口苦。此为痰热上扰、湿热中阻之证，治仍以前法，原方加胆星 6g，晚蚕砂 9g，以增清热化痰、清热利湿之力。继服 10g 剂，诸症消失。随访半年无发作。

（《北京中医》，1995；（3）：54）

【评析】　本案患者由于长期大剂量使用呋麻滴鼻液，蓄积中毒，药邪戕害损伤脾胃，脾失健运，聚湿生痰，痰湿内蕴日久，郁而化热，致使湿热内蕴，痰浊上扰清窍而发生眩晕。故治疗从清热利湿、化痰通络立法，选用泽泻三仁汤加减内服治疗而痊愈。

第十一章
贫血或失血性眩晕

贫血是指红细胞、血红蛋白及红细胞压积低于正常值的一种临床常见症状。贫血者往往出现身倦神疲，头晕眼花耳鸣，面色苍白，心悸失眠，四肢麻木，月经紊乱及闭经，严重者甚至可发生晕厥等症状。引起贫血的原因很多，主要有失血、红细胞生成减少和溶血3大类。

本病属于中医"虚劳""血证""眩晕"的范畴，其发病机制多与先天不足、后天失养有关，与心、脾、肾三脏关系密切，临床以虚证多见，故治疗常用益气养血、健脾益肾等补益之法。

1. 益气养血法治疗贫血性眩晕　龚志贤医案

刘某，男，45岁。

初诊： 1976年5月16日。

病史： 患内痔10余年，继发贫血，入院后第3天经内痔注射坏死法，痔已脱落。

诊查： 现症头眩晕，心悸，失眠，气短，自汗，乏力，食少，便结脉芤，唇色及舌质淡，面黄肿，苔白滑。血红蛋白31%，红细胞194万／mm³。

辨证： 气血两虚，血不上荣于脑而致眩晕。

治法： 益气养血，拟八珍汤化裁。

处方：

炙黄芪30g	党参15g	白术10g	当归10g
制首乌12g	砂仁10g	炙甘草5g	

水煎，每日1剂，日服3次。

上方药连续服用 26 剂，诸症若失，血红蛋白 76%，红细胞 364 万／mm³，痊愈出院。

【按语】 本例眩晕因气血两虚所致，治用八珍汤加减。方中以四君补益中气，再加黄芪以增强补气的作用；用四物补血，再加制首乌以润肝，以免耗伤阴血；用枣仁以养心润血。不用川芎是防其辛香走窜之性，以免耗伤阴血，代之以砂仁，可制熟地、首乌之滋腻，达到补而不滞的目的，故可以长期服用本方药而不致滞积。全方具有气血双补的功效，气血两虚之眩晕者服之效佳。

（《中国现代名中医医案精华·龚志贤医案》）

2. 益气养血法治愈眩晕 夏锦堂医案

张某，女，30 岁。

初诊： 1978 年 5 月 20 日。

主诉： 头晕心悸 10 多天，某医院化验血色素 8g/L，诊为贫血而来就诊。自述头晕目眩，心悸，伴有气短乏力，食欲不振，嗳气不舒，夜寐多梦，手心发热。已怀孕 4 个月。

诊查： 面色萎黄，舌淡苔薄白，脉滑而数。血压 12.0/8.00kPa（90/60mmHg）。

辨证： 心脾两虚，血不上荣，胃气亦不和。

治法： 健脾益气，养血安神。

处方：

党参 15g	炙黄芪 15g	炒白术 10g	茯苓 10g
当归 10g	熟地黄 12g	白芍 10g	陈皮 10g
炒枣仁 15g	炙远志 6g	柏子仁 10g	

6 剂，水煎服。

二诊： 药后头晕心悸减轻，夜寐较安，梦少，手心发热亦减。仍气短乏力、纳谷不香。脉滑数之象已不显著。心神初宁，气阴尚未复也。

原方加麦冬 12g、丹参 10g，继服 6 剂。

三诊： 选进健脾益气、养血安神之剂，头晕、心悸、气短、乏力等症基本消失，惟胃纳不香，下午腹部稍有胀满，睡眠欠佳。舌淡苔薄白，脉滑而缓。化验血色素105g／L。气血渐复、脾胃失运之象。遵前法佐理气和中之品。

处方：

党参 18g	炙黄芪 15g	炒白术 10g	茯苓 10g
当归 10g	白芍 15g	炒枣仁 20g	炙远志 6g
制香附 10g	陈皮 10g	青皮 10g	炒枳壳 10g

6剂，水煎服。

药后胃纳转香，饮食增加，夜寐亦酣。

【按语】 古人云："无虚不作眩"。体虚导致眩晕，有肝肾亏损与气血虚弱之分。本例眩晕伴心悸、气短、乏力，显然是气血虚弱，不能上荣心脑的反映。病在心脾，故以归脾汤加减。初诊所见夜寐多梦、手心热、脉滑而数，是兼阴虚之象，因而二诊加丹参、麦冬。脾病及胃，受纳失职，亦当兼顾，所以三诊用青皮、陈皮、枳壳行气和中。

（《中国现代名中医医案精华·夏锦堂医案》）

3. 养血柔肝，潜阳安中法治疗失血性眩晕 颜德馨医案

阴某，女，43岁。

病史： 生育大出血后，头晕头痛，经常飘然欲跌，甚则晕倒。患者面色苍白，神疲乏力，动则心悸，胃纳不馨，入夜少寐，脉细小弦，舌淡苔薄净，营血不足，虚风内动。治以养血柔肝，潜阳安中。

药用：

生地 9g	白芍 6g	当归 6g	阿胶 9g（烊）
制首乌 12g	川芎 2.4g	党参 9g	生牡蛎 15g（先煎）
白术 9g	谷芽 12g	灵磁石 15g（先煎）	

水煎服。

服药1周眩晕减轻，精神好转，胃纳亦振，原方继续治疗1个月而愈。

（单书健，陈子华。《古今名医临证金鉴·头痛眩晕卷》）

【评析】 肝藏血，血虚则厥阴化风上扰，风性动，故见眩晕时作，面色萎黄，口唇爪甲少华，肢体颤抖，脉细，舌淡等症。此乃《证治汇补》所谓："眩晕生于血虚也。"血虚生风，非真风也，类似风动，故又名内虚暗风，治此决非单纯潜镇所能奏效，当宗"肝为刚藏，非柔不克""血行风自灭"之意。治以养血柔肝法，药用生地、阿胶、当归、白芍、首乌、杞子、菊花、黑芝麻等。

4. 益气升阳法治疗贫血性眩晕　丁光迪医案

张某，男，55岁，干部。

病史：患者在50岁时因患十二指肠球部溃疡、胃下垂、胃中潴留积液，手术治疗。术后胃病好转，但形气未复，时作眩晕，发时不能自主，曾经跌倒多次。平时行动，亦只能缓慢，动作稍快或急于站起，亦目黑头晕。纳谷尚可，但疲乏无力，大便时结时溏。易于感冒，时自形寒、低热。脉细缓，不耐按，舌嫩少苔。复查胃肠，基本正常，心率较慢，血压偏低，贫血。

辨证：证属中气不足，清阳不升所致之眩晕。

治法：因气血阴阳俱虚，病本在中焦，故治拟培土植木，气血兼调，并且食药方法，适其胃喜（病人喜食香燥之品）。

处方：方用《金匮要略》薯蓣丸全方，去干地黄、阿胶、杏仁、大枣。

依原书用量，共为细末，炒微黄。另用冻糯米炒黄磨粉，与前药等量，和匀，再微炒香，去火气收藏。每日服2～3次，每次20～30g。用大枣20个，生姜3片，煎浓汤调服，或上火微沸服。药后吃枣肉。

一料连服1个月，自感甚适，眩晕次数显著减少，并且减轻。又服二月，病即向愈，形气俱佳，直至离休，身体尚健。

（单书健，陈子华。《古今名医临证金鉴·头痛眩晕卷》）

【评析】 虚证眩晕，临床并不少见，尤其脾胃不足之体，最易罹患。气虚眩晕，多属清阳不升，脑窍失养所致，补气升阳，是其治疗常法，临床诊治，需循大法，但决不能死搬硬套，应灵活处理。本案之眩晕是出现在十二指肠球部溃疡手术治疗后，患者除有中气不足、清阳不升之外，气血阴阳俱虚，病本实在中焦，用仲景治疗"虚劳诸不足，风气百疾"之薯蓣丸治疗最为合拍。观其用药，《本经》谓能"补虚羸，除寒热邪气，久服耳目聪明。"《别录》更谓"主头风眼眩。"乃治虚风眩晕之妙药。伍以理中，姜、枣、豆卷、神曲，调补脾胃，振奋中阳，升发营卫气血之源，是抓住根本。同时用柴胡、防风、川芎，搜风又能升清阳；桂枝汤和营卫，使升发之气大旺，气虚得复，则虚风亦自清。更用当归、麦冬协同芎、芍，滋阴养血，使气行而血亦旺，肝脾得以两调。去地黄、阿胶、杏仁，是嫌其阴柔油润，易于下行，有碍于升发阳气。总之，眩晕是风病，一般常用平肝息风，或益气补血、养肝明目，固然是多见，临床亦有效。但眩晕亦不尽是风病，不全属于肝阳，上述诸例，即是其证。应该知常达变，灵活处理。《素问·至真要大论》云："谨守病机，各司其属。有者求之，无者求之，盛者责之，虚者责之。必先五脏，疏其血气，令其条达，而致和平，此之谓也。"信乎确论，临证务需识此。

第十二章
低血压性眩晕

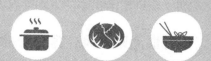

　　一般成人的肱动脉血压 <12/8kPa（90/60mmHg）时，称为低血压。血压偏低只要不伴有脑、心、肾等供血不足的症状，通常也不认为是病理状态。慢性低血压则指血压呈持续降低的状态，有原发性低血压、特发性体位性低血压和继发性体位性低血压 3 种类型。低血压引起前庭系供血不足，致前庭系功能障碍而产生的眩晕，称为低血压眩晕。原发性低血压又称体质性血压，是临床较为少见的综合征，以 20~40 岁体质瘦弱女性多见，包括症状性低血压和无症状性低血压。无症状性低血压不影响日常活动，无临床意义；而症状性低血压有头晕、头昏，昏厥发作，或有头晕眼花、四肢乏力等全身虚弱的表现。特发性体位性低血压多见于中老年人，因自主神经系统对循环调节功能障碍，压力感受器反射弧的完整性受到阻断，于直立时小动脉收缩功能不良而致。直立时出现严重的头晕和眼前发黑，甚则晕倒或晕厥。倒地后不出现抽搐，无面色苍白、出汗、恶心等，心率正常，常伴有无汗、阳痿等，并伴有膀胱直肠功能障碍。测量血压卧位时血压正常，直立时血压迅速下降，收缩压下降超过 3.99kpa（30 mmHg），舒张压下降超过 1.99kpa（15 mmHg）。同时出现头晕、眩晕等脑缺血的症状，并伴有自主神经功能障碍的表现，基本可确诊本病。继发性体位性低血压，常见于神经系统疾病、内分泌疾病或内分泌功能障碍、慢性消耗性疾病与营养代谢疾病、心血管疾病以及长期卧床、急性传染病恢复期和某些药物性低血压。

　　低血压眩晕属于中医"眩晕"之范畴。一般多由忧思劳倦耗伤气血，久病体虚吐泻失血所致。临床多见气血亏虚，脾胃虚寒，心脾两虚，肾气虚弱，心肾阳虚等证型。虚证居多，用温阳益气养血法治之常有较好疗效。然需根据不同病因病机，辨证论治，才能巩固疗效。

1. 养血潜阳息风，育心安神治疗低血压性眩晕　焦树德医案

赵某，女，47岁，干部。

初诊日期： 1973年6月8日。

问诊： 主诉头晕，失眠，血压低已二三年。

病史： 近二三年来，经常头晕、失眠，食纳不香，饮食量少，大便干燥，数日才一行，精神不好，倦怠乏力。经过多家医院诊治，均诊断为低血压（78/50 mmHg），经治疗未效。又经中医诊治，投以补中益气汤，服用多剂，诸症不减，血压不升，性情急躁。

望诊： 发育正常，营养稍差，面色略黄，无光泽。舌苔正常，舌质润，无异常。

闻诊： 言语、声音基本正常，呼吸亦调匀。

切诊： 两手脉象均略细，余未见异常。

辨证：《内经》曰"诸风掉眩，皆属于肝"，症见头晕久久不愈，知病在肝。观其面黄，脉细，易急躁，知为血虚阳旺，肝风上扰。血虚不能养心，心神不守而失眠。肝旺害胃，中运不健而食欲不振，大便干而少。四诊合参，诊为血虚肝旺而致眩晕、失眠之证。

治法： 养血潜阳，柔肝息风，育心安神。

处方：

生龙牡各12g（先煎）	生白芍12g	全瓜蒌30g	钩藤21g
珍珠母24g（先煎）	制香附9g	炒黄芩9g	柴胡3g
龙齿21g（先煎）	远志9g	当归9g	甘草4.5g

6剂，水煎服。

方义： 本方以白芍养血柔肝，生龙牡敛精潜阳为主药。当归补血养肝，钩藤平肝息风，香附疏肝理气，黄芩清肝除热为辅药。珍珠母、青龙齿育心阴、安心神，远志交通心肾，瓜蒌降气润肠，甘草甘缓调中而和胃为佐药。柴胡入肝胆升少阳清气为使药。

1973 年 7 月 30 日追访：上方服用 6 剂后，即能安然入睡，头晕消失，继续服药，食欲增加，大便亦正常。服药 20 多剂后，血压为 100/70 mmHg，体重亦增加，现已增加体重 9 kg。如工作累睡不好时，就照原方买几剂药吃，一吃药即能睡好。现在精神好，工作效率明显提高，面色红润，血压正常，与治疗前判若两人。

（《从病例谈辨证论治》）

【评析】 《景岳全书·眩远》指出："眩运一证，虚者居其八九"，所谓无虚不作眩，治疗当以治虚为主。焦老所治本案患者，头晕多年，曾以益气养血治之未获效，焦老据其面黄脉细易急躁而诊为血虚肝旺之证，用养血柔肝方 6 剂病情大减，20 剂后基本痊愈，充分体现了治病必求于本的原则。

2. 补气养血益心脾法治疗低血压性眩晕　李介鸣医案

刘某，女性，37 岁，工程师。

初诊：1991 年 9 月 4 日。

主诉：头晕目眩 1 年余。

病史：患者近 1 年来因要出国深造，学习紧张，劳倦过度，常感头晕目眩，曾多次到合同医院检查，除血压偏低，在 80~90/50~60mmHg 外，颈椎像、脑血流图、心电图、颅 CT 检查均正常。给予生脉饮、脑灵素等口服，头晕较前减轻。因近日将去国外学习而盼早日解除头晕之苦来就诊。现症：头晕目眩，阵阵心悸，面色无华，体倦乏力，眠差，入睡难，月经先期、量多淋漓，一般 7~10 天净。舌淡苔薄，有齿痕，脉细。查血压：86/54mmHg。

辨证立法：心脾两虚，气血不足。

治宜：两益心脾，补心养血。

处方：方用归脾汤合生脉散加减。

炙黄芪 24g	炙甘草 9g	炒枣仁 12g	寸冬 12g
五味子 10g	沙参 8g	太子参 20g	阿胶 10g（烊化）
大生地 20g	远志 10g	茯苓 20g	当归 15g

沙白蒺藜各 15g

7 剂，水煎服。

治疗经过：二诊（1991 年 9 月 11 日）服药后头晕减轻，仍感阵阵心悸，自触脉搏有间歇，余症同前。9 月 6 日行经，量较前少，诊时仍未干净。舌淡苔白，脉细。上方加生龙牡各 24g（先下），7 剂，水煎服。

三诊：（1991 年 9 月 18 日）药后体力增加，头晕心悸减轻，仍入睡难，自测血压 90/60 mmHg，舌淡苔薄，脉细。查血压 90/60mmHg。上方加琥珀末 3g（分冲）。

四诊：（1991 年 10 月 9 日）上方服用近 20 剂，头晕症状消失，心悸睡眠好转。10 月 3 日行经，量明显减少，5 天即净。因近日要出国，要求带丸剂，舌脉如前。查血压 100 / 66mmHg。上方加元参 20g，余药 3 倍量共研细末，炼蜜为丸，每丸重 9 g，每日服 1 丸，温开水送下。

【按语】 一般认为：成人血压低于 90 / 60mmHg 可诊为低血压，多数原发性低血压患者，无自觉症状，故无临床意义。本案患者则主要表现眩晕、精神疲倦、心悸失眠、健忘等症状，系因思虑劳倦，内伤心脾，气血不足所致。心主血脉，心血虚则血液循环不周。脾主健运，脾虚，气血生化乏源，不旺以致气血不能上荣，脑失所养而出现以眩晕为主的一系列证候。治疗时，李老根据景岳"无虚不能作眩，当以治虚为主，而酌兼其标"的理论，以归脾汤合生脉散加减，总以健脾不离补气、养心不离补血、补血不忘滋阴为原则，治虚为主，并加沙白、蒺藜，平补肝肾，此为李老专治头晕目眩之经验对药。琥珀粉、生龙骨、生牡蛎镇心安神。诸药相伍，俾气血旺盛则眩晕止，心神安，脾运健而诸证消。

（范爱平，曲家珍等。《李介鸣临证验案精选》，学苑出版社）

3. 益气健脾，渗水利湿法治疗低血压性眩晕 郭维一医案

蔺某，女，60 岁。

初诊：1983 年 6 月 19 日。

病史：患者于 12 年前做胃癌切除术后，时感头昏，自认为虚弱为患，间断自服一些滋补药品。1983 年 5 月下旬，骤然头昏加重，视物旋转，卧床不起，

伴恶心呕吐，呕吐物多为白色黏液，气短乏力，口干不饮，纳差食少，二便尚可，多项检查除血压偏低外，未见异常。曾治未效，今日搀扶来诊。观其舌，舌淡苔白水滑，按其脉，沉细而弱，右关细濡，查血压 12.0／8.6kPa（90/64mmHg）。

辨证：此为虚中夹实，气虚是本，水湿为标。

治法：治宜益气健脾，渗水利湿。

药用：

炙黄芪 30g	泽泻 30g	党参 15g	当归 15g
焦术 15g	陈皮 10g	菊花 10g	钩藤 10g
天麻 6g	升麻 3g	柴胡 3g	炙甘草 3g

6 剂，每日 1 剂。

6 月 23 日二诊：药后眩晕十去七八，呕吐停止，精神稍好，惟口干不饮。药症合拍，守原方加麦冬、五味子各 10g，取参麦饮之意。连服 6 剂后，自觉无不适，血压升为 13.3kPa／9.3kPa（100/69mmHg）。继以调理脾胃以善后，追访未复发。

（单书健，陈子华。《古今名医临证金鉴·头痛眩晕卷》）

【评析】 临床所见眩晕，每每病情复杂，病因多端，病名（西医）迥异，然不离虚、实二字。虚者，多见阳虚、气虚、阴虚、血虚，有的独见，有的并见，指其本虚；实者，风、火有之，痰浊较多，言其标实。二者往往互见，虚实夹杂，虚者为主。基于此，论治应着眼于病之根本，勿忽视病之标象，此符合"治病必求于本"的经旨；立法应源于证，不受病名束缚或左右；选方应恪守"一把钥匙开一把锁"，妙组"活"方，不被偶方、奇方或经方、时方所限；遣药之道以胜病为宜，不囿书本之量。临证时如此论治，方能左右逢源，获理想疗效。本例未受西医病名（低血压）束缚，又未拘泥痰湿之型，而是以症定型、立法、遣药，其效昭彰，愈出必然。

4. 芳香宣化，疏调气机法治疗低血压性眩晕　赵绍琴医案

李某，男，36 岁。

初诊： 1992 年 5 月 7 日。

病史： 自述血压偏低已近 2 年，迭服补剂而愈重。现头目眩晕，神疲乏力，心烦急躁，夜寐梦多，心慌气短，饮食无味，大便偏干，舌红苔厚且干，脉沉细滑数，BP：10/7kPa（75/50mmHg）。

辨证： 证属湿热郁滞，气机不畅。

治法： 治以芳香宣化，疏调气机。

方药：

蝉衣 6g	片姜黄 6g	川楝子 6g	僵蚕 10g
藿香 10g	佩兰 10g	大腹皮 10g	槟榔 10g
水红花子 10g	大黄 1g	焦三仙各 10g	

水煎服。

嘱其停服一切营养补品，饮食清淡，每天散步 2 小时。服药 7 剂后，诸症减而大便偏稀，BP13/9kPa（97/67mmHg），原方加荆芥炭 10g，防风 6g，灶心土 30g（先煎）。以此方加减服用 20 余剂后，精神爽，纳食香，血压维持在 13~16/9~10kPa（97~120/67~75mmHg）。而告病愈。

【按语】 患者头目眩晕，神疲乏力，心慌气短，似乎为虚证，再结合血压偏低，则更以为虚矣。故患者自以为虚而服营养补品，饮食厚味；医生断之以虚则补剂频投，然愈补愈重，而不知其所以然。此证心急烦躁，夜寐梦多，是肝经郁热之象；舌红苔厚，脉沉细滑数，是郁热内伏之征；服补剂而证愈重，是实以虚治所致。析其病机乃气机郁滞，三焦不畅，故用升降散疏调气机，加藿香、佩兰芳香化湿，大腹皮、槟榔、焦三仙、水红花子疏利三焦，则气机畅行，而血压复常，诸证告愈矣。

（彭建中等。《赵绍琴临证验案精选》，北京：学苑出版社）

5. 健脾益肾，补气养血为主治疗低血压性眩晕　李秀林医案

案一

何某，女，41 岁，缝纫社工人。

病史：患者头晕，心慌，气短，四肢酸困无力，已3年多。在县医院检查未确诊，给服中医药治疗效果不好。经常晕倒，入眠常被响声惊醒，醒时剑突下胃脘处出汗。平时眼前发黑，看东西时总是自带黑圈。于1978年9月4日来我院门诊治疗。

症状：头晕，心慌，心跳，气短、胸闷，四肢无力，肢体酸困，胁部胀满，口苦，咽干，失眠多梦，易惊。

检查：血压70／45 mmHg，脉沉细无力而稍涩，舌质黯淡，苔薄白。

辨证：肾乃先天之根，脾为后天之本，脾肾虚弱，生化之源不足，心神无以奉养，则五脏失养，脾虚不足、运化失常，肾水不足，则头晕；心血不足，则心慌、心跳；心气不足，则气短、胸闷；心神失养，神不守舍，则失眠多梦、惊恐不安；脾虚则运化失常，痰湿内生，肢体酸困；水不涵木，肝胆之火上炎，则口苦咽干；沉脉主里，无力里虚，涩则津伤，阴血亏损，舌质黯淡，苔薄白为血虚之象。

诊断：眩晕。

治则：健脾补肾，养血安神。

方药：

太子参24g	辽沙参30g	当归9g	黄芪30g
枸杞子15g	何首乌30g	炒枣仁24g	琥珀3g（冲服）
柏子仁30g	远志10g	云苓30g	朱砂1.2g（冲服）
泽泻20g	夜交藤30g	元参24g	

水煎服。

9月15日二诊：服上药9剂，头晕、心慌、心跳减轻，饮食欠佳，余症同前。照上方去黄芪、柏子仁，加神曲、麦芽、山楂各15g，萝卜子30g。

9月19日三诊：服上药3剂，饮食增加，不觉口苦、咽干，睡眠好转，夜间惊醒基本消失，肢体感觉较前有力，有时仍有胸闷、气短现象，胁胀已愈。照上方去云苓、泽泻、元参、夜交藤；加全瓜蒌30g，继续服。

9月30日四诊：服上药9剂，诸症俱除，精神转佳，周身觉有力，饮食、睡眠均好，血压稳定在124／80 mmHg，恢复健康。

案二

李某，男，54岁，工人。

病史： 患者1979年12月中旬感到头晕、目眩，心慌、心跳，欲呕，夜卧失眠，多梦，即到某医院检查，诊断为低血压性眩晕，曾作一般对症治疗，效果不显著。于1980年2月19日来我院门诊就医。

症状： 头晕、目眩，心慌、心跳，失眠多梦，食欲不振，有时欲呕，四肢乏力，出虚汗。

检查： 血压90／60 mmHg，四肢不温，脉象沉细无力，舌质淡红、苔薄白。

辨证： 肾精不足，则骨枯而髓减，髓通于脑，髓减则脑海空虚，致使头晕、目眩；血不养心则心慌、心跳，出虚汗，心肾不交则失眠多梦；肾阳不足，不能上温脾阳，脾阳不足，则食欲不振、欲呕；脾主四肢，脾阳虚阳气不能达于四肢，故四肢无力；脉沉细无力，舌质淡红、舌苔薄白，皆气血虚弱所致。

诊断： 眩晕。

治则： 补气养血，益肾填精，健脾和胃，佐以安神。

方药：

黄芪 30g	党参 12g	当归 15g	白芍 20g
白术 15g	何首乌 30g	枸杞子 12g	琥珀 3g（冲服）
焦神曲 12g	焦山楂 12g	焦麦芽 12g	朱砂 1.2g（冲服）
熟地 10g			

水煎服。

2月23日二诊： 服上药3剂后，自觉头晕、目眩、心慌、心跳、出虚汗较前好转，欲呕消失，饮食有所增加，照上方继续服。

2月26日三诊： 服药3剂，头晕、目眩、心慌、心跳已基本消失，血压110/70mmHg，饮食正常，四肢乏力好转，但夜卧仍失眠多梦。治以滋补肝肾，养心安神。

方药：

当归 10g	白芍 20g	麦冬 12g	柏子仁 20g

酸枣仁 30g	远志 12g	菖蒲 10g	琥珀 3g（冲服）
何首乌 20g	珍珠母 30g	磁石 24g	朱砂 1.2g（冲服）
枸杞子 12g	辽参 15g		

水煎服。

3月3日四诊：服上药6剂，诸症消失，血压 134 / 80 mmHg。患者共服药 12 剂而痊愈。

（李秀林。《眩晕中风证治》，郑州：河南人民卫生出版社）

【评析】 低血压性眩晕是由于低血压病所造成。一般认为成年人动脉血压低于 90 / 60 mmHg 者为低血压病。在低血压中，有体质性低血压、体位性低血压、内分泌功能紊乱所致的低血压、慢性消耗性疾病和营养不良所造成的低血压、高原性低血压 6 种。其临床表现特点为：面色苍白，头晕，头痛，健忘，心悸，恶心，呕吐，食欲不振，精神疲倦或卒然晕厥等，舌质淡白、苔滑，脉象细弱无力或细滑。其病机为：气血亏虚，精微不能上承，髓海空虚。气血者，人身营养之根本。心主血，肝藏血，脾统血。血虚则气衰，气衰则神疲。治疗时宜补气养血，益肾固元，佐以安神。李老所治 2 例眩晕皆为气血不足所致，治以益气养血、健脾补肾。肾为先天之本，脾胃为后天之本，肾精得充，脾运得健，气血充盛，则脑得荣养，眩晕自除。此乃为治眩晕之常法。

6. 温阳益气法治疗低血压性眩晕　王靖宇医案

李某，女，30 岁。

初诊：1983 年 5 月 20 日。

病史：患十二指肠球部溃疡 3 年，经常胃脘疼痛。昨日因淋雨，夜晚即发热恶寒，胃脘闷痛，恶心呕吐，腹痛腹泻，于今早以急性"胃肠炎"收入院。

诊患者面黄消瘦，目眶微陷，形寒肢冷，舌淡苔白微厚，脉濡。乃外感湿邪，湿阻肠胃，当燥湿解表，理气化浊。不换金正气散加神曲 2 剂。服后腹痛腹泻及呕吐均止，但头昏目眩，肢软乏力，血压 70 / 40 mmHg，舌质淡红，脉虚无力。此为吐泻后重伤脾胃之气，治以温阳益气之附子理中汤加炙黄芪 3 剂。服后头昏减轻，食纳增进。方已对证，续服 3 剂，血压恢复至 100 ／ 70 mmHg，好转出院。因该患者脾素虚，血压偏低，常以附子理中汤加味及附子理中丸巩固疗效。出院治疗 2 月后，血压一直稳定在正常范围。

9 月 15 日二诊：服上药 9 剂，头晕、心慌、心跳减轻，饮食欠佳，余症同前。照上方去黄芪、柏子仁，加神曲、麦芽、山楂各 15g，萝卜子 30g。

9 月 19 日三诊：服上药 3 剂，饮食增加，不觉口苦，咽干睡眠好转，夜间惊醒基本消失，肢体感觉较前有力，有时仍有胸闷、气短现象，胁胀已愈。照上方去云苓、泽泻、元参、夜交藤，加全瓜蒌 30g，继服。

9 月 30 日四诊：服上药 9 剂，诸症俱除，精神转佳，周身觉有力，饮食睡眠均好，血压稳定在 124 ／ 80mmHg，恢复健康。

（《云南中医杂志》，1989；5（10）：43）

【评析】 《景岳全书·眩运》指出："眩运一证，虚者居其八九"，所谓无虚不作眩，治疗当以治虚为主。王老所治李某案，患者胃脘疼痛，恶寒形冷，舌淡苔白，脉濡，乃素体脾阳不足，再加之寒湿困脾，而致清阳失展，清阳不升，脑失所养，故眩晕。治疗以附子理中汤、补中益气汤、六君子汤加减以温运中阳，健脾散寒以治其本。

7．滋阴补血，养心安神法治疗低血压性眩晕　朱健生医案

🍅 **案一**

王某某，女，37 岁，干部。

初诊：1981 年 4 月 6 日。

病史：有低血压史 10 年。3 年来失眠，梦多，烦躁，口燥咽干，注意力不集中，工作时间稍长即感头晕脑涨，乏力，记忆力明显减退，经期延长，淋沥不断，色红量少，心悸怔忡，手足心热，大便干燥，小便量少色黄。

查体：消瘦，两颧潮红，血压 80 ／ 54mmHg。舌红无苔，脉细数。

辨证：证属阴亏血少，心肾不足，冲任不固。

处方：方用天王补心丹加减。

人参 15g	玄参 12g	丹参 15g	白茯苓 12g
麦冬 10g	天冬 10g	桔梗 10g	柏子仁 20g
酸枣仁 20g	大生地 20g	五味子 20g	远志 10g
当归 15g	炙樗根皮 12g	朱砂 1g（研细末冲服）	

水煎服。

服药 5 剂，心悸、失眠大有好转，血压 88 ／ 60 mmHg，守方 22 剂，诸症皆除，血压 110 ／ 68 mmHg，后服生脉散以善后。

🍅 案二

李某，男，49 岁，工人，未婚。

初诊： 1980 年 4 月 11 日诊。

经济头晕，头痛，心悸、怔忡，五心烦热，每周遗精 2~3 次，失眠，多梦，盗汗，乏力。

查体： 血压 78 ／ 56mmHg，消瘦，发稀，两颧潮红，舌绛红无苔脉，细数。此久遗伤阴，阴血亏虚，治宜滋阴补血，养心安神，固涩止遗，方用天王补心丹加减。

处方：

人参 15g	丹参 20g	玄参 20g	生地 20g
白茯苓 15g	五味子 10g	枸杞子 10g	金樱子 20g
生龙骨 30g	生牡蛎 30g	白芍 20g	当归 15g
酸枣仁 20g	麦冬 15g		

水煎服。

服药 7 剂，心悸好转。连服 1 个月，血压 120 ／ 80 mmHg，每夜能入睡 6 小时，服药期间仅遗精 1 次，已能坚持工作。改用生脉散，每天泡服，以图缓功，随访 3 年，血压正常。

（《四川中医》，1981；7：32）

【评析】 此类阴血亏虚型低血压性眩晕多由于思虑过度，劳伤心脾，导致心血亏虚，血脉不充所致。故朱老治疗此类患者多从滋阴补血、养心安神立法，方剂常选用天王补心丹加减。并认为在用天王补心丹治疗低血压眩晕时，人参用量不得少于 15g，若用太子参则不得少于 30g 为宜。方中生脉散具有益气养阴、敛汗生津之效，据现代药理研究证实的确有升压作用。

8. 补气升阳益肾法治疗低血压性眩晕　林佩湘医案

张某，女，57 岁。

初诊：1992 年 5 月 10 日。

病史：头晕反复发作 6 年，加重伴乏力半月余。于 1986 年出现头晕，血压偏低，症状反复发作，几年来按低血压症治疗，病情时见反复，半月前于劳累后头晕加重。现症见头晕，神疲乏力，气短懒言，纳差，大便烂而不爽。查血压 80 / 50mmHg，精神不振，面色萎黄，舌质淡，舌苔白，脉虚无力。

西医诊为低血压症。中医诊为眩晕。

辨证：证属脾胃虚弱，清阳不升。

治法：治宜健脾益气升阳，方用补中益气汤化裁。

处方：

红参 5g（另焗）	黄芪 20g	白术 10g	柴胡 10g
升麻 7g	当归 10g	天麻 10g	川芎 7g
巴戟天 20g	炒扁豆 15g	生谷芽 15g	炙甘草 5g

7 剂，水煎服，每日 1 剂。

1992 年 5 月 18 日二诊：服药后头晕减少，精神较好，纳食增加，大便正常，舌脉同前，血压 90 / 50mmHg。治疗有效，宗前法为治，上方去炒扁豆，10 剂，水煎服，每日 1 剂。

1992 年 5 月 28 日三诊：症状基本缓解，血压 100 / 65mmHg，舌脉同前。继续在二诊方的基础上调理。

处方：

红参 3g（另焗）	黄芪 20g	白术 10g	柴胡 10g

升麻 7g　　　　当归 7g　　　　天麻 10g　　　　　川芎 7g

巴戟天 10g　　　生谷芽 15g　　　炙甘草 5g

5 剂，水煎服，每日 1 剂。

并嘱以后用该方间断服用，1 年后随访，病情稳定。

【按语】　根据患者的脉症，不难辨为脾虚。因脾虚而清阳不升，导致眩晕，用补中益气汤治疗亦为平常。在方中加入天麻、川芎、巴戟天等则是针对本病的病证特点而用的。林老认为，因为低血压而引起的头晕，多有肾气不足，对于补益肾气，常选用的药物有巴戟天、淫羊藿、山茱萸等。其中巴戟天、淫羊藿温补肾气，有助命门以鼓舞气血的功能；山茱萸则益阴养肾，有补精气以助气血的作用。如为气阴两虚的，用黄芪、山茱萸为好；若以气虚为主的，则酌选黄芪、巴戟天、淫羊藿等较为妥当。川芎活血通脉，天麻平眩，二者引药上行，均为治疗眩晕的对症药物。

(《中国百年百名中医临床家丛书·林佩湘》)

【评析】　眩晕多因饮食不节，或劳倦过度，或忧思日久，损伤脾土，或禀赋不足，素体虚弱，或年老体衰，或大病初愈，调养失慎，以致脾气虚弱。脾为气血化生之源，脾虚化源不足，脑失所养，气虚清阳不展，可致眩晕的发生；肾为先天之本，肾脏精气亏虚，髓窍失养，亦可导致眩晕的发生。对一些气虚所引起的眩晕证（尤其是低血压所致者），单纯用益气升阳治疗效果欠佳时，适当加入补益肾气（精）之品，常可收到满意疗效。

第十三章
白细胞减少症和粒细胞缺乏症所致的眩晕

外周血液中白细胞计数持续低于 4×10^9/L（4000／mm³）称为白细胞减少症。白细胞减少症最常见是由中性粒细胞减少所致。外周血液中中性粒细胞绝对计数低于（1.8～2）× 10^9/L（1800～2000／mm³）称为粒细胞减少症；中性粒细胞绝对计数低于（0.5～1）× 10^9/L（500～1000／mm³）称为粒细胞缺乏症，常伴有严重的难以控制的感染。上述 3 类情况的病因和发病机理大致相同，但病情的严重程度不等。

白细胞减少症多起病缓慢，多数有头晕、目眩、乏力、四肢酸软、食欲减退、低热等非特异性表现。而粒细胞缺乏症多数起病急骤，可见畏寒、高热、头痛、极度衰竭、黏膜溃疡等临床表现。本病相当于中医"虚劳"、"眩晕"、"湿温"之范畴。多因禀赋不足，病后体虚，感受四时不正之气，或用药不当，伤及正气，以致脾肾亏虚，营卫气血俱衰而发病。亦可因正气亏虚，外感六淫之邪，湿热内陷而致病。

1. 益气健脾通阳，清热利湿法治疗白细胞减少症性眩晕　陆中岳医案

洪某，男，68 岁。

初诊： 1987 年 8 月 15 日诊。

病史： 头昏目蒙，肢体困倦，午后低热，有汗不解，口干不欲饮，胸满不食，下肢轻浮，小便短赤已 1 周。脉濡小数，苔薄滑微黄、舌质淡绛嫩胖。血象：血红蛋白 7.8g，红细胞 270 万／mm³，白细胞 2400/mm³（分类：中性 46%，淋巴 54%）。西医拟诊为病毒感染，服病毒灵、维生素 B₄、利血生等药 3 天无效。证属湿温，辨为脾阳素虚，湿热内陷。予基本方（人参、干姜、厚朴、藿香、蔻仁、茯苓皮、黄芩、

滑石、通草、香附、川芎、郁金）3剂。复诊诸症减轻，白细胞3100/mm³，上方加生谷麦芽各10g，再3剂。三诊诸症续有好转，但白细胞回升较缓。仅3800/mm³，上方去红参，加当归10g，鸡血藤、党参各30g，续服6剂而愈。复查血象：血红蛋白10.2g%，红细胞300万/mm³，白细胞5600/mm³（分类：中性68%，淋巴30%）。

（《浙江中医杂志》，1988；23（7）：291）

【评析】　本案患者因脾阳素虚，运化本弱，复为湿热之邪内陷，困遏脾土，阻滞气机，进一步影响了气血生化。湿盛则中阳本虚，出现里虚内陷之变，是本病的病机特点。故在祛除湿热同时，宜始终顾护脾阳，并强调滑利气机，调畅气血，以利通降，达到邪从下焦而出的目的。本方以人参顾护中阳；干姜、厚朴辛通脾阳；并配合藿香、蔻仁以化湿浊而醒脾胃；茯苓皮、黄芩除湿泄热；滑石、通草宣气利尿，使邪从下出；更借香附配川芎以调三焦气血，配郁金以利肝胆而行气解郁，调整气机，从而加强了全方祛湿热、健脾胃的作用，促进了生化功能的恢复。

2. 养心益气，健脾补肾法治疗白细胞减少症性眩晕　丁兆生医案

杨某，男，27岁。本院职工。

病史： 6年前在放疗科工作，无明显诱因出现全身乏力，头晕目眩，心悸气短，腰膝酸软，经常感冒，多次住内科及到天津、北京等地诊治，仍不见好转，血常规白细胞经常波动在3000/mm³左右。初诊于1989年3月27日，病人除上述症状外，舌质淡苔薄白，脉沉细无力，查白细胞3500/mm³，其余正常，证属心、脾、肾俱虚，投以升白汤（莲子10g，酸枣仁12g，白术30g，山药30g，熟地30g，白芍10g，甘草6g）6剂，每日1剂。

二诊： 病人舌淡苔白，脉沉细，化验白细胞4900/mm³，继投原方6剂，病人服药后自觉症状消失，白细胞计数升为5200/mm³，再投原方6剂，每周2剂以巩固疗效，追访10个月未复发。

（《河北中医》，1990；12（3）：34）

【评析】　本案患者主要表现为正气不足，心脾肾亏虚尤为显著，症见头晕、心悸气短，倦怠乏力，腰膝酸软，纳食欠佳，舌淡，脉沉细无力。治疗重在平衡

阴阳，调整心、脾、肾之功能，以养心益气、健脾补肾。方中莲子、酸枣仁以养心血，益心气，安心神；白术、山药、甘草健脾益气，以资生化之源；熟地、白芍养阴血，补肾填精，精充则血旺，从而达到养心可以化赤，补脾以资生化，补肾则能填精，精充则血旺之目的。

3. 补益脾肾为主治疗慢性白细胞减少症性眩晕　张浠崧医案

患者张某，女，48岁，工程师。1990年10月17日入院。

病史：头昏、眩晕8年，加重3个月。有白细胞减少史4年，白细胞计数一直在2600／mm³左右。诊见患者头昏眩晕，甚则视物昏花，面色少华，失眠，多梦，疲乏，畏寒肢冷，腰膝酸软。舌质淡，苔薄白，脉细弱。

实验室检查：血色素8g，红细胞290万，白细胞2650／mm³，中性78％，淋巴22％。大小便常规正常。胸透心肺正常。脑电阻图、脑电图、心电图均正常。颈椎正侧位片：未见骨质异常。

治疗给予乌鸡白凤丸，每次6g，每日2次；刺五加片，每次4片，每日3次。同时用ATP 20mg、辅酶A100单位，肌注，每日1次。

1周后复查：血色素9.5g，红细胞318万，白细胞4600／mm³。临床症状较入院时明显好转。

第2周复查：血色素9.2g，红细胞318万，白细胞4900／mm³。临床症状基本消失。

患者住院1个月，经上法治疗后诸症消失出院。

（《四川中医》，1991；9（10）：43）

【评析】　本案患者根据其临床表现，应归为中医"虚劳"之范畴。内脏虚损涉及心、肝、脾、肾，而重在脾肾，故治疗用乌鸡白凤丸合刺五加片以益气养心，养血活血，壮肾健脾，并辅以西药ATP、辅酶A供给机体能量对症处理，收效明显。

4. 补气养血，滋肾益精法治疗白细胞减少症性眩晕　高远生医案

杨某，男，35岁。

初诊： 1987 年 10 月 26 日。

病史： 患者因胃癌 1986 年 2 月施胃大部切除术，随即进行丝裂霉素化疗，每 4 个月一次。治疗后常感头昏乏力，恶心，食欲不振，多次查血白细胞 2800~3700 / mm³，血小板 3.8 万 ~8 万 / mm³。

症见头昏乏力，气短懒言，面色少华，腰酸膝软，舌质淡，苔薄白，脉细弱。查血白细胞 3000/mm³，中性 64%，酸性 1%，淋巴 35%，红细胞 460 万 / mm³，血小板 4.5 万 /mm³。

辨证属： 气血亏虚，肾精不足。

治法： 治宜补气养血，滋肾益精。

药用：

生黄芪 20g　　　红参 10g　　　太子参 15g　　　枸杞子 10g
大枣 5 枚

水煎 2 次，加红糖 50g，早晚分服，药渣（除黄芪外）随汤食之，每日 1 剂。

10 天后，自述头昏乏力、气短症状明显减轻，查血白细胞 5600/mm³，血小板 10 万 /mm³。继服原方一周，诸症皆除，查血白细胞 6500/mm³，血小板 15 万 /mm³。临床治愈，随访一年未复发。

（《河北中医》，1989；11（3）：23）

【评析】　本案患者系由于应用丝裂霉素化疗后出现的白细胞减少。中医认为，西医之化疗相当于中医治疗中的"以毒攻毒""大毒治病"，由于药邪戕害必将伤及元气，耗伤气血，在临床上表现出一派正气损伤，气血亏虚之象。气血两亏，不能上荣，故见面色苍白，头昏乏力；脾肺气虚，鼓动无力，故气短懒言；脾肾不足，腰失所养，而见腰膝酸软。舌淡苔白，脉细弱均为气血亏虚，肾精不足之象。故治疗从补气养血，滋肾益精立法，以黄芪、红参、太子参、枸杞、大枣补气养血，滋肾益精，药专力猛，仅服 10 剂即诸症大减，续服 1 周而疾病痊愈。

5. 益气健脾养血为主治疗白细胞减少症性眩晕　杨进医案

陈某，女，24 岁。

初诊： 1984 年 7 月 31 日扶行入院。

病史： 症见神疲乏力，心慌气短，头昏失眠，齿龈渗血，双下肢紫癜，口淡纳差，舌淡、苔白，脉细弱。查周围血象：血红蛋白 10g，红细胞 310 万／mm³，白细胞 3100／mm³，血小板 8.5 万／mm³。发病原因为 2 个月前患"肠炎"，服用氯霉素 1 周。

西医诊为： 白细胞减少症，血小板减少性紫癜。

中医诊为： "虚劳"。证属心脾两虚。

服用生白糖浆（黄芪、党参、丹参、山萸肉、补骨脂、制首乌、鸡血藤、全当归、茜草根、焦山楂各 15g）的同时，方拟归脾汤加地榆炭、仙鹤草等。服药 10 天，齿衄止，肌衄渐消。停服水煎中药，单纯予生白糖浆口服。共留院 27 天，临床诸症悉除，复查周围血象：血红蛋白 10.5g，红细胞 345 万／mm³，白细胞 4900／mm³，血小板 10.5 万／mm³。嘱其带生白糖浆巩固治疗 10 天出院，随访 2 年未复发。

（《新中医》，1989；21（8）：24）

【评析】 本案患者系服用氯霉素 1 周后出现白细胞减少症，血小板减少性紫癜。中医诊断为心脾两虚之虚劳证。脾胃为气血生化之源，脾虚气血化源不足，故见神疲乏力、气短等症；气血不足，血不养心，心神之府失充，可见心慌气短，头昏失眠；气虚不能摄血，血溢络外，而见齿龈渗血，双下肢紫癜；口淡纳差，舌淡苔白，脉细弱均为心脾两虚，气血不足之象。辨证准确，用药得力，以归脾汤黄芪、党参、白术、茯苓、龙眼肉等益气健脾养血，配合生白糖浆（黄芪、山萸肉、首乌、补骨脂、当归、鸡血藤等）健脾补肾，养血活血止血，诸药合用，效专力宏，临床诸症悉除，终获痊愈。

6. 健脾醒胃，益气养血法治疗白细胞减少症性眩晕 林佩湘医案

龙某，女，47 岁。

初诊： 1993 年 5 月 12 日。

主诉： 头晕、乏力半月余。

病史： 患者于1个月前因左乳腺癌手术治疗后接受化疗，化疗1个疗程尚未结束，就出现头晕、乏力、纳差、胸闷等症状，查血常规见白细胞减少，给予常规药物及对症治疗，症状未好转，血白细胞未见明显上升。现症见头晕目眩，动则加重，乏力，纳差，胸闷欲呕。诊见精神不振，面色苍白无华，舌质淡，舌苔白腻，脉细无力。血常规：血红蛋白90g/L，红细胞 2.94×10^{12}/L，白细胞 2.2×10^9/L。

中医诊为： 眩晕，证属气血两虚。

西医诊为： 乳腺癌术后，白细胞减少症。

治法： 先宜健脾醒胃为主，以恢复气血生化源泉。方用香砂六君子汤化裁。

处方：

红参 5g（另焗）	黄芪 20g	白术 10g	苍术 10g
木香 7g（后下）	茯苓 15g	砂仁 10g	神曲 10g
生谷芽 15g	生姜 7g	甘草 5g	

3 剂，水煎服，每日 1 剂。

1993 年 5 月 15 日二诊： 服药后精神好转，纳食有味，胸闷欲呕消失，头晕仍存在。舌质淡，舌苔白，脉细无力。脾胃之气机已逐渐恢复，治疗宜改益气养血为主，方选归脾汤合前方化裁。

处方：

红参 5g（另焗）	黄芪 20g	白术 10g	当归 10g
阿胶 10g（烊服）	川芎 10g	枸杞子 15g	巴戟天 10g
木香 7g（后下）	陈皮 5g	神曲 7g	红枣 15g
生谷芽 15g	炙甘草 5g		

10 剂，水煎服，每日 1 剂。

1993 年 5 月 25 日三诊： 头晕缓解，其他症状均减轻，睡眠不好。查舌质淡红，舌苔薄白，脉细无力。复查血常规：血红蛋白105g／L，红细胞 3.6×10^{12}／L，白细胞 3.4×10^9／L。仍遵前法出入。

处方：

红参 5g（另焗）	黄芪 20g	白术 10g	当归 10g

阿胶 10g（烊服）	川芎 10g	枸杞子 15g	巴戟天 10g
陈皮 5g	生谷芽 10g	女贞子 10g	红枣 15g
酸枣仁 15g	夜交藤 15g	炙甘草 5g	

10 剂，水煎服，每日 1 剂。

1993 年 6 月 4 日四诊： 诸症基本缓解，精神较好，睡眠可，舌脉同前。复查血常规：血红蛋白 107g／L，红细胞 3.5×10^{12}／L，白细胞 4.7×10^9/L。已恢复化疗。守上方为治。此后以 5 月 25 日方为基础方，临证化裁，持续服用，坚持化疗，直到化疗疗程结束，症状无反复，血白细胞未再出现减少现象。

【按语】 此例眩晕为气血不足所致，整个治疗都是围绕补益气血，对眩晕本身并无太多针对性的治疗。虽为气血两虚证，但初诊时却表现脾胃虚弱、气机失常症状，若不治理好脾胃，则气血生化乏源，补益气血之药亦难以吸收，故首诊治疗以香砂六君子汤化裁，调理脾胃气机为主。二诊以后，脾胃之气基本恢复，治疗转入益气养血，但用药还是注意保护和鼓舞胃气，尽量避免滋腻。中医用于补血的方法有许多，林老常用的有归脾汤、当归补血汤、四物汤等。前二方重在健脾养血、益气养血，后一方则为养肝补血，并兼有活血的作用。林老在临床上应用归脾汤、当归补血汤较多。从气血相互为用、相互化生的道理分析，林老认为补血当兼益气，也有以益气生血的。对于某些证候使用归、芎、地等有滋腻之虞者，经常改用党参（红参）、枸杞子、红枣等。

（《中国百年百名中医临床家丛书·林佩湘》）

【评析】 由于久病不愈，耗伤气血，或失血之后，气随血脱，新血未及补充，或脾胃虚弱，不能运化水谷以化生气血，或服用某些药物损气耗血，都可导致气血两虚。气虚则清阳不展，血虚则脑失所养，皆能发生眩晕。症见眩晕动则加剧，遇劳加重或劳累即发，面色苍白，唇甲不华，发色不泽，心悸少寐，神疲乏力，懒言，饮食减少，舌质淡，脉细弱。治疗上以补养气血、健运脾胃、益肝和营为法，常用归脾汤、八珍汤加减。常用药物有人参、党参、黄芪、白术、茯神、酸枣仁、龙眼、当归、枸杞子、熟地、白芍、川芎、阿胶、红枣、陈皮、木香、远志、炙甘草等。

第十四章
晕动病

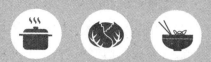

晕动病又称运动病，是机体受不适宜的运动环境（如乘车、乘船、乘飞机）的刺激而引发的综合征，主要症状为头晕、恶心、呕吐、出冷汗、面色苍白、心慌、四肢冰冷、精神萎靡，严重影响工作和生活，给患者的出行带来不便与痛苦，是临床常见病和多发病。全世界约有 1/3 的人属于晕动病易发体质。防治晕动病常用西药，如抗组胺药、抗胆碱药、拟交感药、中枢抑制药等，有较好效果，但大都有嗜睡、头晕、口干等明显的不良反应，且每次乘坐交通工具前都必须服药，未能从根本上改善晕动病的易发体质，提高机体抗晕动能力。本病目前尚无理想的防治药物，而中医药从健脾安神或健脾化饮或予耳穴压豆治疗，因其疗效好、不良反应少、费用低、注重整体调理而受到患者的欢迎。

1. 健脾安神法防治晕动病 黄瑾明医案

患者，男，52 岁，2009 年 7 月 8 日初诊。

病史： 对汽油味过敏 3 年。3 年来，患者凡乘坐汽车闻到汽油味即出现头晕目眩、胸闷呕吐、全身发抖、入睡困难等晕动症状，须在脱离汽油味 4 天后才能消除上症，出行甚感不便和痛苦。患者就诊时无晕动症状，症见：面色㿠白，轻微头晕，纳欠佳，寐不安，二便调，舌淡苔薄白，脉沉细。拟健脾安神，予旅安汤（此方为全国名老中医黄瑾明教授的经验方），药物组成：党参、山药、茯苓、百合、女贞子、合欢皮各 15g，黄芪、柏子仁各 20g，浮小麦 30g，白术、生姜、红枣、酸枣仁各 10g，五味子 6g。水煎分 2 次内服，每次约 250ml，15 剂，每日 1 剂，水煎分 2 次内服。

二诊：汽油过敏明显减轻，已能驾车前来就诊。惟睡眠欠佳，脉仍沉细，舌质淡，舌苔薄白。继用前方加沙参、麦冬各15g，再服20剂，对汽油过敏完全消失，纳佳寐安。1年后随访，未见再发。

【按语】 晕动病属中医学"眩晕"范畴，病因多为髓海不足、气血亏虚、痰浊中阻，当施加旋转、摇摆、颠簸等诱因时，即可引起气机逆乱，升降失和，痰浊上逆，扰乱心神而发病。治疗多从"胃寒"入手，亦有从"肝阳"和"痰浊"角度施治。黄老认为其病症多有脾气虚和心神不安的症状。现代医学研究表明，晕动病的主症呕吐与胃肠道平滑肌机能状态有密切关系；此外，心理状态变量如对于条件运动的极度恐惧和焦虑，将直接导致晕动敏感，故采用健脾安神法，主张从心脾两方面入手防治晕动病，疗效较好。旅安汤中党参、白术、山药、黄芪、茯苓补气健脾胃，使脾胃升降有常；浮小麦、柏子仁、酸枣仁、五味子、合欢皮、红枣养心安神而止晕吐；百合、女贞子滋养胃阴；生姜乃呕家圣药，是抗晕动病的有效药物，能温通胃肠，抑制中枢神经系统释放血管加压素，从而减轻晕动病胃电节律失常和恶心、呕吐等症状。健脾与安神药物同用，可改善胃肠功能，恢复局部血液循环，提高机体对晕动的抵抗力，从根本上改善易感体质，降低发病率和复发率，对预防晕动病的发生有重要意义，且无明显不良反应，其效果优于茶苯海明，不失为防治晕动病的好方法，值得进一步研究和推广应用。

（宋宁，梁薇。健脾安神法防治晕动病疗效观察，广西中医药，

2012，35（1）：18~19）

2. 健脾化饮法防治晕动病　易华波医案

🍅 **案一**

张某，女，35岁，就诊于2009年9月。

患者经营一家小服装店，隔月需做长途大巴去外地进货，平素较劳累。自诉以前体健，不晕车，近1年来晕车症状越来越重，呕吐严重，体力下降明显。自带量偏多。因担心晕车药影响判断力，不敢服用抗晕车药，严重影响生意。问有

无中药可以预防晕车发生。查舌淡、苔薄白，脉细，给予自拟方药如下：

党参 18 g	炒白术 18 g	茯苓 12 g	炙甘草 10 g
陈皮 12g	法半夏 18 g	枳壳 12 g	泽泻 30 g
猪苓 15 g	桂枝 8g	天麻 18 g	炒薏苡仁 20 g
淮山药 20 g	荷叶 8 g	芡实 15g	车前子 15g

5 剂。水煎服。

患者复诊诉： 吃完 5 剂后去进货，除稍有头晕、恶心外，无别的不适症状。继服 10 剂，随访 1 年，晕动病基本上未明显发作，生意能顺利进行。

🍅 **案二**

杨某，女，16 岁，学生，就诊于 2010 年 8 月。

其母代诉其从小就晕车，现在市区上高中，每个礼拜回家一趟，乘车时间需 40 分钟左右，如不服用晕车药则呕吐严重，甚者需输液。问有无不容易晕车的中药，吃后不需每次乘车都吃晕车药。查：查舌淡红、苔薄白，脉滑细，予自拟方药如下：

党参 18 g	炒白术 18 g	茯苓 12 g	炙甘草 10 g
陈皮 12g	法半夏 18 g	枳壳 12 g	泽泻 30 g
猪苓 15 g	桂枝 8g	天麻 18 g	炒薏苡仁 20 g
淮山药 20 g	荷叶 8g		

分 2 次给予上方 14 剂，水煎服。后因感冒再次就诊，患者诉自从上次服药后，现在乘车回家已不用服晕车药，除情绪不佳时会发生轻度头晕、头痛、恶心外，至今已半年未发生呕吐症状。

【按语】 晕动病属于中医学眩晕范畴，自古有"无风不作眩""无虚不作眩""无痰不作眩""无瘀不作眩"之论。如《素问·至真要大论》曰："诸风掉眩，皆属于肝。"《景岳全书·眩晕》曰："原病之由有气虚者，乃清气不能上升……有血虚者，乃亡血过多，阳无所附而然，当益阴补血，此皆不足之证也。"《丹溪心法·头眩》曰："头眩，痰挟气虚并火，治痰为主，挟补气药及降火药。"具体到晕动病而言，既不会引起心脑血管的病理性改变，也不会遗留后遗症状，似又与中医一般传统观念中的眩晕不尽相同。李东垣《兰室秘藏·头痛》曰："恶心呕吐，不食，痰唾黏稠，眼黑头眩，目不能开，如在风云中……即是脾胃气虚，浊痰上逆之眩晕，主以半夏白术天麻汤。"此论与晕动病之病机似颇为切合。方中六君子健脾益气、燥湿化痰，枳术丸健脾行气，二者配合增强脾胃的运化功能，提高抗气机升降紊乱能力。五苓散重用泽泻，温阳利水，促使饮邪从小便而解。半夏白术天麻汤健脾化痰，平肝息风，改善大脑血液循环，避免头晕、头痛发作。薏苡仁、怀山药滋脾阴，荷叶升发脾胃清气。全方紧扣脾胃做为全身气机升降枢纽及饮邪停滞体内的病机，脾胃健则饮邪不易生，脾胃健则气机升降紊乱不易发生，是以健脾化饮法预防晕动病近期疗效较突出的重要原因。

（易华波，浅谈运用健脾化饮法预防晕动病．江西中医药，2013，44（7）：

37~380）

3. 耳穴压豆治疗晕动病　林明花、王照浩等医案

🍅 案一

刘某，女，39 岁，工人。

初诊：1986 年 7 月 28 日。

病史：既往有严重的晕车、晕船病史，上车后易出现头晕、呕吐、四肢乏力等症状，到达目的地后，头晕、乏力还持续 1~2 天方见缓解，曾服晕车灵而未见效。今由广州乘船回海南前接受耳压法防治。坐船及乘长途汽车，均未见以往晕车、晕船等症状发生。

耳穴处方：神门、胃、耳中（膈）、枕、皮质下、交感，有汽油过敏者加风溪。

方法：将聚苯耳珠 1 粒或王不留行籽 1~2 粒固定于 0.5cm×0.5cm 胶布上，贴于耳穴后稍加按压，并嘱旅客在途中经常按压，每穴 1~3 分钟，每日 4 次，以加强疗效。

案二

陈某，女，35，工人。

初诊： 1986 年 10 月 9 日就诊。

病史： 有严重的晕车史，因此对乘坐汽车产生了惧怕心理，多年来极少外出远门。予以耳压法治疗。

耳穴处方： 神门、胃、耳中（膈）、枕、皮质下、交感，有汽油过敏者加风溪。

方法： 将聚苯耳珠 1 粒或王不留行籽 1~2 粒固定于 0.5cm×0.5cm 胶布上，贴于耳穴后稍加按压，并嘱旅客在途中经常按压，每穴 1~3 分钟，每日 4 次，以加强疗效。

患者于乘车途中只有轻微头晕，无恶心、呕吐。如此处理 8 次，停用防治晕车耳压法，乘车时再未出现晕车诸症。

（《新中医》，1999；26（2）：32）

【评析】 晕动病即晕车病、晕船病、晕机病和由于各种原因引起的摇摆、颠簸、旋转、加速运动等所致疾病的统称。本病常在乘车、航海、飞行和其他运动数分钟至数小时后发生。初时感觉上腹不适，继有恶心、面色苍白、出冷汗，旋即有眩晕、精神抑郁、唾液分泌增多和呕吐。可有血压下降、呼吸深而慢、眼球震颤，严重呕吐常可引起失水和电解质紊乱。症状一般在停止运行或减速后数十分钟和几小时内消失或减轻，亦有持续数天后才逐渐恢复，并伴有精神萎靡、四肢无力。中医学认为该病的发生可能与素体脾胃虚弱及对汽油等异味过敏有关，属于"眩晕""呕吐"之范畴。临床治疗时常选取神门、胃、耳中（膈）、枕、皮质下、交感等耳穴贴压以调节前庭神经功能，镇静和胃，降逆止呕，如对汽油过敏者加风溪以增加抗过敏作用。实践证明。耳穴贴压疗法可有效预防晕车、晕船等症状的发生。

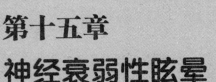

第十五章
神经衰弱性眩晕

神经衰弱是以易于兴奋和易于疲劳或衰竭，并伴有头晕、头痛、睡眠障碍为主要临床特点的一种神经官能症。为神经系统病症中一的一种常见类型，主要见症有头昏、头痛，多梦、失眠，注意力不集中，记忆力减退，较强脑力活动后症状加重而使脑活动能力减退。该病临床表现复杂，症状繁多，但临床接诊中发现，以失眠、多梦为主诉前来就诊者十分普遍，说明睡眠障碍是本病的主要痛苦。但有部分病人以头昏目眩为主要表现。

神经衰弱性眩晕根据临床表现，归属于中医"不寐""眩晕"等范畴。其起因多与精神因素及脑力过度有关。临床证候以阴虚阳亢、心肾不交，肝郁脾虚、痰热上扰等证候较为常见。

1. 健脾温肾，潜阳宁神法治疗神经衰弱性眩晕　黄文东医案

栗某，男，50岁，干部。

初诊：1962年4月20日。

病史：头额及后脑作胀微痛，时有头晕，不能左右顾盼，头晕则心慌，泛泛欲吐，不能起坐。素患失眠症，近来夜寐梦多，腹中胀气，引起腰臀部及下肢有寒冷感，但衣被较暖，则背部又觉轰热，易引起躁热不安，肘膝关节酸楚，天阴更甚。饮食不多，大便一日两行，质软，面色黯滞。舌质略淡，苔薄白而腻，脉右弦滑而左细。血压140～120／88～80 mmHg。此由肾阳不足，脾胃运化不健，肝肾阴血亦亏，肝阳上扰所致。治宜健脾温肾，潜阳宁神之法。

处方：

焦白术 9g	陈广皮 4.5g	仙半夏 6g	潼沙苑 9g
炒杜仲 9g	补骨脂 9g	菟丝子 6g	仙灵脾 6g
煅龙齿 12g	煅牡蛎 12g	灵磁石 12g	春砂壳 2.4g
焦苡仁 9g	焦谷芽 9g		

水煎服。

此方约连服 1 个月，病情逐渐好转，故方药无变动。

复诊： 5 月 22 日。迭进健脾温肾、潜阳宁神之剂，腹胀渐减，脾胃运化较佳，二便如常，头晕及下肢觉冷均见减轻，惟关节痛及左胸觉闷，有时引起心悸，往往因气候转变而经常发作。舌质淡，苔薄白腻，脉沉细带弦。当此冬藏之令，仍以健运脾胃为主，加入温补肾阳、填益精髓之品。

吉林参须 3g	炒白术 9g	云茯苓 9g	炙甘草 3g
带壳砂仁 2.4g	制香附 2.4g	巴戟天 6g	仙灵脾 9g
炒杜仲 9g	左牡蛎 18g	灵磁石 12g	

水煎服。

【按语】 脑为髓海，肾主藏精。本例由于用脑过度，渐渐耗伤精髓。一则肝肾阴虚而阳浮于上，故有头晕脑鸣，不能转侧起坐，背部时觉烘热，睡眠不宁等症；二则脾肾阳虚而精亏于下，故有腹中胀气，引起腰臀部及下肢有寒冷之感；关节痛，左胸觉闷，心悸，往往因气候转变而经常发作，此与心阳不振、营卫不固有关。黄医师认为患者肝肾阴亏、脾肾阳虚，用药既忌腻滞，亦嫌温燥。在错综复杂的情况下，抓住健运脾胃为重点，进行辨证用药。随黄医师至某医院会诊时，患者因病休养医治已 1 年，过去对服药有敏感性，容易引起偏热偏冷之感。黄医师用方选药，注意及此，故用量以轻为宜。在温阳药中，避免附子、肉桂之刚燥，选用巴戟天、仙灵脾之温润，助阳而不伤阴。服药以来，颇觉舒适，未见任何不良反应。投剂有效，故原方无大变动。循此渐进，经过 2 个月的治疗，病愈出院后，即将此方配为丸药，每日 4 钱，分 2 次吞服。再连服 2 个月余，体力已恢复，惟脑力未充，阅读书报 1 个小时以上，仍觉头昏。在停止服药后，继续适当休养，略事工作。

（《黄文东医案》. 上海人民出版社）

2. 育阴清肝，调理脾胃法治疗神经衰弱性眩晕　黄文东医案

董某，男，47岁，医生。

初诊： 1964年5月13日。

病史： 头晕目眩，曾经昏仆数次，精神疲乏，形体消瘦，夜寐不安，面热汗出，胃纳不香，大便不实，日行二三次，气短心慌，行动则更甚。苔薄腻，舌尖红，脉弦细而数。以上各症，乃系烦劳太过，将息失宜，以致阴虚火旺，肝失所养，脾不健运，饮食不化精微所致。治拟育阴清肝，调理脾胃。

生地 12g	麦冬 6g	甘杞子 6g	杭甘菊 6g
丹皮 4.5g	牡蛎 30g	炙远志 3g	怀山药 9g
党参 9g	炒白术 9g	陈皮 4.5g	炒谷麦芽各 12g

水煎服。

复诊仍守原法。

【按语】 本例西医诊断为"神经衰弱""肺气肿""肝肿大"。自觉头晕目眩较重，故属"眩晕"范畴。初诊时，自诉近1年来体重下降近40斤，休息已数月。黄老认为患者长期从事脑力劳动，久则脾不健运，所谓"劳倦伤脾"。但又有面热汗出、舌尖红、脉弦细而数的阴虚火旺症状，因此在立法用药时，必须从整体考虑，不应偏于一面，而调理脾胃尤属重要。在处方时，应该用甘平的方法，来调整阴阳的偏胜。黄老开始用育阴清肝，配合健脾开胃之法，胃纳渐旺，以后加重育阴潜阳、养心安神之品。但对健运脾胃之法，始终没有放弃。方药变动不多，效果甚为显著。症状逐渐减轻，眩晕不再发作，饮食大便如常，体重增加。调治半载，由全休到半休，最后恢复全日工作。

（《黄文东医案》，上海人民出版社）

3. 育阴潜阳法治疗神经衰弱性眩晕　黄文东医案

徐某，男，37 岁，职工。

初诊： 1965 年 11 月 15 日。

病史： 头晕，有时失眠，转侧时头晕较甚，背膂觉痛。舌质红，脉细重按带弦。过去经常头痛。常服止痛药片。

辨证： 肾阴不足，肝阳易升。

治法： 治以育阴潜阳之法。

石决明 12g　　　天麻 2.4g　　　杭菊 9g　　　　稽豆衣 9g

潼白蒺藜各 9g　　女贞子 9g　　　制狗脊 9g　　　川断 9g

杜仲 9g　　　　　牡蛎 30g

3 剂，水煎服。

二诊： 11 月 18 日。服药后头晕较轻，纳食已有味。舌质红，脉细。仍用前法。原方继服 3 剂。

三诊： 11 月 23 日。夜寐欠安，头晕，舌红，脉细。肾阴不足，肝阳易升，上扰心神。再予滋阴平肝安神之法。

元参 9g　　　　　麦冬 9g　　　　杞子 4.5g　　　甘菊 6g

牡蛎 30g　　　　　真珠母 15g　　　合欢皮 9g　　　夜交藤 15g

4 剂，水煎服。

四诊： 12 月 1 日。夜寐已安，头晕亦减轻，再守原意。原方继服 3 剂。

【按语】　　本例属肾阴亏虚、肝阳上亢的眩晕症，在临床中较为常见。黄老先用育阴潜阳为主，后加养心安神之品，使阴渐复而阳渐平，头晕失眠等症得以向愈。

（《黄文东医案》，上海人民出版社）

【评析】　　以上 3 例眩晕，皆由肝阳偏亢而致病。究其病因，或由烦劳过度，髓海空虚，肝肾阴亏，肝阳偏亢，阳扰于上，则头目为之昏眩。正如《黄帝内经》所谓："诸风掉眩，皆属于肝。"又说："髓海不足，则脑转耳鸣。"肾藏精主骨，精气充盈于骨者为髓；脑为髓之海，为精气聚会之所。故髓海不足，与肾精亏虚的关系最大。或由痰浊素盛，清阳被蒙，则眩晕，即丹溪所谓"无痰不作眩"。因此，眩晕之由，不外风、火、痰、虚，而以风阳上扰及气血亏虚者最为多见。在治疗法则中，属于肝阳上扰者，黄老常以育阴潜阳或平肝清降为主。以天麻钩藤饮为主方。此方以天麻、石决明、黄芩、杜仲、钩藤为主要药。阴虚者加入生地、元参等养阴药，即育阴潜阳法；火旺者加入龙胆草、大黄等泻火药，即平肝清降法。以上所述是属于一般常法。黄老认为，在治疗此类眩晕时，如遇脾胃运化不健，虽出现阴虚阳亢的见症，必须时时照顾脾胃。应注意滋阴而不腻滞，平肝而不过凉，以免损伤脾胃。栗、董两案，病程已久，病情较重，所以能奏良效者，主要关键亦在于此。徐案由于肾阴亏虚，肝阳上亢所致的眩晕症，治疗从育阴潜阳立法，亦获佳效。

4. 清心肝之火，温化痰结治疗神经官能症性眩晕　周国雄医案

杨某，男，40 岁。

初诊： 1972 年 5 月。

主诉： 失眠、心悸、头目昏眩 4 年多。

病史： 患者为某大学的外语教师，患失眠症已多年。每到夜间即难以入睡，心中惊恐，若有所失。常自按脉，三五不调，甚为苦恼，精神及体力日差，胃纳亦减退。曾到省内大医院作各项检查，除心电图有期前收缩外，其他无异常发现，曾多次找西医诊治，均诊断为"神经官能症"，给服各种镇静药或安眠药均无良好效果。自觉病情日渐加重，发展至彻夜难眠，体重半年来减轻近 5 kg，并有头目昏眩，食欲甚差。

诊查： 患者显疲怠、忧虑表情。舌苔黄腻，脉象滑数。

辨证： 本案患者患失眠症，屡服中西药无效。西药用的是镇静安眠药品，中药则多是滋阴潜阳安神之品，但从其脉症看不属于阴虚内热之证，而应属于痰湿郁结化热，阻遏手厥阴心包，痰热上扰清阳，致有失眠、眩晕、心悸等症。

治法： 清泻心肝已盛之火，温化梗塞经脉之痰结，使火去痰消，则诸症也可

退矣。

处方：

夏枯草 30g	黄芩 10g	黄连 2g	法半夏 10g
橘络 5g	胆南星 10g	竹茹 10g	杏仁 10g
瓜蒌壳 20g	薤白 10g	茯神 10g	夜交藤 30g

水煎服。

另用琥珀粉 3g 冲服，每天 2 次。

服上方药加减两周，诸症大减，夜间已能睡五六个小时。饮食精神亦好转，头目昏眩及心悸基本消失。诊其舌脉，舌苔转薄，脉由滑数转弦。乃用上方加减，制丸药服用一段时间，以巩固疗效。3 年后随访患者，见患者脸色红润，体重增加 10 kg，胃纳及睡眠均好，已如常人。

【按语】 失眠证古称不寐，多从情志郁结、心肾虚损等辨证；但如患者见胸闷、目眩、苔腻、脉滑者，宜从痰结考虑，痰结过久，每多化热，则应从痰热阻遏结脉治之，以温胆汤加减，每每收到良好效果。本案亦一验证。

（《中国现代名中医医案精华·周国雄医案》）

5. 清心化痰法治疗头晕不寐　俞慎初医案

林某，男，47 岁。

初诊： 1990 年 5 月 12 日诊。

病史： 患者严重失眠已 1 年多，晚上常服安眠药才能入睡，但仅能维持 2~3 个小时，甚则彻夜难眠。寐时多梦，似睡非睡。白天精神不振，头晕目眩，胸闷心烦，脉细数。

证属： 痰热内扰，心阴不足。

治宜： 化痰清热，养心安神。

处方： 拟十味温胆汤加减。

| 太子参 15g | 远志肉 6g | 五味子 5g | 酸枣仁 12g |
| 茯苓 10g | 陈皮 5g | 法半夏 6g | 北秫米 1 摄（包） |

枳壳 6g   干地黄 15g   炙甘草 3g   麦冬（朱砂拌）12g

竹茹绒 10g   鸡子黄 1 个（冲）

水煎服，每日 1 剂。

二诊：上方连服 4 剂后，睡眠已明显改善，晚上停服安眠药亦能熟睡 3~4 个小时，头晕、胸闷、口苦口干均有减轻，按原方加夜交藤 12g，又服 7 剂。

5 月 24 日复诊：睡眠已基本恢复正常，精神好转，纳食增加。为巩固疗效，以 5 月 12 日方再进 3 剂。

（《河南中医》，1994，（4）：31）

【评析】 本案患者之头晕失眠，既有痰热内蕴，上扰心神，又加之迁延日久，心阴耗伤，心失所养而致经久难愈，故从治痰和养心入手。方中以半夏、陈皮、茯苓、枳壳、竹茹、甘草清热化痰；太子参、麦冬、生地、五味子益气养阴生津；又以酸枣仁、远志养心安神；再加北秫米、鸡子黄以增强安神之效。全方配合，共奏清热化痰、养心安神之功，使头晕得除，心神得安，夜寐如常。

6. 舒肝解郁，镇静安神为主治疗神经官能症性眩晕 李秀林医案

🍅**案一**

韩某，女，49 岁。

病史：1977 年 5 月与本单位的同志吵架以后，心情不悦，烦躁，闷气不舒。到同年 6 月感到头晕，头昏，失眠，多梦。开始发生哭哭笑笑不能自制，发脾气吵闹，不听劝告，别人也无法说服。6 月 10 日随到我院门诊就医。

症状：头晕，失眠，多梦，胸闷，心慌，烦躁，易怒，哭笑无常，不能自制。

检查：脉象沉细，舌质红、苔白。

辨证：肝乃风木之脏，喜条达恶抑郁。卒受恼怒刺激，肝气郁结，气郁化火，伤耗阴血，血不化精，肾水亏虚，则头晕、头昏；肾水不足，不能上济于心，心肾不交，则失眠、多梦；肝气郁结，气机不利，则心中烦躁易于发怒；肝郁化火，火扰神明，神明无主，则哭笑无常、不能自制。舌质、脉象，均为肝气郁结之表现。

诊断：眩晕。

治则：舒肝解郁，镇静安神。

方药：

川朴 12g	枳壳 9g	郁金 9g	香附 15g
广木香 2g	元胡 6g	龙齿 20g	琥珀 3g（冲服）
小麦 30g	大枣 5 枚	石菖蒲 12g	朱砂 1.2g（冲服）

水煎服。

6 月 17 日二诊：服药 6 剂，胸闷、心慌减轻，余症同前，照上方继服。

6 月 21 日三诊：服药 3 剂，头晕稍有好转，精神转佳，睡眠尚可，有时略有胸闷，心慌。自觉腹胀，饮食无味。照上方加焦山楂、焦神曲、焦麦芽各 15g，萝卜子 20g。

7 月 1 日四诊：服药 9 剂，哭笑已能自制，不再哭笑吵闹，略感头晕，余症俱已消失。照上方去朱砂、琥珀，加枸杞子 15g、何首乌 30g 以育养肝肾之阴。

服药共 20 余剂，基本痊愈。

🍅 **案二**

张某，男，49 岁。

病史：患者于 1977 年 5 月，因生气后即感头晕、头昏，夜间失眠，不能坚持工作。在当地医院经中西医治疗均无效。于 1977 年 7 月来我院门诊就医。

症状：头晕，目眩，耳鸣，心悸，失眠多梦，记忆力减退，神志有时痴呆，语言错乱，自己不觉，心烦不舒，时悲欲哭。

检查：脉弦细有力，舌质黯红、苔白腻。

辨证：大怒气逆，暴怒伤肝，阴血不足，则头晕；肝气上逆，则目眩、耳鸣；肝气上逆，扰动心神，故失眠、梦多；气郁不舒，疏泄不利，郁结化火，上扰神明，蒙塞清窍，则神志痴呆而言语错乱、时悲欲哭；精血损耗，不能上营于脑，则记忆力减退；舌质、脉象，皆为肝郁化火之象。

诊断：眩晕。

治则：舒肝解郁，醒神开窍，佐以清热。

方药：

川朴 12g	香附 15g	枳壳 9g	广木香 9g
郁金各 9g	胆南星 6g	天竺黄各 6g	琥珀 3g（冲服）
磁石 15g	炒枣仁 30g	石菖蒲 12g	朱砂 1.2g（冲服）
青礞石 20g	海浮石 15g		

水煎服。

7月14日二诊：服药6剂，头晕、目眩已有好转，心烦亦有减轻，余症同前。照上方继续服。

7月24日三诊：服药9剂，头晕、目眩、耳鸣已消失，精神好转，睡眠、心烦均好转。照上方去青礞石、磁石，加甘草10g，淮小麦20g。

8月10日四诊：服药15剂，诸症俱已消失，恢复日常工作，痊愈。

【按语】 此二例眩晕皆由情志失调，肝郁化火，以致心肾不交所造成。但仍有区别。前者情志失调是以抑郁为主，虽不得自制，而未见言语错乱；后者则发生言语错乱。这是由于各人的身体素质不同而表现的不同症状。所以，前者应以舒肝解郁为主，佐以镇静安神，已足治愈；后者则应舒肝解郁，佐以醒神开窍的方法而治之，才能取得疗效。

（李秀林.《眩晕中风证治》，郑州：河南人民卫生出版社）

【评析】 神经官能症性眩晕由于神经衰弱，癔病等所引起，亦称为非系统性眩晕。神经衰弱的病人，多发生眩晕、头痛、失眠、多梦，惊悸、怔忡、心慌、心跳、烦躁不安等症状。癔病可有意识障碍或情志失调，意识障碍多以蒙昧昏睡状态多见；情志失调，以大吵大闹、易怒易烦、神志痴呆或木僵居多。其临床表现特点为：头晕，头痛，失眠，多梦，心慌，心跳，惊悸怔忡，情绪不稳，烦躁易怒，饮食欠佳，喜怒无常，恐怖不安，神志痴呆或木僵等。脉象沉细无力或细数，舌质红或淡白、苔薄白。其病机为肝肾阴虚，相火妄动，阴虚阳亢，阴阳失调，七情所伤，脾失健运，气亏血耗，虚实错杂而发生眩晕。治疗时宜从调和阴阳，滋肝益肾，养心安神入手。

7. 调脾胃，养心安神法治疗神经官能症性眩晕　施今墨医案

朱某某，男，42 岁。

病史： 久患失眠，极不耐劳，头晕头痛，记忆力减退。患胃病亦有年余，食欲不振，消化不良，恶心口干，在某医院检查诊断为神经官能症。血压 80/60 mmHg。脉象：指下不满，按时且见滞涩。

辨证立法： 患者就诊时，体弱神疲，面白少华，营养不良之象。营出中焦，纳食既少，消化又复不良，饮食精微，无从转化，营血无源，消耗日甚。心主血，血既不足，心气亏耗，血不上荣，血压低于正常，致头晕而痛，脑失所养，遂有失眠而记忆力则必减退。阴分已亏，自生虚热，故见口干。先应治胃，待消化力强，营养得能输布，血气旺盛，诸症可痊。拟和胃强心安神法。

处方：

厚朴花 4.5g	玫瑰花 4.5g	半夏曲 6g	建神曲 6g
砂仁壳 4.5g	豆蔻壳 4.5g	朱茯神 10g	朱寸冬 10g
炒枳壳 4.5g	炒远志 6g	生枣仁 10g	熟枣仁 10g
白蒺藜 10g	东白薇 6g	金石斛 10g	鲜石斛 10g
漂白术 4.5g			

水煎服。

二诊： 服药 10 剂，纳食消化均见好转，已不恶心，睡眠比前好转。但仍体倦神疲，头时晕痛。拟调气血，和脾胃，补肾强心法。

处方：

野党参 10g	酒川芎 4.5g	生龙牡各 12g（同布包，先煎）
炙黄芪 15g	焙内金 10g	漂白术 6g　　厚朴花 4.5g
玫瑰花 4.5g	白蒺藜 10g	酒当归 6g　　炒枳壳 4.5 克
鹿角胶 10g（另烊兑服）		

水煎服。

三诊： 前方连服 20 剂，诸症均有好转，睡眠较前安稳，精神日益旺健。因

公出差4个月未能服药，前症又有复现之势。头晕痛，腰酸楚，自觉思想不易集中，睡眠亦较前差，纳食不佳，消化力弱，仍遵原法加重补肾药力治之。

处方：

川桂枝 6g	杭白芍 12g	生龙牡各 12g（同布包，先煎）	
酒川芎 4.5g	朱茯神 10g	朱寸冬 10g	川续断 10g
川杜仲 10g	白蒺藜 10g	淡苁蓉 18g	山萸肉 12g
香白芷 4.5g	焙内金 10g	炒枳实 6g	炙草节 6g
沙蒺藜 10g	漂白术 10g		

水煎服。

四诊：服药10剂，纳食渐佳，消化也好转，大便每日1次，头仍晕痛，腰背酸楚，血压 88 / 60 mmHg，守原法治之。

处方：

野党参 10g	炙黄芪 18g	云茯神 10g	云茯苓 10g
川桂枝 4.5g	漂白术 10g	酒当归 12g	肉苁蓉 18g
杭白芍 10g	金狗脊 15g	炙草节 6g	川杜仲 10g
酒川芎 4.5g	川续断 10g		

水煎服。

五诊：服前方10剂，诸症减轻，但读书时间稍久，仍觉头晕，睡眠可达六七个小时，亦较前安稳，饮食二便均甚正常。血压 100/70 mmHg，血压有恢复正常之势。症状亦见减轻，拟将上方剂量增加1倍，配为蜜丸，每丸重10克，早晚各1丸，白开水送服。

【评析】 《景岳全书·眩运》："无虚不作眩，当以治虚为主，而酌兼其标。"本案患者素体脾胃气虚，中气不足，营血无以生，而渐至气血两虚，气血不足，不能上荣头目，而致头晕目眩。其主要病机虽为脾胃气虚，气血亏虚，但从患者极不耐劳、头晕、体倦神疲、腰背酸楚等表现，及处方用药来看，肾精亏虚亦贯穿于本案始终。脾胃为后天之本，肾为先天之本，肾中精气有赖于脾胃运化之水谷精微的培育和补养，才能充盈。它们在病理上经常相互影响，脾胃久虚常累及于肾。本案先从调脾胃、益气血、养心安神入手，而逐渐加大补肾之力，病情好转后，以丸药缓缓图之。

8. 温补脾肾法治疗神经官能症性眩晕　魏龙骧医案

陈某，男，35 岁。

初诊：1973 年 4 月。

主诉：阵发性眩晕已 1 年，每周约发作两三次，常突然而来，荡漾如坐舟中，开目则如同天地旋转、屋舍如倾，卧床闭目则头难少动，未敢翻身，继之恶心，冷汗随之而至，约持续 15 分钟，方可渐缓。每发一次，恒数日不能起床，遂在家全休。平素体弱，时易感冒，不禁风袭，失眠纳减，不梦自遗，大便不实，腰痛，足跟酸痛，颇为苦恼。在我院先后经内科、脑科、耳鼻喉科诊治，概拟诊为神经官能症、眩晕综合征，迄未确诊。药则予谷维素、清晕合剂、安定等，也曾注射甘油磷酸钠。所服中药多半为滋阴潜阳、息风化痰之剂，偶予苓桂术甘汤，症减少，余参与会诊。

诊查：脉沉细而微结，尺部微不应指；舌淡苔薄腻而滑。

辨证：脾肾阳虚，浊阴不化，上干清阳。

治法：温补脾肾。

方药：术附汤加味。

| 川附片 6g | 白术 30g | 生姜 9g | 茯苓 12g |
| 大枣 6 枚 | 生龙牡各 30g | 磁石 18g | |

水煎服。

前方药不数投，每周只小发作一次，既已小效，勿再更张，守方服药 30 余剂，眩晕不复作矣。其他如头木蒙蒙、梦多寐少、神衰等候，予二加龙牡汤后亦逐渐痊愈。今已隔 4 年，病未复发。

【按语】　眩晕一证，以病因言大别之有四：一曰肝风上扰；二曰气血亏虚；三曰肾虚不足；四曰痰浊中阻。四者各有主症，辨证亦异，众所周知，勿庸赘叙。然人身各脏腑之相互关系，见症亦有交叉，未可执一而论。《医学从众录》总结前人之理论，以为风者非外来之风，指厥阴风木而言，与少阳相火同居，厥阴气逆，于是风生火动，故河间以风火立论，丹溪以痰火立论。肾为肝之母而主藏精，精虚则脑海空虚而头重，故《黄帝内经》以肾虚及髓海不足而立论。其言虚者言其病根，实者言其病象，理本一贯，陈氏之论前四者悉该备焉。"近效术附汤"见《金匮要略方论·中风历节病脉证并治第五》："治风虚头眩重苦极，不知食味，暖肌补中，益精气。"附有方解，说理明达，录之于后："肾空虚，风邪乘之，漫无出路，风挟肾中，浊阴之气，厥逆上攻，致头中眩苦之极，兼以脾气亦虚，不知食味，此非轻扬风剂可愈，故用附子暖其水脏，白术、甘草暖其土脏，水土一暖，犹之冬月井中水土既暖，阳和之气可以立复，而浊阴之气不驱自下矣。"

（《中国现代名中医医案精华·魏龙骧医案》）

第十六章
其他类眩晕

1. 病毒性脑炎后遗症　张伯臾医案

朱某，女，14 岁。

初诊： 1976 年 10 月 30 日。

病史： 二旬前头晕，寒热咽痛，热退后头晕依旧，纳少，倦怠嗜睡，头晕甚则呕吐。前夜起突然四肢抽搐，角弓反张，神志昏迷，小溲自遗。昨起神志转清，抽搐小发作 2 次，低热，面色萎黄，脉弦小，舌边红，苔薄黄而干。阴分不足之体，肝风夹痰热上扰则晕，流窜筋脉则抽搐，拟养阴平肝，化痰舒筋。

处方：

羚羊角粉 0.6g（分吞）	炒黄芩 9g	生地 18g	生白芍 15g
生石决明 30g（先煎）	朱茯苓 9g	川贝母 9g	鲜竹茹 9g
钩藤 12g（后下）	木瓜 9g		

2 剂，水煎服。

加用激素及抗癫痫西药治疗。

二诊： 1976 年 11 月 1 日。头晕作恶已减，抽搐未发，神清，小便已能自主，口干，脉弦细，苔薄黄。肝风鸱张之势已刹，痰热渐化未清，仍守前法出入。前方去羚羊角、鲜竹茹，加川石斛 18g（先煎），3 剂。停用抗癫痫西药，激素逐步减量。

三诊： 1976 年 11 月 4 日。头晕减轻，纳增，面色萎黄好转，嗜睡已除，精神转佳，苔薄黄已化，舌边尖红，脉细。肝风渐平，痰热渐化，然病后气阴两亏未复，续予调治。

处方：

太子参 9g	川石斛 15g（先煎）	炙生地 12g	炒白芍 9g
炒当归 9g	钩藤 12g（后下）	朱茯苓 9g	黑大豆 9g
川贝母 10g	香谷芽 12g		

5 剂，水煎服。

【按语】 本案患者系病毒性脑炎后遗症，眩晕与继发性癫痫。由于温病伤阴动风所致。《黄帝内经》云："诸风掉眩，皆属于肝""诸暴强直皆属于风"。故治疗从养阴平肝，化痰舒筋立法，选用羚角钩藤汤加减治疗，服药 2 剂后，肝风得平，改用平肝潜阳、益气养阴调治而收功。

（严世芸。《张伯臾医案》，上海科学技术出版社）

2. 脑血管意外、脑干损害症 徐仲才医案

刘某，男，49 岁。

初诊： 1973 年 12 月 9 日。

病史： 患者 1971 年 4 月因脑血管意外、脑干损害，早期高血压住院治疗，出院后自觉头晕钝痛、目糊、左眼跳痛、右耳失聪。行动肢体摇摆不定，走路使用拐杖，需人扶持。静坐片刻则觉右侧肢体麻木，指、趾端犹如针刺。心慌，睡眠不安，于每晚就寝一至二分钟内似觉有冷水自巅顶浇至脚跟。平时常有全身肌肉跳动，胸前屏紧感，口干，咽如梗塞，咯吐少量灰色稠痰。经长期中西药及针刺治疗无明显效果。诊得舌胖色淡，苔薄，脉细。血压 150 / 100 mmHg。

辨证： 证属阴阳失衡，虚阳上浮，肝风内扰，心神不宁，痰浊阻遏经络为患。查阅前方均从滋阴泄热为治，诸恙依然。

治法： 方拟通阳益阴，镇肝养心，潜纳浮阳。

处方：

炙甘草 9g	淮小麦 30g	红枣 7 枚	菊花 9g
川芎 9g	生龙骨 30g	生牡蛎 30g	桂枝 4.5g
生白芍 9g	瓜蒌皮 12g	麦冬 12g	

另：胆荬片 2 包

水煎服。

二诊：1973 年 12 月 16 日。服药 7 剂，咳痰蠲除，睡眠较佳，左眼跳痛减轻一二成，走路摇摆次数减少。前方尚合机宜，渐进为治。原方改桂枝 9g，生白芍 12g。

三诊：1974 年 1 月 2 日，连服前方 14 剂，精神日振，全身肌肉跳动及走路摇摆均十愈六七，目前走路已可不用拐杖。脉转迟缓，心慌心荡减而未除。再方参用温阳之品，原方加熟附片 12g（先煎），磁石 30g。

四诊：1974 年 1 月 9 日。上方服 7 剂后，自觉症状更有进步，仍宗前法，原方改熟附片 15g（先煎），并加仙灵脾 12g，续服 7 剂。

五诊：1 月 16 日。服上方 2 剂后，即觉精神、体力更佳。所有疾苦均已消失。走路时可大踏步，似雀跃。但近数月稍有眼胀目糊，口不渴，舌淡苔白，脉濡缓，予平肝息风，原方改熟附片 18g（先煎），并加钩藤 12g（后下）。

【按语】 本病案为脑干损害症伴高血压，属阴阳失调。开始按眩晕、中风一般辨证施治，给予养阴平肝泄热方药，疗效不显。盖人体阴血以阳气为动力，而本例肢体麻木不遂，舌淡脉细，足见阳气虚衰，不能煦养络脉。但本病既属阴阳失调，当根据阴阳消长，相机用药，不可初起贸然应用大温大燥之品，否则阳损者未受其益，而阴虚者反先蒙其害。故初诊处方用桂枝以温通心阳，又用白芍、麦冬以养阴和营，合镇肝养心、潜浮阳、化痰浊诸法，冀阴平阳秘，气煦血濡。当三诊之后，病情大见转机，十愈六七，温通心阳既已应手，还须作探本穷源之治，庶免病情反复。缘本病迁延日久，病久多及于肾，而阳气根源于肾，当不失时机地培补肾阳，故用熟附片合仙灵脾诸药以温阳益肾，药病相切，收效更为显著。类此病例较为顽固难治，但根据中医学辨证施治原则，掌握阴阳失调的病机，尤着意扶阳以配阴。用通阳法奏效于前，用温阳益肾法巩固于后，可见，不能拘守一病一法，应当根据具体情况通变处理，疗效才能得以提高。

（《上海老中医经验选编·徐仲才医案》）

3. 胃疾眩晕　徐景藩医案

马某，女，54 岁。

初诊：1990 年 10 月 17 日。

主诉：眩晕、胃脘痞胀不适已历 3 年，症状时轻时重。

病史：眩晕发作时伴有恶心欲吐，平时胃脘痞胀，时时反酸，食少，口干不欲饮水。大便微溏，每日一次。有时胃脘痞胀兼隐痛，自煎生姜汤，服后脘痛可得缓解。近 1 年来两次纤维胃镜检查皆示慢性萎缩性胃炎，伴有肠上皮化生，幽门螺旋杆菌（+++）。血压正常，脑血流图未见异常，颈椎 X 线摄片示颈 5 椎体下缘轻度骨质增生。近 1 周来眩晕发作甚重，故来诊治。

诊查：舌质偏淡，舌苔薄白腻，脉细弦。

辨证：肝阳夹痰浊上扰清窍，痰浊之生源于胃，胃气不和，饮停于中。

治法：平肝化痰和胃。

处方：半夏天麻白术汤、泽泻汤加减。

明天麻 12g	姜半夏 10g	炒白术 10g	炒陈皮 6g
泽泻 25g	云茯苓 15g	白蒺藜 10g	炒枳壳 10g
炙鸡内金 6g	甘草 3g		

水煎服。

每日 1 剂，2 次煎服。先嚼生姜片，知辛后吐出姜渣，随即服药，闭目平卧。上方服 2 剂，眩晕显著减轻。共服药 5 剂，眩晕得平。以后从原法出入调治，胃脘痞胀亦渐向愈，饮食渐增。至 12 月 18 日复查胃镜，诊断大致如前，幽门螺旋杆菌阴性。随访至 1992 年 4 月，眩晕、脘胀无明显发作。

【按语】　中年以上之人，往往兼患多种疾患。本例眩晕，因 X 线片提示颈椎病变，曾多次行颈椎理疗，但眩晕依然，且更严重。结合胃疾痞胀、反酸、不渴、舌苔有腻色，分析其病机，实由痰浊上扰，兼有肝阳不清，故方以平肝化痰祛饮为主。泽泻与白术之比例，按《金匮要略》泽泻汤原方之用量，掌握 5：2 为好，泽泻25g、白术10g，比例恰当，才有效验，历试不爽。自晚近发现幽门螺旋杆菌（HP）

以来，不少医家十分重视抑杀细菌。据徐老个人经验，还当以辨证为主，从整体着眼。有胃热之证者，可用清热药，有胃寒者当用温药。本例辨证治疗，症状减轻，复查螺旋杆菌阴性，亦说明辨证之重要。

（《中国现代名中医医案精华·徐景藩医案》）

4. 低血糖所致的眩晕　王占玺医案

甄某，女，34岁。

主诉： 发现阵发性头晕7年。

病史： 近7年来每于劳累后，上课或学习用脑时易于发作，每次发作则先出现头晕喜忘，甚则恶心、面色苍白，头晕甚则不知所问，或答非所问。全身无力不能支持，偶尔发则汗出，平时失眠多梦，心烦。最近学习紧张，每日多有发作，且多于上午9时、10时许以及饭后2小时内发作，每次发作可达10～20分钟不等，多可自行恢复或吃"点心"后而消失。大便正常。月经于18岁初潮，30日一潮，每潮4天可过，但有痛经，痛甚如分娩状，血块多，经量多。婚后生二子健康，小者已7岁。既往除有支气管扩张症外，无其他病史。舌质黯紫，舌苔薄腻，六脉俱涩。随查空腹血糖60mg/dl，此"瘀血眩晕"，予通经逐瘀汤加减：

桃仁10g	红花12g	赤芍10g	穿山甲6g
皂刺6g	连翘6g	地龙10g	柴胡3g
藿香10g	炒枣仁24g		

每日1剂水煎服。服3剂后头晕大为减轻，服5剂后头晕已停止发作，服14剂后基本治愈。食欲好转，精神转佳，且能很好地完成每日进修学习内容，月经来潮一次，痛经消失，血块明显减少，睡眠转佳，舌黯脉涩均有所减轻，复查血糖86mg/dl。观察至1978年2月6日，一直很好，经行正常，血块消失，唯面色发白，素有支气管扩张症，不时有痰，脉象转弦，舌苔白而稍腻，舌边稍有紫点。与水血同治，用连珠饮：

茯苓18g	桂枝6g	白术10g	甘草6g

| 当归 12g | 白芍 10g | 川芎 6g | 干地黄 12g |

水煎服。

嘱服 6 剂后为之善后。并观察数月，一直很好。

（《临床验集》）

【评析】 本案患者为功能性低血糖，属于中医眩晕之范畴，证属瘀血内阻，从活血化瘀佐以养心安神立法，方剂选用王清任《医林改错》之通经逐瘀汤加减，使瘀血得去，新血得以化生，髓窍得养，则眩晕自止。

5. 妊娠子痫性眩晕　熊继柏医案

吴某，女，26 岁。

初诊： 1977 年 6 月就诊。

病史： 患者自诉 1976 年怀孕 6 个月时，自觉头晕，耳鸣，心烦，四肢麻木，以致坐立不稳。当地医生曾作眩晕病治疗，效果不显。不久又出现全身肌肉阵发性痉挛，并突然双目视物不清，送某地区医院检查，血压 21/15kPa（157/112mmHg），诊断为高血压子痫病。经人工引产后，其病方愈。医生嘱其不可再妊，应废止生育。可是 1977 年患者又复怀孕，妊期刚达 6 个月，又觉头晕耳鸣，心烦不安，四肢麻木，经当地医院检查，血压又达 20/13kPa（150/97mmHg）。由于患者及其家属都不愿意再做引产，遂改延中医治疗而转来我处就诊。

询其病情，患者自觉头晕，耳鸣，双目有明显胀感而且视物不清，头部巅顶胀痛，后颈项强直不舒而且有胀痛感，四肢麻木，面唇部亦有麻木感，手指和小腿肚肌肉时作痉挛抽搐，并伴口燥咽干、心烦心悸、夜寐不安、手足心热、入夜尤甚，以及多饮少食、大便干燥等症，望其舌质淡红而无苔，按其脉细而络数。

细推此病，妊娠子痫征候明显。然患者脉症表现均呈一派精血不足、真阴亏乏之虚候，当属真阴亏于下，风阳扰于上的阴虚动风证。乃拟滋阴息风法，取吴鞠通之三甲复脉汤加钩藤、僵蚕治之。

处方：

| 熟地 30g | 生白芍 30g | 麦冬 15g | 炙甘草 10g |

生牡蛎 15g　　　龟板 15g　　　鳖甲 10g　　　彭阿胶 12g（烊化）

火麻仁 12g　　　僵蚕 10g　　　钩藤 10g

嘱其以水浓煎，日服 1 剂，连服 10 剂，以观疗效。

病人服完 10 剂，诸症逐渐平息，不仅麻木痉挛得到控制，而且双目的胀感明显消退。视物亦已清晰，测其血压已经降为 19／12kPa（140／90mmHg）。余谓效不更方，嘱其再进 20 剂，药未服完，诸症悉愈。此后妊娠足月，并顺产一男孩，至今母子健康。

（徐梦斌。《明师垂教》，长春：吉林科学技术出版社）

【评析】　妊娠子痫，属危重病证，一般发生在怀孕六七个月后，或在分娩之时。初起时，孕妇出现头晕目眩、心悸气短、面色潮红、肢体麻木或两足浮肿等症，严重者则突然昏倒，不省人事，牙关紧闭，目睛直视，口吐白沫，四肢抽搐，与一般痫证的表现相似。近代名医哈荔田说，"对照子痫病的临床表现看，发病前多有先兆症状，即在妊娠高血压、浮肿、尿蛋白的基础上，见有头晕、头痛、胸闷、泛恶、视力障碍，严重者可出现暂时的双目失明。如治不及时，可发生昏仆不识，四肢抽搐，目睛直视，呕吐涎沫，身体强直，角弓反张，移时即醒，醒后复发等一系列症状。"（《哈荔田妇科医案医话选》）子痫病有虚证亦有实证，一般而言，实证多因外受风邪，或因痰火内扰，《医宗金鉴》又提出是心肝二经风热上扰之证。《沈氏女科辑要》更提出是痰滞经络之证，谓"津液聚为痰饮"，"升降之气必滞"。大抵属外风所致者，必伴见恶风发热、身痛、自汗、苔薄白、脉浮等表证特点，治当养血驱风，用羚羊角散（羚羊角、独活、防风、苡仁、川芎、当归、茯神、枣仁、杏仁、木香、甘草、生姜）之类；属痰火内扰者，则伴见头目眩晕、胸闷心烦、时吐痰涎、舌苔黄腻、脉象弦滑等症，治当清热涤痰，用涤痰汤（陈皮、法半夏、茯苓、甘草、枳实、竹茹、胆星、菖蒲、人参）之类。此即子痫病之属于实者。然因子痫病发于妇人妊娠之晚期，此时精血不足，若其素体肝肾阴亏者，则易致虚风内动。因此，临床所见子痫病总以虚证居多，或见以虚为主的虚实夹杂证候。哈荔田亦认为"本病的发生，总因妇女素质肝肾阴亏，肝阳偏亢，于妊娠末期或分娩时，由于阴血聚于下，精血愈亏，孤阳失潜，一经情绪激动，则肝阳暴越，气血逆乱，筋脉失养，神不内守，而发作抽搐项强，神馈昏迷诸症……总之，子痫一病，属于阴虚阳越，气火上升的本虚标实证候。"（《哈荔田妇科医案医话选》）大抵虚证子痫多兼见头晕目眩，心悸怔忡，心烦少寐，口干咽燥，手足心热，腰膝酸痛，舌淡脉细等肝肾精血不足的证候，治当滋阴潜阳，养血息风，用三甲复脉汤之类。本案所述之病例，即是素体肝肾阴亏，肝阳偏亢，而妊娠之后，肝肾之阴愈加亏乏，体内精血愈趋不足，于是阴不潜阳，水不涵木，虚风内动，发为子痫。这正是子痫发生的主要机理，也是子痫病的主要证型，即所谓"阴虚阳越，本虚标实"之证。

6. 人流后出现的眩晕

🍅 案一　益气养血，平肝潜阳治疗人流后眩晕　颜正华医案

任某，女，38 岁，职员。

初诊： 1980 年 2 月 23 日。

病史： 既往体健，半年前因刮宫流产而致头晕气短，乏力，心慌，面浮，肢肿，腰酸，夜寐多梦。曾数次去医院就诊，血压为 20 ／ 12kPa（150/90mmHg），被诊为高血压可疑。经西药治疗效果不佳，遂来就诊。刻诊除见上述诸症状外，又见脉沉弦，舌红苔薄而少，纳食一般，二便均可。月经准，量较少。在世的亲属中无一人患高血压。

辨析上症，证属气血双亏，肝阳偏亢。

治当益气养血，平肝潜阳。

药用：

生黄芪 15g	生白术 10g	当归 6g	珍珠母 30g(打碎，先下)
生白芍 10g	夏枯草 15g	钩藤 15g（后下）	茯苓神各 10g
桑寄生 30g	白菊花 10g	夜交藤 30g	炒枣仁 15g（打碎）

6 剂，每日 1 剂水煎服。忌食辛辣、油腻。

二诊： 药后头晕，腰酸，心慌均见轻。唯面浮，肢肿未消，仍气短，少力，夜寐多梦，并见便溏。舌脉如前，血压 18 ／ 11.3kPa（135/84mmHg）。

证属气血双亏，心神失养。

治以益气健脾，养心安神。

药用：

炙黄芪 20g	党参 15g	炒白术 10g	茯苓神各 12g
龙眼肉 10g	远志 6g	炒枣仁 10g（打碎）	生龙牡各24g(打碎，先下)
炒苡仁 30g	陈皮 10g	赤小豆 30g	五味子 6g（打碎）

6 剂，煎服法同前。忌食生冷，辛辣油腻。

三诊：诸症续减，面浮、肢肿亦见消退。用二诊原方再进 6 剂。并嘱其药尽后可续服市售归脾丸，每次 1 丸，每日 2 次。连服 1 个月而安。

【**按语**】 本案证属气血亏虚，肝阳偏亢。初诊颜教授高屋建瓴，标本兼顾，益气血，平肝阳，双管齐下。二诊见头晕减，血压降，肝阳平，遂改为益气健脾，养心安神，以治其本。三诊诸症悉减，药已中的，再进原方。并嘱药后改服善补气养血安神之归脾丸，以图缓固药效。治疗本案能否取得佳效，关键是合理应用黄芪。黄芪甘温升补，虽善补气，但能升阳，生用力缓，甘补温升之性较弱；炙用力强，甘补温升之性较强。鉴此，颜教授初诊用生黄芪，意在补气而不碍平肝；二诊用炙黄芪，意在加强补气之力，但有升腾之虞，故又配善镇潜肝阳的生龙骨、生牡蛎，以防其升腾肝阳，如此则补气血与平肝阳两不误，良效垂手可得。

（常章富。《颜正华临证验案精选》，北京：学苑出版社）

🍅 案二　滋阴平肝，潜阳益肾法治疗人流后头晕黄文东医案

谢某，女 39 岁，解放军。

初诊：1975 年 5 月 24 日。

病史：1974 年 5 月流产之后，经常头痛，头昏，恶心，有时呕吐，耳鸣，发作时尿频，怕冷，口干。目前头昏头痛较甚，恶心，口干苦欲饮，神疲乏力，睡眠尚好。舌质淡，苔薄腻，脉弦细。辨为阴血先亏，肝阳偏亢，上扰清空，兼有肾气不足之象。

治拟滋阴平肝，潜阳益肾。

处方：

真珠母 30g	白蒺藜 9g	枸杞子 9g	生地 12g
菊花 9g	丹参 12g	菖蒲 9g	陈胆星 12g
旱莲草 12g	生铁落 6g（先煎）		

7 剂，水煎服。

二诊： 6 月 5 日。近 10 天来，眩晕发作 2 次，程度较轻，时间较短，休息后次日即基本恢复正常，口干已减，有时神疲乏力。苔薄腻，脉弦细。再予前法加减。原方去菊花，加党参 9g。继服 7 剂。

三诊： 6 月 19 日。上方共服 14 剂，各症续减，再守原意。原方继服 7 剂。

四诊： 6 月 28 日。近 10 余天来，眩晕未发作，头痛亦消失。脉细弦，舌淡，苔薄腻。再守前法。

处方：

党参 9g	白术 9g	陈皮 9g	制香附 9g
丹参 9g	黑料豆 12g	菊花 9g	茺蔚子 9g
炙甘草 4.5g			

7 剂，水煎服。

【按语】 患者流产之后，失血较多，以致阴血不足，肝阳上亢，而见头昏、头痛、耳鸣、神疲等症，故用真珠母、生铁落、白蒺藜、菊花平肝潜阳以治其标；枸杞子、生地、丹参、旱莲草滋补阴血以培其本；加入陈胆星化痰宣窍以治眩晕。病已 1 年，治疗 1 月余，基本痊愈。最后加入党参、白术、甘草等，健运脾胃，增强体力，巩固疗效。

（《黄文东医案》，上海人民出版社）

7. 食物中毒后眩晕　刘渡舟医案

李某，男，41 岁，职员。

初诊： 1992 年 10 月 7 日。

病史：患者两月前误食河豚鱼，引起中毒。近日来时有周身颤抖，头目眩晕，手足麻木之感，睡眠易惊醒，血压偏高。舌红，苔白腻，脉弦数。辨为肝经热盛动风，治当凉肝息风。

处方：

羚羊角粉 1.2g	钩藤 15g	桑叶 10g	菊花 10g
茯神 15g	生地 10g	浙贝 10g	白芍 15g
甘草 6g	竹茹 15g	当归 20g	龙骨 20g
牡蛎 20g			

水煎服。

服药 7 剂，手足麻木、身体颤抖明显减轻，精神安静，已能入睡。惟觉头目发胀，原方白芍增至 30g，另加夏枯草 15g，再进 7 剂，诸症皆愈。

【按语】 《素问·至真要大论》说："诸风掉眩，皆属于肝。" 综观本案临床表现，病在足厥阴肝经无疑。究其原因，乃误食河豚使毒热内陷厥阴，肝经热盛，炼痰成浊，伤阴动风所致。投以羚羊钩藤汤凉肝养阴，化痰息风。药切病机，故取效为速。于此益知，不论何病，要在辨证论治上下功夫。

（《刘渡舟临证医案精选》）

8. 动脉炎致眩晕　陈治恒医案

赵某，女，30 岁。

初诊：1991 年 5 月。

病史：因患"多发性动脉炎"住成都市某医院治疗 3 个月余，血压一直在 27.93 ～ 23.94/21.28 ～ 17.29kPa 不降，病情无好转，病家焦急，来院求治。刻诊：患者头晕头痛，目眩，口苦心烦，心下痞满，纳谷不香，腹微胀满，大便不爽，小便黄，舌苔浊腻略黄，中心板结，舌质红，右脉沉弦，细而有力，左脉伏匿不见。根据脉证辨析，断其为湿热痰浊食滞阻碍中焦，脾胃升降失常，致使上下不交。遂本涤痰消滞，苦辛开泄，佐以芳化渗利为法。

处方：

菖蒲 6g	郁金 12g	浙贝 12g	半夏 12g
枳实 12g	陈皮 10g	焦栀 12g	连翘 12g
神曲 12g	茵陈 20g	通草 6g	滑石 20g

白蔻 6 g（打烂、后下）

水煎服。

服药 2 剂后复诊，头痛略减，苔黄较前为甚，余症无明显变化，仍于原方去滑石、连翘，易为玄明粉、厚朴，以荡涤湿热痰浊宿滞。再诊时，谓服药后果然泻下黏腻浊物甚多，心烦大减，腹胀黄腻苔亦除，已思饮食，检查血压降至 18.62/11.97kPa。经继续治疗，血压很快恢复正常。后以宣痹通络、活血化瘀、调理气血、补益脾胃之品为丸，以巩固疗效，约 1 年余诸症消失，基本康复，恢复工作。

（《中国名老中医药专家学术经验集》）

【评析】 脾胃为人体气机上下升降之枢纽，故翰旋中气，即升脾降胃、升清降浊之法，实为调整全身气机之关键，无论是枢纽不转，还是升降失常，皆当以翰旋中气为要。本案乃湿热痰浊食滞阻于中焦，致使清阳不升，浊阴不降，脘痞腹胀，大便不爽。陈老抓住主要矛盾，以苦辛通降为主，浊阴得降，清阳得升，此乃"上工平气"之确证。

9. 触电后致眩晕 钟一棠医案

俞某，女，68 岁。

病史： 于 1 个月前不慎触电，虽经治疗但未康复。现觉头晕目眩，持物不稳，走路前趋，如有人推，胸脘不适，手指发麻，夜寐欠佳，纳谷不香，言语略謇，舌淡边紫、苔腻，脉细。

辨证： 此为气血亏虚，痰瘀阻络。

治法： 治当益气化痰，养血活血。

处方：

陈皮 6g   姜半夏 15g   茯苓 20g   薏米 30g

丹参 30g   当归 25g   葛根 20g   党参 20g

苍术 10g   甘草 3g

水煎服。

服药 5 剂，眩晕即减，诸症好转，于原方去苍术，加桂枝 10g，僵蚕 10g，服 20 余剂诸症渐平。

（单书健，陈子华。《古今名医临证金鉴·头痛眩晕卷》）

【评析】 老年女性，气血渐亏，复因触电而致败血瘀结于脉络，而致痰瘀阻络。以陈皮、半夏、党参、云苓、苍术、甘草健脾化痰，以上实为六君子汤以苍术易白术，以加强燥湿化痰之力；而一味丹参功同四物，以丹参、当归养血补血；而葛根生津解痉。5 剂后诸证好转，痰湿渐消，去苍术以防其燥而伤津，加桂枝、僵蚕活血通络。

附录一
晕厥与厥证

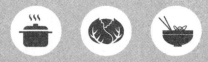

第一节　晕厥

　　晕厥是指一过性脑缺血引起的短暂意识丧失，通常分为反射性、心源性和脑源性晕厥。反射性晕厥是由于反射性血管扩张、心率减慢、心排出量降低，引起血压下降所致，包括血管迷走性晕厥、直立性低血压、颈动脉窦刺激、排尿性晕厥等。心源性晕厥是指器质性心脏病使心脏排出量减低引起，包括冠心病（心肌梗死）、瓣膜性心脏病（主动脉瓣狭窄）、心肌病（肥厚性心肌病）和各种心律失常（严重窦房结或房室传导阻滞、病态窦房结综合征、快速室上性或室性心律失常等）。脑源性晕厥是指由脑血管阻力增高或血管运动中枢调节失常产生。高脂血症、糖尿病等引起脑动脉硬化，使血管（尤其是椎基底动脉）供血不足产生晕厥。多发性大动脉炎时，当病变累及颈动脉或锁骨下动脉时，患者常在用力时出现眩晕或晕厥。肿瘤、炎症或变性引起脑干病变时，也可直接或间接影响延髓血管运动中枢而产生晕厥。

　　晕厥属于中医"眩晕""厥证"之范畴，可参照眩晕、厥证辨证施治。

一、心源性晕厥

1. 益气养阴，补血复脉治疗心源性晕厥　尚尔寿医案

邹某，男，60岁，工人。

主诉：头昏乏力6年余。

病史：患者自 1952 年发现头昏无力，时而发烧，下肢有轻度或中度的浮肿，心跳、气短、咳嗽，在劳动或用力时常有昏倒，每次有数秒钟到 2~3 分钟失去知觉。近半年来发作较频，曾在吉林某医院诊为完全性房室传导阻滞，于 1959 年 1 月 8 日来门诊求治，既往有性病史。

检查：发育正常，营养中等，颜面苍白，精神苦闷，舌苔干燥、黄白厚，脉沉迟而结代，每分钟 32 次。肺部大致正常。心界不大，心尖部可闻及收缩期吹风样杂音。肝在肋下肿大 2~3cm，质硬，边缘清楚，有压痛。其他无异常所见。

处方：

党参 9g	桂枝 5g	生地 9g	炙甘草 6g
阿胶 6g	火麻仁 9g	白芍 9g	龙骨 15g
生牡蛎 15g	当归 9g	干姜 5g	

水煎服。

二诊：服上方稍有好转，加枣仁 24g，龙齿 6g，远志 9g，柏子仁 9g，五味子 5g，竹茹 6g，茯苓 9g，枳实 6g，2 剂。

服中药 50 剂后，心跳气短稍有好转，脉搏每分钟 52 次。

1960 年 9 月 15 日恢复工作后，晕倒 1 次，脚腿沉重感，脉结代，每分钟 34 次。仍按原方服后好转。

（《尚尔寿疑难病临证精华》）

【评析】 本案患者因气阴亏虚，血脉失充，心脑失养而致头昏乏力，心跳、气短；因劳者耗气，清阳不升，更加重了心脑失养，故常在劳动或用力时出现晕厥。因而治疗从益气养阴，补血复脉入手，方剂选用炙甘草汤加减，辨证用药丝丝入扣，方药对证，终获良效。

2. 养血补虚，温经扶阳法治疗心源性眩晕 奚凤霖医案

薛某，女，72 岁。

病史：原有高血压、冠心病、反复心绞痛，半年来晕厥频作，发无定时，一瞬即解。时作心悸胸闷，脉率缓慢。心电图示：窦性心动过缓，窦性心律不齐，结性逸搏，最快窦性心率 88 次／min。

诊断：病窦。诊时症状如上，入冬畏寒踡卧，肌肤苍白，舌胖淡紫，脉细沉迟而涩（脉率 40~50 次／min）。

辨证：老年气血衰弱，心脾阳衰，致使清阳不升，脑中缺血而眩晕晕厥；气虚无以鼓动血脉则脉细迟涩。治以养血补虚，温经扶阳。

处方：全当归、赤白芍、大熟地各 15g，桂枝、大枣各 10g，麻黄、附子、干姜、炙甘草各 5g，北细辛 3g，饴糖 2 匙（冲服）。

服药 1 周，症状减轻，脉率 52~68 次／min，食欲、精神尚差，阳气渐有转复，当是鼓动之萌始，原为气血久虚，继续原治，再加炙绵芪 15g，陈皮 10g，砂仁 3g，以益气和胃。再服 2 周，脉率平均 60~64 次／min，症状若失。

三诊时去麻、附、细辛等温阳药，加白人参 10g，白术 15g，加强益气补中，使气旺而血充。调治月余，病情稳定，心电图复查：窦性心律，心率 66 次/min，贫血好转。随访年余无反复。

（《奚凤霖医案选》）

【评析】　本案患者年老体衰，心脾阳虚，胸阳不振，加之气血虚衰，清阳不升，心脑失养而眩晕晕厥；气虚无以鼓动血脉，阴血亏虚、脉道失充则脉细迟涩。故治疗从养血补虚，温经扶阳入手，使气旺血充，心脾阳气得复，则眩晕晕厥得除。

3. **益气养血，活血强心法治疗心源性晕厥**　朱锡祺医案

方某，男，成年。

初诊：1975 年 11 月 28 日。

病史：1975 年国庆节起，胸膺满闷，呼吸困难，曾先后 3 次突然昏厥，发时伴有四肢抽搐、紫绀等而去急诊，某院诊断为：阿 – 斯综合征。目前头晕，胸闷，夜不安寐，行动漂浮。既往有高血压病史，总胆固醇 300mg／dl。脉细，苔薄。治拟益气养血，活血强心。

处方：

党参 9g	白术 9g	茯苓 9g	香附 9g
苏罗子 9g	赤芍 9g	景天三七 30g	延胡索 6g

红枣 7 枚　　　　　茶树根 30g

水煎服。

复诊：12 月 5 日。服药 7 剂，昏厥未发，头晕显著好转，睡眠亦佳，白天胸闷基本消失。脉沉缓，苔薄。治拟温阳益气，养血活血强心。

处方：

党参 9g　　　　黄芪 9g　　　　白术 9g　　　　茯苓 9g

当归 9g　　　　川芎 6g　　　　炙草 6g　　　　桂枝 9g

玉竹 12g　　　　香附 9g　　　　苏罗子 6g　　　　茶树根 30g。

水煎服。

经过连续 1 个多月的治疗，服用温阳益气、养血、活血强心之品 30 余剂，昏厥未发，胸闷、头晕消失，精神得振，一般情况良好。停药观察，迄今未发。

（《老中医临床经验选编》）

【评析】　心源性晕厥，是由于心脏病变导致脑部供血不足而出现的一系列临床综合征，症状见黑蒙、晕厥、胸闷、四肢抽搐等，病位在心。心脏之所以能鼓动血液的运行，乃靠心内阳气的作用，故治宜益气温阳、活血通脉。方中党参、黄芪、白术、茯苓、炙甘草益气健脾，当归、川芎、白芷、三七养血活血，桂枝通阳，使心气旺，心血充盈，诸症自除。

4. 滋养肝肾，健脾宁心活血法治疗心源性晕厥　洪子云医案

张某，男，16 岁，学生。

主诉：突然昏倒，反复发作 8 个月，现又复发 2 小时。

现症：1978 年 11 月某日患者在说话写字时，突感全身发麻，头晕眼花，心慌胸闷，数分钟后自行缓解。数天后上述症状反复发作，头晕加重，并恶心呕吐，呕吐物为胃内容物和黯红色血块，未经特殊治疗而缓解。1979 年 2 月 13 日又见眩晕，心慌胸闷，突然昏倒在床，并伴喷射状呕血，大小便失禁，四肢抽搐，持续 5 ～ 10 分钟，病人自行苏醒，自觉头晕而痛，心慌胸闷，被家人送至我院附属医院急诊室就诊，以心源性昏厥、原因待查而入院治疗。进院后，在病房中由于上下床活动而又类似上述症状发作 2 次。初步诊断：昏厥待查？心肌炎？

或预激综合征。经用西药治疗缓解，于 1979 年 3 月 30 日出院。出院后，又曾经发作多次。其中以 1979 年 5 月 14 日发作较重，症状同前，数次在某医院及我院心血管专科门诊，均诊为预激综合征（A 型），并嘱长期服用心得安、维生素 B_1、维生素 K 等药物，未见明显好转。1979 年 7 月 23 日又感心慌胸闷，全身不适，继而有发病前的先兆，至下午洗澡之际，突然全身麻木，昏倒于盆中，四肢抽搐，面色苍白，大汗出，持续约 10 分钟，自行苏醒，自觉心慌胸闷，恶心呕吐，呕吐物同前。急查心电图，仍为预激综合征（A 型）并谓有右室肥大可能。经输氧及静脉滴注葡萄糖液等处理，以昏厥待查入院。在家族史中，除父母有高血压史外，无其他疾患。入院时检查：神志清楚，发育良好，面色苍白，瞳孔等大，对光反射存在，双肺（-），心界不大，心率 88 次 / min，律齐，未闻病理性杂音。实验室及脑电图检查，均未发现异常。入院后西药仍以心得安、镇静剂以及间断使用少量的能量合剂等治疗。7 月 27 日请洪老诊治，患者面色苍白，懒言，语声低微，心慌胸闷，头昏目花，脉沉弦，舌苔薄少，再结合患者每次发作时的一系列表现，加之病情反复发作，其病机为肝肾两亏，虚风上扰而酿成诸症，治拟滋养肝肾，健脾宁心，活血化瘀之法。

方药：

黄芪 15g	白芍 12g	郁金 10g	炒枣仁 10g
柏子仁 10g	枸杞 10g	桂枝 6g	三七 6g（冲）
党参 10g	山药 10g	大枣 12 枚	生姜 3 片

水煎服。

服药 3 剂，29 日开始下床活动，头昏、心慌、胸闷已有所改善，食欲增进，但仍感下肢麻木，头昏乏力，继续服上方 3 剂。患者家属要求带中药回家服用，故于 8 月 1 号，带药院外治疗。

8 月 24 日再诊：出院后服上方已近 20 剂，现患者自觉精神较前好转，头昏减轻，仍面色苍白，心慌胸闷时有出现，下肢亦有麻木感。脉沉弦，舌苔白少，再以前方化裁。

桂枝 6g	黄芪 24g	炙远志 10g	当归 10g

| 丹参 24g | 钩藤 10g | 潼沙苑 10g | 枸杞 15g |
| 赖化红 10g | 旱莲草 10g | 女贞子 10g | |

水煎服。

9月17日又诊：服上方15剂，诸症悉减，经常进行户外活动，精神亦好，唯饮食量较少，睡眠差，或心慌，仍以柔肝益肾养血之剂而进。

桂枝 6g	黄芪 12g	白芍 9g	当归 12g
鸡血藤 12g	续断 12g	郁金 10g	柏子仁 10g
炒枣仁 10g	炙远志 10g	枸杞 10g	旱莲草 10g
女贞子 10g	白蔻仁 10g	党参 10g	

水煎服。

服药15剂，患者自觉病情大有好转，很少发生头昏心慌胸闷，肢体麻木大为改善，以后仍宗前方，或加麦冬、五味子、茯苓，或减女贞子、旱莲草、鸡血藤、续断，坚持服用，除在1979年10月出院后曾发生过一次轻度头晕、呕恶外，再未发作过。

（《医论医话荟萃》）

【评析】　本案患者以反复发作性晕厥为主要临床表现，伴头晕、眼花心慌、胸闷或恶心呕吐。心电图提示预激综合征，右心室肥大？患者面色苍白，少气懒言，语言低微，舌苔薄少，脉沉弦，辨证为肝肾两亏，虚风上扰，气血亏虚。治以滋补肝肾，调补气血，化瘀通络，药中病机，诸症消除。

二、反射性晕厥

1. 排尿性晕厥　庞景三医案

某某，男，32岁。

病史：某月某日在排小便后，即晕倒在厕所里。患者自诉，便后先头晕，眼冒金星，继而眼前发黑，自己控制不住便晕倒了。现感困乏，手足发凉。问其平时有无此类情况，答云：时有小便后头晕、心跳、眼冒金星或眼前发黑的情况，但旋即消失。脉弦细数，舌红少苔。此肝肾阴精不足，心脑失养所致。以复脉汤

223

合生脉散加减。

处方：

太子参 20g　　　茯神 15g　　　麦冬 10g　　　生地 10g

五味子 10g　　　枸杞子 20g　　生首乌 15g　　菊花 10g

生龙牡各 20g　　甘草 6g

水煎服。

服 3 剂后，康复如初。嘱服六味地黄丸 4 个月，并节房事。后未见复发。

（江西中医药，1993；（1）:13）

【评析】　本案患者因气阴亏虚，心脑失养而致头晕晕厥，由于小便后气随津泄，更加重了患者的气阴亏虚之证，使血脉失充，故常在排尿后出现晕厥。因而治疗从益气养阴滋肾、补血复脉入手，终获痊愈。

2. 咳嗽性晕厥　陈定生医案

王某，男，52 岁，干部。

病史： 10 年前患慢支（喘息型），秋冬季节易发。1987 年 10 月 28 日以"咳嗽晕厥反复发作 3 个月，加重 2 个月"为主诉入院。3 月前因受凉出现咳喘，痰量少而不易咳出，在连声咳嗽之后突然发生晕厥，曾用"消炎、镇咳、平喘、解痉"等药物治疗无好转。近两月来，常在连声咳嗽、大笑和情绪激动时出现晕厥，意识丧失，喉间有痰声，无双目上吊、牙关紧闭、四肢抽搐及二便失禁等症状。每次发作持续时间 2 ～ 4 分钟，缓解后面色苍白，全身大汗，四肢软弱无力。近来发作愈趋频繁，选经中西药调治无效。患者平素嗜烟，喜食肥甘，家族无遗传史。查体示呼吸 35 次/min，双侧肋间隙增宽，语颤减弱，听诊呈过清音，两肺满布哮鸣音。神经系统未引出病理反射。胸部 X 光片示双肺纹理增强，模糊紊乱，余均正常。诊断为咳嗽性晕厥综合征，慢性喘息型支气管炎。

诊见患者形体肥胖，舌质紫黯，舌边有散在瘀点，舌下络脉瘀胀青紫，苔薄黄腻，脉滑数。时于咳嗽、大笑时晕厥。证属痰浊内蕴，血瘀阻络，痰瘀相搏，气机乖逆，上蒙巅顶，清窍不通。立法宜豁痰化瘀，通络开窍。方用通窍活血汤加味：

桃仁 10g　　　川芎 10g　　　赤芍 12g　　　麝香 0.2g

竹茹 10g	陈皮 12g	半夏 12g	茯苓 12g
甘草 10g	枳实 10g	老葱白 3 支	大枣 5g
生姜 10g	黄酒 20ml		

水煎，麝香用纱布另包，待药将煎成时放入。每日 1 剂，分早、晚 2 次服。

服药 3 剂后，咳嗽减轻，晕厥发生次数明显减少。继服 5 剂，自感头清目明，晕厥完全控制，咳嗽及大笑时亦不再发作。考虑喘促日久，肺病及肾，故予服金匮肾气丸和生脉饮。住院 30 天病情得以控制，已随访 1 年余，咳嗽晕厥证候未发。

【按语】　咳嗽晕厥综合征属于少见的症候群，现代医学认为是由于长期剧咳引起胸腔内压力增高，妨碍静脉回流，使心脏输出量减少，导致脑暂时缺血而发生晕厥，治疗起来甚为棘手。根据该病特点实属"痰厥"范畴，就咳嗽晕厥综合征而论，其病机除痰致病外，更重要的还有血瘀，因心主血脉，肺主气，主咳，肺朝百脉，咳之太过，气机不宣，郁而不展，则致血脉瘀阻，百脉不畅，如此痰瘀内蕴，相互搏结，终致气机乖戾，上蒙神明，清窍不利而为厥。立法时务必标本兼顾，治其本者豁痰化瘀，顾其标者，通络开窍，选用王氏通窍活血汤当属合拍。在善后方面，因该病多久咳体虚，故及时给予肾气丸、生脉散、补中益气丸之属可以巩固疗效。

（中医杂志，1990；31（2）：43）

【评析】　本案辨证立法用药，丝丝入扣，取得满意疗效应当在意料之中。但案例中麝香的用法值得商榷探讨。由于麝香辛香走窜，性（有效成分）易挥发，内服时只入丸散剂，不入煎剂。而本案麝香的用法却是用纱布另包，待药将煎成时放入，似有待探讨。

3. 低血糖性晕厥　岳美中医案

麻某，女，48 岁。

初诊：1974 年 3 月 19 日。

主诉：患眩晕症 4 年之久，闭经已 4 年，汗出，经常晕倒仆地，恶心，有时呕吐，血糖 75 mg/dl，诊断为低血糖症，久治不愈。

切脉沉取粗大，观舌质淡，舌本有薄白苔，血压 100/70 mmHg，躯体肥胖，不任劳累。

眩晕，头目昏眩而昏厥之谓。属于虚者十之八九。原因多种，《黄帝内经》谓："诸风掉眩皆属于肝"，仲景则以痰饮为先，河间、丹溪曰"无火不晕，无痰不眩"，多因脾胃气虚，痰聚中焦而上泛，火借风力而飞扬，痰火乃其现象，气虚是其本质。细询患者，起初因劳倦过度兼汗出不止而得，舌淡是脾阳虚，而舌本苔白，脉大是运化失权，纳入之水谷，不化精微而成痰湿，弥漫中焦，遭肝风夹持时时泛滥上冲眩晕仆倒，持久难愈。治取健脾涤痰为主，辅以补虚泻火祛风。李东垣半夏白术天麻汤主之。

姜制半夏 45g	炒白术 30g	麦芽 45g	炒神曲 30g
米泔浸苍术 15g	党参 15g	陈皮 15g	蜜炙黄芪 15g
茯苓 15g	泽泻 15g	天麻 15g	干姜 9g
酒黄柏 6g

共为细末，分成 30 包，宗东垣法小量久服，避免脾胃久虚，不能多纳，缓缓治之，以便由量变达到质变，每服 9g，煎 2 次，合在一处，分 2 次饭后半小时至 1 小时温服之。

本方以补脾胃为主，取半夏和胃化中焦之湿痰，痰多阻滞，则以神曲、麦芽消之，痰系水湿，则以二术、苓、泻利之；究其痰湿之来，因脾胃虚弱，呈无力倾向，以致中焦停痰蓄饮，上冲头目眩晕，则以参、芪之大力补气，合术、苓以健脾，干姜温脾，橘皮行气，黄柏清火，天麻祛风，培本治标兼顾并进，适用于脾胃虚弱、慢性头晕、手足倦怠。

7 月 27 日复诊：服上方三料，共 90 包，头晕汗出基本痊愈。月经来一次，少量。不久前因劳累，又见汗出恶风，心慌心跳，予保元生脉汤。

| 生黄芪 15g | 党参 12g | 桂枝 9g | 麦门冬 12g |
| 五味子 6g |

嘱煎服数剂，以止汗而补气，善后。

（《岳美中医案集》。人民卫生出版社，1978 年 7 月第 1 版）

【评析】 眩晕，头昏目眩之谓也，晕厥则是以突然眩晕昏仆、不省人事为主要表现的一种病证，属于虚者十之八九。正如张景岳所云："无虚不作眩"，眩晕多因脾胃气虚，痰聚中焦而上泛，火借风力而飞扬，痰火乃其现象，气虚是其本质。本案患者，起初因劳倦过度兼汗出不止而得，舌淡是脾阳虚，而舌本苔白，脉大是运化失权，纳入之水谷，不化精微而成痰湿，弥漫中焦，遭肝风夹持时时泛滥上冲眩晕仆倒，持久难愈。治取健脾涤痰为主，辅以补虚泻火祛风。李东垣半夏白术天麻汤主之，而获良效。

4. 反射性晕厥 金寿山医案

江某，女，42 岁，干部。

初诊： 1976 年 4 月 27 日。

病史： 多年来时发昏厥，发作时有气上冲，手足强直，口不能言，但神志清楚，出一身冷汗、哭一场就好。经期更易发作（经量少），体肥，脉细，舌淡，夜有盗汗，最近半年脱发甚多，头发已稀疏。血压 110 / 92mmHg。此冲任失调，血虚生风，夹痰上逆。

处方：

淮小麦 3g	炙甘草 6g	炒白芍 15g	紫石英 12g（先煎）
女贞子 9g	姜半夏 9g	茯苓 9g	桂枝 6g
陈皮 6g	炒枳壳 9g	丹参 9g	钩藤 12g（后下）
大枣 10 枚			

水煎服。

复诊： 5 月 2 日，昏厥未发，晚睡已无盗汗，血压较高，血压 170/110mmHg，脉弦，舌红、苔少，四肢微肿。当减温燥之药。

处方：

淮小麦 3g	炙甘草 3g	炒白芍 9g	紫石英 9g（先煎）
姜半夏 6g	陈皮 6g	佛手 6g	钩藤 12g（后下）
丹参 9g	女贞子 9g	姜竹茹 6g	赤小豆 12g
大枣 5 枚			

7 剂，水煎服。

三诊：5 月 15 日。这次经来量多，下血块，不发昏厥，手脚已不肿，脉弦滑，舌胖大，舌色不红。瘀血得行固为佳兆，脉舌表现还有痰湿，复诊方加生麦芽 9g，7 剂。

四诊：5 月 29 日。昏厥迄今不发，体重已减，头发渐长，验血脂发现甘油三酯偏高，脉弦细，舌色正常。冲任得调，痰湿渐除，当因势导之。5 月 15 日方加泽泻 9g，7 剂。

五诊：6 月 8 日，血压已经稳定（140 / 90mmHg），脉弦，苔薄腻，近期疗效已肯定。嘱每月可续服原方 7 剂。

（《老中医临床经验选编》）

【评析】 本案患者之昏厥，经期易发作、喜哭，月经量少，盗汗，体肥，舌淡胖，脉细，证属冲任失调、阴血亏虚，肝风内动，夹痰上扰，治当调和冲任，养血柔肝息风，化痰降逆。方中甘麦大枣甘润缓急，养心安神；白芍、女贞子、钩藤、紫石英养血柔肝息风，调和冲任；茯苓、陈皮、半夏、桂枝化痰平冲降逆，诸药合用共奏调和冲任，养血柔肝息风，化痰降逆之功，方药对证，药后晕厥消失。后因血脂偏高，舌胖大，脉弦滑，痰湿内盛，故加化湿利水之剂而收功。

5. 反射性晕厥　杨介宾医案

李某，男，32 岁，农民。

初诊：1977 年 6 月 1 日。

主诉：左胁疼痛 5 天。

病史：患者自诉 5 天前因与人开玩笑，被人用拳头打伤左胁部，当即感呼吸、咳嗽、屈伸、转侧时疼痛，曾自服止痛片、三七药酒无效，要求针灸治疗。四诊所见：患者素体壮实无病，被人打伤处有巴掌大一块痛点，局部无红肿青紫现象，脉舌无异常变化。当时诊断为气滞血瘀无疑，遂用拔罐疗法，取左渊腋穴，2 号玻璃火罐，用投火法。5 分钟后，局部红晕，未曾起罐，病人渐觉恶心欲呕，头昏心慌，由坐位突然仆地，立即起罐，扶其平卧，继而大汗淋漓，面色苍白，不省人事，肢冷脉伏，呼吸气微，形同死人。当即指掐人中、合谷，并灌以热汤急救，随即又吐饮食物一大堆，10 分钟以后未见回苏，又用艾条重灸百会、气海。10 分钟后，逐渐人事稍醒，肢温脉起，仅觉倦怠乏力，嘱其回家休息。7 天后随访，称从那以后胁痛消失，未再复发。

（《中国名老中医药专家学术经验集》）

【评析】　本案患者之晕厥是所谓的"晕罐"现象，多在劳累、紧张、饥饿、体质虚弱者多见，故拔罐前应多向患者做解释工作，避免精神紧张、恐惧等因素，即可避免晕厥的发生。

6. 反射性晕厥　张震夏医案

王某，女，38 岁，教师。

初诊：1964 年 6 月。

病史：情志怫郁，病起几年。怒则气上，心悸眩晕，肢麻，甚则仆倒，昏不识人。经云："气之与血，并走于上，则为大厥也。"脉沉弱，舌赤或薄腻微黄，先拟五磨饮子合甘麦大枣汤为治，奈草木无情，还需怡情悦性。

处方：

沉香 1.5g（后下）	台乌药 3g	太子参 9g	槟榔 6g
炙甘草 6g	淮大麦 3g	云茯苓 9g	红枣 5 枚
麸炒枳壳 3g	淡子芩 3g	炙远志 3g	

水煎服。

以下气降逆、养心，投之 7 剂，症状减轻。后因情志抑郁，症情复发。遂投上药，调理月余，随访半年病情未复发。

（《老中医临床经验选编》）

【评析】　本案患者是由于情志抑郁，肝失疏泄，肝气郁久化火，肝气上逆或因大怒而气血并走于上，以致阴阳不相顺接而发为厥证。故治以理气开郁，下气降逆，五磨饮子主之。其为治疗气郁发病的代表方剂，加之适当的心理治疗，并合甘麦大枣汤养心安神以助疗效，经治好转。

三、脑源性晕厥

1. 脑囊虫病引起的晕厥　尚尔寿医案

苏某，男，32岁，职员。

主诉： 1年来屡有抽风并昏倒3次。

病史： 病人自1959年冬季曾昏倒并有抽风发作约3小时，目直，意识不完全清楚，此后有打嗝，食欲不振，失眠，经常发作无任何规律，曾在北京协和医院诊断为脑囊虫病。于1990年6月5日发作昏倒，此后则有抽痛头晕等症状。1960年6月30日来门诊求治。

检查： 体格中等，营养尚佳，颜面枯黄，体温正常，血压118/60mmHg，脉沉弦，舌苔微黄。心脏大致正常，左胸乳旁有0.8cm×0.6cm大小的结节，无压痛及粘连，腹部无明显异常，颅神经检查大致正常，病理反射不明显，腱反射亢进，脊柱四肢正常，但四肢时有抽痛。杆虫卵（++）。

处方：

雷丸9g（捣面另包，分3次冲服）　　使君子肉9g　　槟榔片9g

磁石9g　　　　全蝎3g　　　　神曲9g　　　　半夏5g

甘草5g

水煎服。

服4剂后第2次门诊时，自述很长时间未发抽风，胸部结节较前见小，但有小发作及轻度阵发性头晕。按原方去甘草加酒军5g。

第3次门诊自述偶有小发作。按原方去甘草加酒军6g、枳实6g，病人持方回工作单位。

（《当代名医尚尔寿疑难病临证精华》）

【评析】　本案患者证属脾失健运，虫扰清窍，囊虫寄生体内，劫夺气血，故见颜面枯黄，虫扰清窍故见抽风昏仆。尚老据患者的证候表现，治疗从镇静息风、和胃杀虫立法，由于药证相合，故取得满意疗效。

2. 高血压脑病性晕厥　何炎燊医案

尹某，55岁，家庭妇女。

病史： 曾生育10胎，从47岁起，即患高血压，遍服各种降压中西药物，仅能暂治一时，迁延反复，病情日重。经某医院检查，病已累及心、肾、脑之实质。1971年春，血压陡升至250/130mmHg，多方治疗，持续不降，抬来诊治。面色苍赤，呼吸似喘，目瞑，语謇，自诉眩晕如坐舟中，脑中鸣响，心中悸动，动甚则神迷如寐，甚至知觉丧失，片刻始苏，一日数次。手足震颤掣痛，脉弦劲如循锋刃，舌质硬瘦，干绛，苔黄燥，予三甲复脉汤加味：

龟板 30g	鳖甲 24g	牡蛎 24g	石决明 24g
生地 30g	麦冬 15g	天冬 15g	阿胶 15g
白芍 24g	元参 18g	羚羊角 3g	胡麻 15g
钩藤 15g			

水煎服。

连进2剂，血压降至220/110mmHg（此后长期徘徊，不升不降），能维持家务。平日常服六味地黄丸。每过劳或情绪波动，血压升高时，即进三甲复脉汤数剂，自然平复，至今情况尚好。

（《中国名老中医药专家学术经验集》）

【评析】　本案患者素体阴虚阳亢，患高血压久治不愈，出现真阴亏耗，水不涵木，肝阳化火化风，上扰神明而导致高血压脑病。治疗时本着治病必求其本的原则，选用三甲复脉汤，滋水涵木、育阴潜阳息风，方药对证，故奏效显著。

3. 短暂性脑缺血发作性晕厥　王大经医案

苑某某，男，50岁。

初诊日期： 1975年8月18日。

病史： 1975年7月21日晨，突然右下肢麻木感，继而仆倒，右半身瘫痪，神志清楚。约两三分钟缓解复常，缓解后无不适感。8月1日，如此发作4次，有时须经一天始得缓解。发作前略感头晕心烦。自1963年始患高血压，经某医院检查诊断：高血压，动脉硬化，脑血管痉挛。椎－基动脉血流图：血管紧张度增强，弹力减弱。在我院检查，X线片示：颈椎骨质增生。

主症：曾数次晕厥仆倒，右脚略感麻胀。血压180/120mmHg。舌苔薄白，脉弦滑。

辨证：痰阻经络，气滞血瘀，上实下虚，阴阳气不相顺接。

治法：逐痰通络，理气化瘀，协调上下，宣通阴阳。

处方：

大熟地 30g	全蝎 6g	片姜黄 15g	炙山甲 6g
桃仁 24g	南红花 6g	炒白芥子 15g	

水煎服。

二诊：服上药10剂后，近日发病2次，证如前述。血压140/90mmHg。舌苔薄黄，脉弦。

处方：

葛根 15g	生白芍 30g	大熟地 30g	全蝎 6g
灵磁石 30g	钩藤 12g	桃仁 24g	豨莶草 30g
川牛膝 24g			

水煎服。

三诊：服上方24剂后，病未见犯。过劳则感右下肢沉重。舌苔薄白，脉弦滑。血压140/90mmHg。

处方：

炙山甲 6g	桑寄生 15g	全蝎 6g	乌蛇 15g
炙山甲 6g	大熟地 30g	生白芍 30g	酒大黄 6g
炒白芥子 15g			

水煎服。

四诊：服上方10剂。病未发作。以丸剂常服，巩固疗效。

处方：

生黄芪 30g	全蝎 15g	桃仁 30g	酒大黄 15g

大熟地 30g	生白芍 30g	牡丹皮 15g	柴胡 15g
鸡血藤 15g	五灵脂 15g	炙山甲 15g	葛根 30g
酒川芎 15g	莪术 15g	乌蛇 15g	炒白芥子 15g

用上方制成蜜丸，每丸 10g，重，早晚各服 1 丸，追访 3 年，病未复发。

（《名老中医临床经验选编》）

【评析】　本案患者之晕厥是由于痰瘀阻滞经络，清阳不能上升，脑失所养所致，故治疗从逐痰通络，理气化瘀、协调上下、宣通阴阳立法，使痰化瘀祛，清阳得以上升，则眩晕晕厥得除。

4. 脑源性晕厥　王占玺医案

韩某，男性，41 岁，工人。

初诊：1982 年 11 月 1 日。

病史：自 1981 年 5 月开始左侧偏头痛、头晕，甚则伴有发作性晕厥，每日可以发作数次。每次发作前多出现左侧头痛，继之四肢发凉，昏眩意识不清，突然昏倒于地，经常把头部跌伤，约经数分钟乃至 20 ～ 30 分钟又可逐渐清醒。经某医院治疗 3 个多月不效，于 1981 年 8 月来京。经宣武医院作脑血流图检查认为"双侧血容量稍偏低"，脑扫描认为"后颅以中线偏左占位性病变"，又经脑血管造影诊为"脑血管畸形"，并否定有占位性病变。检查大便囊虫 PHA 阴性。空腹血糖定量 64mg%。腰穿：侧卧位脑压 160mmHg，细胞数 42／mm³，白细胞占 2%，余均为红细胞。最后诊断"脑血管畸形"。于 1981 年 9 月 26 日来我院门诊一次，予开中药处方后，当日患者及家属对服中药信心不足未能服用，又服用他药治疗。又经辗转治疗年余未效，且头痛稍减而昏眩加重，昏厥程度加深，次数增加，每日可有多次发作。发则意识不清摔倒在地，每次发作多可持续 30 分钟，但发作时无大小便失禁及舌被咬伤现象，每次发作均伴以面色苍白、手足厥冷。于 1982 年 11 月 1 日晚 7 时许，大家愉快吃晚饭中又有上述发作，随即于晚 8 时许由其家属二人扶持来我处就诊。目前症状如前，便秘纳差，睡眠不佳。患者呈慢性病容，颜面枯萎。面色㿠白，精神不振，语言尚清楚，且能正确回答问题。头发稀疏，舌苔薄白稍腻，舌质稍红嫩，脉象弦细两尺偏弱。左侧前额及后头部共有三处摔倒时跌肿处，自蛋黄至鸡卵大，表面紫黯且有压痛。左肘外侧有一处跌时擦伤。血压 120mmHg。心肺及腹部无其他阳性体征。两上肢水平位振颤阳性，膝腱反射亢进，余无其他神经系统体征。查空腹血糖 92mg/dl，BUN 17mg/dl。肝功、血脂均正常。细询其发病之由，乃因工作不顺心与某某争吵多次后而发本病。综观左侧头痛，发作性昏厥，舌质嫩红，脉象弦细。乃肝郁化火灼及肝阴，阴虚火旺，肝风内煽，夹有湿热所致。随拟"清肝养阴"为主，佐以"利湿安神"法为治，用罗芷园头痛方和仲景酸枣仁汤加减：

处方：

桑叶 12g	菊花 14g	黄芩 10g	苦丁茶 12g
藁本 12g	白芷 14g	连翘 12g	荷叶 12g
白茅根 15g	夏枯草 15g	炒枣仁 30g	知母 12g
川芎 6g	茯苓 10g	酒军 5g	苡仁 12g

每日煎服 1 剂。

1982 年 11 月 15 日二诊： 上方服 1 剂后即中止昏厥发作，共服 12 剂，精神睡眠明显转佳。目前除大便稍干、头部时有发胀之外，无任何不适。舌苔转为薄黄，脉象仍弦。此湿象已除，肝胆之火仍有偏旺之势，则用前方去薏苡仁、酒军，加竹茹 10g，枳壳 10g，浮小麦 30g，以期加强清肝养阴为治。上方加减共服 60 剂，诸症悉除而愈，返乡调养。1983 年 1 月 5 日来信云，归后一切很好，昏厥愈后未发，只有时稍有头晕。

（《临床验集》）

【评析】 本案患者之晕厥以发作性意识不清伴四肢厥冷、头痛头晕为主要临床表现，属于中医厥证之范畴。是由于七情内伤，肝气郁结，郁久化火，肝气上逆，阴阳不相顺接，脑失所养而致。舌质嫩红，苔薄白稍腻，脉弦细为肝阴不足，阴虚火旺，夹有湿热之征。故治应养阴清肝、利湿安神，罗芷园头痛方合酸枣仁汤加减而收功。

5. 腹痛性癫痫所致的晕厥　刘东义等医案

田某，女，38 岁。

初诊：1996 年 5 月 20 日。

病史：患晕厥证已 5 年之久，每次发作先感腹痛、欲吐，接着大汗淋漓，耳鸣目眩，随即晕厥，约数分钟方苏醒。以前平均每年发作 3 ～ 4 次，1996 年春季始，每月发作 1 次，入夏后发作更加频繁。经某医院做全面检查后，确诊为腹痛性癫痫。曾以氯硝安定、治痫灵等抗癫痫药治疗，疗效不佳，且出现嗜睡、乏力、气短等症状，发作次数亦未见减少，遂来本院门诊治疗。

刻诊：面色㿠白，汗出，舌苔白腻，脉沉细。自诉纳呆，夜难入睡。脉证互参，证属脾胃气虚，寒凝气滞，寒湿偏胜，凝于中焦，不通则痛，脾虚阳微，且寒又伤阳，阳衰于下则发晕厥。

治应健脾温阳，祛寒除湿，理气和胃，予香砂六君子汤加味。

党参 12g	制半夏 12g	炒白芍 12g	炒白术 9g
陈皮 9g	干姜 9g	云苓 15g	煨木香 6g
砂仁 6g	肉桂 6g	甘草 6g	

水煎服。

上药共服 12 剂，诸症悉除。嘱服香砂六君子丸合磁朱丸以善其后。1 年后随访，晕厥未再复发。

（《湖北中医杂志》，1998：20（2）：13）

【评析】 腹痛性癫痫是临床上较少见的一种疾病，腹痛性癫痫引起的晕厥与腹痛引起的疼痛性休克有时仅靠患者的临床表现和体格检查，一时很难做出鉴别，这时做一个脑电图或脑电地形图，就很容易作出鉴别。关键是遇到这种疾病时，能否想到腹痛性癫痫这一少见疾病。

四、癔病性晕厥

1. 化痰平肝潜阳清心法治疗癔病性晕厥 **张冀梅医案**

戴某，女，15 岁。

初诊：1966 年 2 月 3 日。

主诉：两下肢发抖 10 天，反复昏厥 4 次。

病史：患者 1966 年 1 月 19 日清晨，突然两下肢发抖，不能行动，伴有头痛头晕，记忆减退。即赴上海某医院内科及神经科检查，均无阳性体征发现。但至 1 月 30 日后，病情加剧，突然昏厥，两手抽搐，反复发作，但无大小便失禁。又赴某医院神经科诊治，仍未发现相应的阳性体征。

诊断：癔病。

医案：头痛、头晕而致神志模糊不清，记忆减退，下肢发抖，时有昏厥，脉弦滑，苔厚腻。痰湿内蕴，肝阳上扰，神明失守，诸恙乃作。方拟化痰湿，平肝阳，清心神。

姜半夏 9g	广陈皮 6g	石决明 30g（先煎）	焦枳实 9g
姜竹茹 9g	茯苓皮 12g	生熟地各 6g	淮小麦 30g
大红枣 10 枚			

全蝎粉 2.4g（吞），牛黄清心丸 2 粒（化服）。

疗效：服前药 2 剂后，神明较朗，头尚疼痛，下肢冷战已解，稍能行动，前方加怀牛膝 9g。服 4 剂后，昏厥未作，因便秘加瓜蒌仁 12g，续服 5 剂。后因头痛未解，加天麻 3g 吞服。上方服至 1966 年 3 月 2 日，因大便三日未解，胃中不舒，前方去牛黄清心丸加龙虎丹 2 粒，吞服。再续服至 3 月 30 日，昏厥未再发，头痛已好转，其他诸症消失，方以扶正为主，方取党参、白术、茯苓、半夏、陈皮、砂仁、木香、远志、甘草等。至 1966 年 5 月 25 日，因他病来诊，述"旧病未再发"。

（《老中医临床经验选编》）

【评析】　本案患者之癔病性晕厥属于中医"痰厥"之范畴，痰湿内蕴、清阳不升则头晕昏厥，痰浊蒙蔽清窍则神志模糊不清，记忆减退。舌苔厚腻，脉弦滑为痰浊中阻之象。治疗从化痰湿、平肝阳、清心神立法，后以扶正健脾而收功。

2. 理气解郁，清火宁神法治疗癔病性晕厥　章庆云医案

柳某，女，29 岁。

初诊：1975 年 3 月 20 日。

病史：素有昏厥史，昨日又发。1975 年以来，每发轻则几分钟，重则 20 分钟以上，不省人事，手足抽动，醒后体倦乏力。现二目少神，眼花模糊，情绪悲伤，心烦易躁，言语滔滔不绝，嗳气频作，少寐噩梦，大便干结，2~10 天而复，月经量多，白带秽臭，脉细，苔薄质淡。

证属：肝郁气滞，火郁内扰，神思不宁。

治法：治以理气解郁，清火宁神。

方药：

黄芩 9g	知柏各 9g	青蒿 4.5g	钩藤 9g
白蒺藜 9g	竹茹 4.5g	代代花 2.4g	佛手花 2.4g
八月扎 9g	郁金 9g	生姜 9g	瓜蒌皮 9g
椿根皮 9g	珍珠母 30g	宁神丹 12g（包）	

水煎服。

二诊：1975 年 3 月 28 日。

服药 4 剂后，眼目有神，情绪舒畅，余症均见正常。然而咽干，右鼻道分泌物多，咯出带有血丝，脉细，苔薄质淡。气滞虽畅，郁火未清。治以理气解郁，清火宁神。

方药：

黄芩 9g	知柏各 9g	连翘 9g	钩藤 9g
白蒺藜 9g	柴胡 9g	竹茹 6g	半夏 4.5g
八月札 9g	郁金 9g	生姜 9g	瓜蒌皮 9g
椿根皮 9g	珍珠母 30g	宁神丹 12g（包）	

水煎服。

（《老中医临床经验选编》）

【评析】 本案患者肝郁气滞，日久郁而化火，火性炎上，火邪上扰神明而致昏厥，治疗宜从理气解郁、清火宁神立法，由于辨证立法用药丝丝入扣，故收效显著。

五、经行晕厥证

1. 养血平肝、理气解郁治疗行经昏厥　李辅仁医案

丰某，女，19 岁。

初诊：1982 年 9 月 17 日。

主诉：经前头痛，经行时发生昏厥已 1 年。

病史：经前 1 周头痛乳胀，烦躁欲哭。追述 1 年前行经期受寒生气而始昏厥。经前伴有胃痛。15 岁月经初潮，月经正常。近 1 年来月经周期为 1~2 个月，色黑不畅，1~2 日净；行经时少腹痛，头痛头胀，甚则昏厥。手足欠温，喜太息，冷汗出，脘腹恶寒，心烦欲哭，大便溏，纳少失眠。末次经期 8 月 28 日来潮，1 天干净。

诊查：舌质黯，苔薄白，脉细涩。

辨证：血虚肝郁，气逆上亢。

治法：养血平肝，理气解郁。

处方：

赤白芍各 15g	益母草 15g	归尾 15g	木香 5q
生地黄 10g	熟地黄 10g	川芎 15g	白芷 10g
丹皮 10g	乌药 5g	制香附 10g	元胡 10g
甘草 3g	红花 5g		

7 剂，水煎服。

二诊：药后精神较好，纳食增加。原方药继服 14 剂。

三诊：月经来潮，头未痛，月经量不多，色初黑转红色，少腹及脘部略隐痛，但未昏厥。原方加牛膝 10g，续服药 7 剂。又嘱每月经前 10 天开始服上方汤药。经调治 3 个月，随访诸症痊愈，月经正常。

【按语】　本例为肝郁血虚、气逆上亢，表现为经前头痛昏厥为主。患者平素血虚，经血至而不畅，肝血不足，肝阳上逆，则发为昏厥。故以四物汤养血；益母草、红花活血通经；乌药、香附、元胡、木香理气解郁；白芷、丹皮清热平

肝兼散风通络止头痛；继以牛膝滋补肝肾，配合养血调经诸药，以引血下行、经行通畅，使其肝血充足，肝阳下降，阴阳平秘，诸症痊愈。

（《中国现代名中医医案精华·李辅仁医案》）

2. 养血平肝，调气解郁，益气养阴法治疗经行昏厥　钱伯煊医案

韩某，女，21岁，未婚。

初诊： 1974年12月16日。

主诉： 经前发生昏厥6年余。

病史： 1968年起月经失调，周期1~3个月，6天净，量不多，色淡，行经期间少腹作痛，突然昏倒，冷汗淋漓，自觉全身有下沉感，大小便欲解不得。最近3次昏倒，每发于经前，发作后即来潮。现月经1~2个月来1次，6天干净，量不多，色淡。经期情绪不宁，急躁欲哭，纳差少寐。大便干结，2~3天一行。末净月经11月28日来潮，6天干净。

诊查： 舌苔淡黄腻质红，脉象沉迟。

辨证： 病属血虚肝郁，阳气亢逆。

治法： 治以养血平肝，调气解郁。

处方：

地黄 12g	白芍 9g	川芎 3g	远志 6g
合欢皮 12g	郁金 6g	制香附 6g	白薇 9g
丹皮 9g	鸡血藤 12g		

6剂，水煎服。

二诊： 12月23日。服上方药4剂，情绪较宁，纳食增加。舌苔淡黄、质红尖刺，脉细。经期将临，治以养血调气。

处方：

地黄 15g	当归 9g	白芍 9g	川芎 3g
制香附 6g	泽兰 12g	甘草 6g	鸡血藤 12g
丹皮 9g	远志 6g	牛膝 9g	

6剂，水煎服。

三诊：12月30日。昨晨少腹剧痛，冷汗淋漓，胞瘀泛恶，自觉全身下沉无力，但未昏厥。1小时后月经来潮，量不多，色初黑后红，无血块，今日少腹痛止，但觉腰酸，头痛面浮，胃不思纳；大便干结，3日一行。舌苔黄垢腻，脉左沉细，右细弦。现值经行，治以疏肝益肾，清热和胃。

处方：

地黄 15g	当归 9g	赤白芍各 9g	川楝子 9g
丹皮 9g	橘皮 6g	竹茹 9g	川石斛 12g
川断 12g	桑寄生 15g		

6剂，水煎服。

四诊：1975年1月3日。末次月经1974年12月29日来潮，5天干净，血量较前增多；全身自觉下沉无力，较前减轻，时间亦缩短；大便得畅，神疲乏力，浮肿依然，四肢发冷，胃纳仍差。舌苔薄黄腻，边尖略红，脉左沉细，右细弦。治以健脾和胃为主，兼益肝肾。

处方：

党参 12g	白术 9g	扁豆 9g	甘草 6g
橘皮 6g	山药 12g	白芍 9g	地黄 12g
生谷草 15g			

6剂，水煎服。

五诊：1月10日。服上方药5剂，精神较振，胃纳渐增，劳则面浮肢肿；大便干结，3日一行。舌苔薄黄腻，脉沉细微滑。治以益气养阴，佐以清热。

处方：

北沙参 12g	麦冬 9g	玉竹 12g	茯苓 12g
扁豆 9g	花粉 12g	知母 9g	地黄 12g
白芍 9g			

6剂，水煎服。

六诊：2月24日。末次月经1月30日来潮，6天干净，周期已准，且性情急躁，四肢发凉，冷汗淋漓，全身下沉等症状均已消失，但行经期间面浮肢肿依然。舌苔淡黄腻有刺，脉沉细滑。现值经前，治以养血平肝，理气清热。

处方：

地黄 12g	白芍 9g	生龙骨 15g	生牡蛎 15g
丹皮 9g	制香附 6g	川楝子 9g	青橘皮各 6g
鸡血藤 12g	牛膝 9g	茯苓 12g	

6 剂，水煎服。

七诊： 3月7日。有经于3月2日来潮，3天干净，量较前多，色红；少腹稍痛，昏厥未作，浮肿减轻。舌苔薄黄腻，脉细，仍从前法加减。

处方：

地黄 12g	白芍 9g	生龙骨 15g	生牡蛎 15g
丹皮 9g	制香附 6g	川楝子 9g	鸡血藤 12g
茯苓 12g	瓜蒌 15g	知母 9g	

6 剂，水煎服。

【按语】 此例由于血虚肝郁、阳气亢逆，治法以养血平肝、调气解郁为主，使气调血和、月经渐趋正常；后再益气养阴，亢阳得以渐平。《素问·生气通天论》谓："阴平阳秘，精神乃治。"后因浮肿明显，改用调补气血之法，最后以养血平肝、理气清热调治，经治疗两月余，诸恙悉减，得到痊愈。

（《中国现代名中医医案精华·钱伯煊医案》）

【评析】 钱老先生是我国著名的中医妇科学家，曾对中医妇科学的建设作出卓越贡献。经行昏厥，如何辨治？现行教科书未曾论述。女子以肝为先天，钱老据其经期少腹作痛、烦躁不宁、突然昏倒等症，考虑病位属肝，肝气不舒，郁而生热，兼之先天不足，血虚阳亢，故致经行昏厥。治疗上，先生于经前、经期以养血平肝、理气清热为法；经后则以健脾和胃，兼益肝肾，培补后天以养先天。抓住病机，立法稳当，用药井然，故调理3月而获良效。可见学习中医不唯应细究方药，更需要探求先贤古人的学术思想及其思路。

3. 益气摄血法治愈血崩昏厥　陆剑尘医案

黄妇，女，40 岁。

初诊：1938 年 9 月。

主诉：突然暴崩，血多如注，持续不止，昏厥在家。其夫急请往诊（当时赣州无医院）。

诊查：见患妇仰卧床上，昏迷不省，面色苍白，呼吸微弱，床下置一小木盒，已盛半盆血液，四肢厥冷，脉微细无力。

辨证：此乃气血大脱，元气难支之危症。

治法：急予益气摄血、挽阳固脱之剂。

处方：

党参 60g　　　　附片 9g　　　　黄芪 30g　　　　阿胶 18g（烊化兑）

山萸肉 15g　　　地榆炭 15g

水煎服。

日服药 3 剂，急煎频频灌服。

翌日往诊，言药后渐复苏，流血基本止住，精神萎顿，身弱乏力，头眩心悸，舌淡苔薄，脉细无力。仍宜益气摄血继进。

处方：

党参 60g　　　黄芪 30g　　　乌贼骨 9g　　　阿胶 15g（烊化兑）

茜根炭 9g

水煎服。

连服上方药 6 剂，流血全止，神气渐复，思进饮食。后以归脾汤合傅青主固气汤为丸巩固收功。至 1985 年患者仍健在，年已 87 岁。

【按语】　患者骤然血崩如注，失血过多，气随血脱，当此气血暴脱危急之际，宜用独参汤挽脱提陷，但其价钱昂贵，且不易得。本案用党参、黄芪、附片、阿胶、山萸肉、地榆炭煎汤频频灌服，也取得益气摄血、挽阳固脱之效。血崩止后，以补气摄血，滋养肝肾缓图收功。

（《中国现代名中医医案精华·陆剑尘医案》）

第二节　厥证

厥证由于阴阳失调、气机逆乱引起，是以突然眩晕昏仆、不省人事或伴有四肢逆冷为主要表现的一种病证。发病后一般在短时内苏醒，醒后无偏瘫、失语和口眼㖞斜等后遗证，但特别严重的，则昏厥时间较长，甚至一厥不复而导致死亡。

本证因内伤所致者，多缘于下元亏损，阴阳偏颇所致。在热病过程中，阴盛阳虚，或阳郁入里亦可发生。此外，气郁不达，或食滞痰浊，瘀血阻滞等，均可导致阴阳之气不相顺接而发生厥证。

中医学对晕厥的论述，可见于对厥证的论述中，厥证之名，首见于《黄帝内经》。除《素问》有厥论专篇外，还散见于其他 30 多个篇章之内，厥之不同名称大约有 30 多种，其临床表现也相当复杂，大体可分为三类：一是指暴不知人，卒然昏倒。如《素问·厥论》说："厥或令人腹满，或令人暴不知人""巨阳之厥，则肿首头重，足不能行，发为陶仆"《素问·大奇论》说："脉至如喘，名曰暴厥。暴厥者，不知与人言"二是指手足逆冷。如《灵枢·五乱》指出，人体气机"乱于臂胫，则为四厥"，发为四肢逆冷。三是指六经形证。如《素问·厥论》叙述的太阳、阳明、少阳、太阴、少阴、厥阴之厥等。这三类厥证，前两类一直沿用至今，但第三类厥证，与近代厥证含义大有区别，如《素问·厥论》曰："阳阴之厥，则癫疾欲走呼，腹满不得卧，面赤而热，妄见而妄言。"所谓阳明之厥，实指神志病证而言，今已罕用这个概念。

《黄帝内经》对厥证的病机论述比较深刻，认为厥证为气机逆乱，气血运行悖逆所致。如《素问·生气通天论》曰："大怒则形气绝，而血菀于上，使人薄厥。"《灵枢·五乱》以清浊之气逆乱阐述诸多厥证的病理。云："清气在阴，浊气在阳，营气顺脉，卫气逆行，清浊相干，乱于胸中，是为大愧。故气乱于心，则烦心密嘿，俯首静伏；乱于肺，则俯仰喘喝，接手以呼；乱于肠胃，则为霍乱；乱于臂胫，则为四厥；乱于头，则为厥逆，头重眩仆。"

仲景《伤寒论》在少阴篇和厥阴篇中，重点阐发了《黄帝内经》关于寒厥和热厥的理论和治法。认为寒厥、热厥的病机为阴阳气失去相对平衡，不能相互贯通，主要表现为四肢逆冷。更重要的是仲景补充了寒厥和热厥的治法，提出寒厥用四逆汤、当归四逆汤、通脉四逆加猪胆汁汤等，并提出热厥可用下法治疗。

《儒门事亲》对厥证立有专篇论述，不仅记载了手足逆冷之厥，而且还论证了昏不知人之厥，并将昏厥分为尸厥、痰厥、酒厥、气厥、风厥等证。其后《医学入门》《医贯》《景岳全书》等书，又在总结前人的基础上，结合临床实际，对厥证理论不断充实、完善和系统化，提出了气、血、痰、食、暑、尸、酒、蛔等厥，并以此作为辨证分型的主要依据，来指导临床治疗。

厥证是一种证候，可见于多种疾病之中，西医的休克、中暑、低血糖昏迷、反射性晕厥（血管迷走性晕厥、直立性低血压、排尿性晕厥等）、心源性晕厥、脑源性晕厥以及精神性疾病出现厥证表现者，均可参照厥证进行辨证治疗。

厥证的病因病机，主要是由于气机突然逆戾，升降乖戾，气血运行失常造成的。故《素问·方盛衰论》说："逆皆为厥。"《景岳全书·厥逆》亦认为："厥逆之证……即气血败乱之谓也"。但气机逆乱又有虚实之分。大凡气盛有余者，气逆上冲，血随气逆，或夹痰夹食，壅滞于上，以致清窍暂闭，发生厥证；气虚不足者，清阳不升，气陷于下，血不上达，以致精明失养，也可发生厥证。具体的病因可分为以下 4 类：

（1）气厥。恼怒惊骇，情志过极，以致气机逆乱，上壅心胸，蒙蔽清窍，而致昏仆。此外，由于元气素虚，又遇悲恐，或因疲劳过度，以致阳气消乏，气虚下陷，清阳不升，造成突然昏厥。

（2）血厥。由于肝阳素旺，又加暴怒，以致血随气逆，气血上壅，清窍不利，昏倒无知。此即《素问·生气通天论》所云："大怒则形气厥，而血菀于上，使人薄厥。"另外，久病血虚及产后或其他疾病失血过多，气随血脱，亦可发生昏厥。

（3）痰厥。形盛气弱之人，嗜食酒酪甘肥之品，脾胃受伤，运化失常，聚湿生痰，痰浊内阻，气机不利，偶因恼怒气逆，痰随气生，上蒙清窍，以致突然眩仆而厥。

（4）食厥。饮食不节，积滞内存，转输失常，气机受阻，以致窒闷而厥。

此类情况常见于儿童，但成人饱食之后，骤遇恼怒，气逆夹食，食堵中脘，上下痞膈，气机受阻，壅塞清窍，亦可导致昏厥。

另外感受六淫或秽恶之邪，使气机逆乱，阴阳之气不相顺接，也可发生昏厥。

厥证的预防相当重要，预防着重是病因的预防。正气是否来复，治疗是否及时得当，是决定本证转归及预后的重要因素。一般来讲，厥证的转归主要有三：一是阴阳气血相失，进而阴阳离决，发展为一厥不复的死证。二是阴阳气血失常，或为气血上逆，或为中气下陷，或气血痰瘀等邪气内闭，气机逆乱，但尚未阴阳离绝。这类厥证，或生或死，取决于正气来复与否和治疗措施是否得当。若正气来复或治疗得当，则气复返而生，反之，则气机逆乱加重，气不复返则死。三是表现为各种证候之间的转化，如气厥和血厥之实证，常转化为气滞血瘀之证；失血致厥，常转化为气随血脱之证，等等。

一、气厥

1. 宣窍理气法治疗气厥实证　金翰章医案

徐某，女，83 岁。

初诊： 1964 年 4 月 23 日。

病史： 患者年逾八旬，骤然气闭，四肢厥冷，人事不知。脉沉伏。姑拟宣窍理气治其急。

处方：

| 制半夏 4.5g | 沉香曲 9g（包） | | 橘皮 9g　橘络 2.4g |

广郁金 9g　　苏合香丸 1 粒（半擦牙关，半用鲜石菖蒲 9g 煎汁冲，先服）

水煎服。

二剂复诊： 4 月 27 日。上方连进 2 剂，神志虽已清醒，而气滞未解，胸脘满闷，大便不解，不思纳谷。舌腻，脉细滑。仍从前方增损。

处方：

| 制半夏 4.5g | 广陈皮 9g | 茯苓神各 9g | 广木香 3g |
| 制香附 9g | 炒玄胡 4.5g | 广郁金 9g | 砂蔻仁 4.5g（研） |

大腹皮 9g	炒枳壳 4.5g	焦山查 9g	沉香曲 9g（包）
佩兰叶 9g	玫瑰花 5 朵	炒谷麦芽各 9g	

2 剂，水煎服。

【按语】 高年陡然气厥，按其病因，由于痰湿食滞中阻，气从上逆，乃致神昏肢冷。症与中风有别。方投宣窍理气，两服而苏。继进化痰和胃，病渐痊可。

（《临床心得选集》）

2. 大补元气为主治疗气厥虚证　陈伯勤医案

庞某，男，10 岁。

初诊： 1981 年 3 月 7 日。

病史： 头昏跌仆反复发作已月余，严重时突然昏倒，不省人事，四肢厥冷，时而震颤，面色苍白，汗出肤凉，目陷口张，呼之不应，呼吸微弱，长则 10 余分钟，少则几分钟即逐渐苏醒。醒后觉头昏肢麻，疲乏无力，胃纳不振，溲清便溏。

诊查： 诊见神清乏力，面色㿠白，形体瘦弱，气短懒言，呼吸微弱，唇舌色淡，脉虚细无力。

辨证： 此乃元气素虚，中气不足，清阳不升所致之昏厥也。

治法： 治宜大补元气，佐以健脾养血为主，方选独参汤合当归补血汤加味。

处方：

党参 12g	北黄芪 12g	当归 6g	白术 9g
红枣 15g	北五味子 6g		

每天 1 剂，水煎分 3 次服，连服 3 剂。

二诊： 3 月 20 日。药后头昏减轻，食欲增进，未再昏厥，舌质淡红，脉虚。药已中病，效不更方，原方药再进 3 剂。

三诊： 3 月 27 日。服药 6 剂，诸症大减，但仍觉气力不足，夜寐多梦，溲清而长。舌质淡红，苔白，脉虚而缓。继以补气益血，滋养肝肾之法以善其后。

处方：

党参 12g	北黄芪 12g	首乌 12g	当归 6g

熟地 12g   枸杞子 9g   茯苓 9g   北五味子 6g

大枣 15g

水煎服。

嘱服药 3 剂，并忌食寒凉生冷及萝卜、芥菜之类食物。

【评析】 患儿素体虚弱，气血不足，脾肾两虚，以致精清不升，浊阴不降，上扰清窍故突然昏仆，四肢厥冷，目陷口张，脉虚细无力。因此必须以大补元气之独参汤，合补气益血之当归补血汤以补气生血，使元气充足能载血上行，精升浊降；佐以健脾之白术、红枣以健脾养血，使气血生能有源，故服药 6 剂而获效。继以补气益血，滋养肝肾之法以竟全功。

（《中国现代名中医医案精华·陈伯勤医案》）

二、血厥

1. 急下存阴，引血下行法治疗血厥实证　孙允中医案

刘某，女，82 岁。

初诊： 1977 年 8 月 3 日。

主诉： 1 周前悲切太过，复因大怒，晕厥仆地，不省人事。醒后无偏瘫，但终日嗜睡，头痛如裂，四末冰冷，面赤唇紫，大便数日未解，腹满，恶逆。

诊查： 舌红苔黄干，脉沉弦有力。

辨证： 此缘肝阳素旺，怒后血随气逆，气血上壅，清窍闭塞，则昏无所知，属实证血厥。

治法： 阳明腑实，宜急下存阴，并引血下行。

处方：

玄参 20g   麦冬 15g   生地 20g   赭石 50g

大黄 15g   牛膝 50g

3 剂，水煎服。

二诊： 8 月 8 日。大便通下，神志转清，恶逆已止，可进饮食，四末转温，头痛减轻。治以活血化瘀，镇肝息风之法。

处方：

赭石 30g	牛膝 30g	地龙 15g	丹参 20g
川芎 15g	生地 15g	赤芍 10g	当归 10g
香附 10g			

水煎服。

服上方药 6 剂，康复如常。

【按语】　《景岳全书》云："血厥之证有二，以血脱血逆皆能厥也……血逆者，即经所云血之与气并走于上之谓。"本例属于后者，初诊治以增水行舟，防其年老肠燥，火盛津枯。二诊病已去半，用一派活血之品，配香附行气相助，赭石、地龙镇肝息风，效力益显。

（《中国现代名中医医案精华·孙允中医案》）

2. 理气活血化瘀法治疗血厥实证　颜德馨医案

某某，女，40 岁，记者。

病史：患者经常性、阵发性昏厥已 6 年，发时不能自主，精神恍惚，有濒死感，血压升高，就诊于各大医院，原因不明，遍用镇静药及补益之品罔效。诊见眶周色素沉着，口唇青紫，脉细，舌紫。证属肝厥，气滞血瘀，脑与脏气不接，取血府逐瘀汤，令其条达而致和平。

处方：

柴胡 9g	郁金 9g	川芎 9g	当归 9g
桃仁 9g	红花 9g	赤芍 9g	失笑散 9g
枳壳 6g	桔梗 4.5g	生地 12g	甘草 3g

14 剂，水煎服。

二诊：药后肝厥未再发作，精神好转，唯感夜寐欠安，多梦，治宗前法加味，即上法加葛根 9g，紫贝齿 20g，14 剂，6 年顽疾竟得治愈。

（江西中医药，1989；（4）：2）

【评析】　本案患者之昏厥因瘀血内阻，清阳不能上升于脑，脑失所养而致反复发作昏厥；眶周色素沉着，口唇青紫，脉细，舌紫皆为瘀血内阻之象。故治疗从理气活血化瘀立法，气行瘀祛，清阳得升，则昏厥得除。

三、痰厥

1. 清热豁痰法治疗痰厥证　孔伯华医案

张某，年逾耳顺。

主诉：颈短肩宽，体魁梧，素康健，忽一日右头偏痛，外出散步归，步至重门，倏然眩晕目黑，心头突突，头重脚轻，寸步难移，急扶廊栏，未至颠仆，家人发现，则左半身不能走动矣。电邀急诊。

诊查：见病人神识尚清，语言謇涩，目睛不易转动，口角微涎，咽喉痰阻，面色赤而微肿，心中烦乱，左上下肢瘫痪不遂，末梢麻木，兀兀欲呕，舌伸不正，苔色白而中心微黄，脉弦大滑而坚，左手重按渐小无力。

辨证：病属平素阴精亏损，阳气亢盛，必复触忿，肝气当治而未得，故血随气而逆上，以致突发昏厥，一时痰气壅盛占据清阳之位，病名"煎厥夹痰"，乃中风之一型，唯一之因在于阳热不得交通而上亢。

治法：宜首治其阳热不得交通之否，兼豁其滞留阳位之痰。

处方：生石决明、生赭石、旋复花、青竹茹、天竺黄、胆南星、明天麻、清半夏、化橘红、川郁金（生白矾水浸）、竹沥水（兑入）。安宫牛黄丸2粒，每次1粒和服。

连服药3剂，一剂头痛除，痰消安枕；二剂而饮食渐进，目睛舌本俱已灵活；三剂而手足能动，室内自可徐行矣。越二日居然前来就诊，神态自若，举止如常，唯颐颊间色较蕴赤而已。原方去明天麻、旋复花、生赭石、胆南星、竹沥水，加炙龟板、炙鳖甲、生牡蛎、大熟地、怀牛膝以潜阳益阴，引热下行。并嘱以薄滋味，戒忿怒，远房室，数剂而安。

【按语】　"治热以寒""介类潜阳，咸味引下"，用之得当，效可立应。遵此绳墨，前人不我欺也。先生曾力嘱："此法用于本病愈早愈妙，迟则差矣。"噫！深思妙悟之难也。

（《中国现代名中医医案精华·孔伯华医案》）

2. 化痰饮，泻厥阴法治疗眩厥证　程门雪医案

俞某，女，成年。

初诊： 1970 年 2 月 15 日。

主诉： 头眩耳鸣，甚则昏厥不省人事，逾时方醒。心悸不安寐，胃纳不香，舌苔腻布。

治法： 拟化痰饮、泄厥阳、安虚神法治之。

处方：

辰茯苓 12g	竹沥炒半夏 9g	陈广皮 4.5g	炒枳实 3g
炒竹茹 4.5g	珍珠母 12g	稽豆衣 12g	炒杭菊 4.5g
潼白蒺藜各 9g	炒白术 4.5g	炒泽泻 4.5g	

3 剂，水煎服。

二诊： 药颇对症，诸象均减，毋事更张。原方 3 剂。

三诊： 前方药两投，诸恙良已，惟心悸不安寐如故。再拟原方加减之。

处方：

珍珠母 12g	煅牡蛎 24g	辰茯苓 9g	炒枣仁 4.5g
陈广皮 4.5g	炒竹茹 4.5g	竹沥炒半夏 9g	炒香谷芽 12g
煅龙齿 12g	潼白蒺藜 9g	炙远志 3g	

3 剂，水煎服。

【按语】　眼不安则神不宁，阳升之势不得平息，时时可以复厥。舌苔腻布，痰湿中阻，则又碍其升降之道，肝阳难平。清气不得上升，头眩如何能安？浊气不得下降，胃气如何能醒？生化之源告乏，则本益虚而难支。本例肝阳与痰湿作祟为症结所在，所以程老在一、二诊以化痰为主，痰化则升降之道自通，胃气可醒。三诊则安神、平肝、化痰三法同用，而偏重于镇定，取效颇速。

（《中国现代名中医医案精华·程门雪医案》）

四、热厥

1. 清泻郁热法治疗热厥神昏　宋爱人医案

周某，男，48 岁。

初诊： 4 月 23 日。

主诉： 初起发热咳嗽，近两日来四肢厥冷如冰，心中寒栗，夜来烦躁不安，神昏谵语。

诊查： 胸腹灼热如烙，舌苔黄垢而干，脉滑数带促。

辨证： 热极而生寒，热是真热，寒为假寒。正如《黄帝内经》所谓"诸禁鼓栗，如丧神守，皆属于火"。厥闭之危，迫在眉睫。

治法： 清泄邪热。

处方：

玉泉散 60g（包煎）	生知母 18g	京玄参 15g	鲜金斛 30g
川黄连 2g	黄芩 9g	黑山栀 15g	蔷薇露 180g（代茶）

水煎服。

二诊： 4 月 24 日。热极则生寒，热深厥亦深。凡三阳之邪，在表者不为之辛凉解散，在里者不为之清热通下，汗下两失其宜，乃至郁阳不伸愈，里热炽，肢厥愈其，神志昏乱。服昨方，四肢厥冷已解，神志较清，惟脉行数促不调，三部不合常规，舌白罩黄垢厚，腑气三日未行，腹部胀满，邪伏经腑，仍需两解。

处方：

玉泉散 60g（包煎）	生知母 18g	连翘 15g	黄芩 9g
川黄连 2g	黑山栀 15g	鲜金斛 36g	米仁 30g
七液丹 24g（包煎）	蔷薇瓣 6g		

水煎服。

三诊： 4 月 25 日。舌底白罩黄、垢厚异常，脉弦涩郁乱，有此脉舌，必有火邪内伏。昨日腑通一次，烦热较减，四肢亦温，惟昨夜突作寒战，寒已而热，热势高张，烦渴求饮，尽三四壶之多，经一时许而厥回热退，神志转清。刻诊胸膺白痦，略见数粒，微微有汗，时有咳嗽，内伏之邪有外达之机。治用甘寒凉淡，参以芳透。

处方：

寒水石 45g	知母 18g	鲜金斛 30g	香青蒿 12g
佩兰叶 9g	甜杏仁 15g	前胡 6g	生米仁 30g
川黄连 2g	黄芩 8g	七液丹 24g（包煎）	

水煎服。

四诊： 4月27日。白苔薄黄，脉象滑数。昨日寒战未作，大便2次，身热较退，微微有汗。再进甘寒芳透之剂，调理5日而愈。

【按语】 本病初起为温邪上受的呼吸道感染，由于治疗不当，邪热内郁而致四肢厥逆。颇似现代医学所说的中毒性休克。时病厥证有寒厥热厥之别，治疗完全不同。如何从寒热混杂、证情疑似之间分辨真假，是诊断的首要任务。分析本案主要根据以下两点：①起病之初是上焦温病，以后变成厥逆，正是《伤寒论》所言"前热后厥"的证候，多属热厥。喻嘉言也说："若阳证忽变阴厥者，万中无一"所以基本上排除了寒厥的可能性。②舌苔干黄，脉象滑数，胸腹灼热，都显示了里热炽盛的征象。有此二者，可以断定是一个热极生寒的真热假寒证，是阳明经腑同病、热盛燥结的证候。所以宗白虎承气意，选用辛凉清解、苦寒攻下，参以甘寒淡渗，两撤经腑之邪，而使厥回热退，病人转危为安。第三诊，突然寒热战栗，这是正气胜邪、驱邪外出的另一个通道，凡病邪之久郁深伏者，尤多见之。叶天士在讨论邪留三焦时说："因其仍在气分，犹可望其战汗之门户，转症之机括。"本证虽非转症，也不是典型的战汗，可是通过正邪交争，将深伏之邪驱逐外出，其机理并无二致。所以当寒战之后，竟得热退神清，微微有汗，白痦敷布，未尝不是佳兆。因而在前方基础上，加入青蒿、佩兰、杏仁、前胡芳香透化，宣通肺气，因势利导，使邪从气分透泄，病情迅速好转而愈。

（《中国现代名中医医案精华·宋爱人医案》）

2. *清滋补泻法治疗热厥木僵 刘惠民医案*

秦某，男，40岁。

初诊： 1956 年 5 月 16 日。

病史： 多年来经常感觉头昏脑涨，记忆力减退，注意力涣散，睡眠时好时坏，有时劳累后感觉心慌，心跳加速，偶有脉搏间歇。曾于 1950 年到多处医院检查，诊断为风湿性心脏病，动脉硬化症。自此，精神负担日渐加重，疑虑、恐惧、悲观，对治好疾病丧失信心。近三五年以来，病情逐渐加剧，性情孤僻，偏执易怒，喜静少言，忧郁寡欢，对外界事物兴趣淡漠，有时神识恍惚，表情呆滞，反应迟钝，甚至别人不加提醒亦不知自进饮食。这些症状时发时止，有时持续数天后始能逐渐恢复正常。1955 年初，因阵发性心跳加快住院治疗，入院后，严重失眠，甚至十余昼夜不能入睡，曾用大量安眠镇静剂，也只能短时入睡，醒时精神焦躁，不思饮食。上半身汗出，时发时止，大便秘结。数日一行，有时需借助洗肠排便，体质日渐虚弱。1956 年 4 月中旬某日，患者突然僵卧于床，神识蒙胧，两目凝视，表情忧郁，缄默不语，拒食，大便不行。诊为癔病性木僵，经中西医多方不见缓解，乃邀刘老前往诊治。此时病人已僵卧不动、不语、不进饮食 10 余天，大便已 17 天未行。

诊查： 身体消瘦，卧床不动，皮肤黯黄，枯燥乏泽，上半身有汗，似睡非睡，两眼凝视，表情淡漠，默然不语，气息低微。舌质红，舌苔黑燥无津，带有芒刺，脉弦实滑数，检查不能合作。

辨证： 心肾两虚，肝郁气结，阳明实热，痰扰神明。

治法： 补肾养心清肝，理气开窍，清热豁痰，滋阴润燥通便。

仿当归芦荟丸、更衣丸、羚羊钩藤汤、补心丹、滋阴大补丸、苁蓉润肠丸、小儿回春丹等方义，综合化裁应用之。

处方：

当归 12g	肉苁蓉 12g	熟地 15g	大黄 6g
胆南星 6g	炒酸枣 36g	枸杞子 12g	天竺黄 9g
石菖蒲 9g	柏子仁 9g	天门冬 12g	钩藤 12g
芦荟 0.6g			

另用沉香 1.2g，羚羊角 1.2g，共研细粉，分 2 次冲服。

二诊：5 月 17 日。服上方药 1 剂，神识稍清，两眼微动，已能伸舌、动手，仍不讲话，不进饮食，能睡眠 4 小时，腹鸣，矢气较多，大便未通，舌苔褐燥少津，脉弦实而数。拟就原方加承气，以峻下阳明热结。加人参白虎，以清热保阴存津。

处方：

胆南星 9g	当归 9g	熟地 18g	大黄 9g
生石膏 15g	炒杏仁 9g	枳实 9g	人参 9g
炒酸枣仁 42g	天竺黄 9g	僵蚕 9g	厚朴 6g
枸杞子 12g	橘络 12g	肉苁蓉 15g	芦荟 1.2g
玄明粉（冲）1.5g			

水煎服。

另用清热豁痰、清心开窍、补肾益气、平肝之品配制药粉一料，配合汤药服用。

处方：

犀牛角 4.5g（现多用水牛角代替，30g）			羚羊角 4.5g
猴枣 4.5g	牛黄 2.1g	琥珀 3.6g	全蝎 6g（去刺）
马宝 6g	鹿茸 7.5g	人参 1.5g	麝香 1.2g

共研细粉，每服 2.1g，每日 3 次，蜜调服。

三诊：5 月 18 日。服上方汤药 1 剂，并配服药粉后，神识继清，表情恢复，欲言但不能说出，四肢已能活动，大便已通，下黑色质硬大便半盆余，臭味难闻。舌苔已薄，脉弦实数象已减。在原清心、豁痰、平肝基础上，加补气养阴、生津、宣利肺气之品。

处方：

炒酸枣仁 42g	人参 9g	石斛 12g	麦门冬 15g
天竺黄 9g	瓜蒌仁 12g	橘红 12g	桔梗 9g
伏神 9g	川贝 9g	钩藤 12g	灯心草 1.5g

水煎服。

四诊：5 月 23 日。服上方药 5 剂，神识全清晰，四肢活动灵活，已能讲话，但声不清，能自进少许饮食，又大便一次，较前量少；上半身出汗较多。睡眠仍差，轻微烦躁。舌苔薄黄，脉弦，仍有数象。继以养心补肾、清热敛阴之法治之。

处方：

炒酸枣仁 48g　　人参 9g　　　　枸杞子 15g　　生石膏 24g
橘络 12g　　　　覆盆子 15g（捣）　浮小麦 9g　　灯心草 1.5g

水煎服。

五诊： 5 月 28 日。药后已能睡五六个小时，出汗略减，表情较前丰富，四肢活动也基本自如，已能自动翻身。讲话口齿仍不太清楚，仍心烦。舌苔薄黄，脉弦细，稍数，拟上方重加养心清热之品。

处方：

炒酸枣仁 45g　　柏子仁 9g　　　生龙齿 9g　　　益智仁 3g
黄连 12g　　　　人参 6g　　　　生石膏 15g　　枸杞子 9g
桂圆肉 9g　　　　麦门冬 30g　　　浮小麦 9g　　　覆盆子 12g
橘络 9g

水煎服。

10 月 16 日随访： 上次诊后，服汤 72 剂，并配服药粉，病情逐渐好转，精神已完全恢复正常，表情、讲话如常人，体力日增，已能起床作轻微活动。唯睡眠仍较差，饮食量较少。舌苔、脉象正常。再按原方略行加减，嘱继服一段时间，以资巩固。

【按语】　此例癔病性木僵，病者素有心肾两虚，加之思虑太过，损及心脾，积忧之久，肝气郁结，脾气不升，气郁痰结，郁久化热，痰浊上逆，阻蔽神明，乃致木僵。虚实真假之辨乃辨证施治的关键。前人早有"至虚有盛候，大实有羸状"的名言。此患者有心肾虚弱，本次发病已木僵十余日，病延日久，痰郁不开，脾气不伸，多日不能进食，气血来源不充，故初诊时一般情况已甚为衰竭，貌似虚极，但病者神识昏蒙，舌苔黑而燥，脉弦实滑数，大便已有 17 日未行，乃热极伤津，阳明地之大实征象。根据《景岳全书》记载"……或郁结逆气有所未散，或顽痰瘀血有所留藏，病久之羸，似乎不足，不知病本未除，还当治本"及杨乘六指出的"证有真假凭诸脉，脉有真假凭诸舌"，脉证合参，正符合"大实有羸状"的现象。故刘老在以攻实为主、补虚为辅、攻补兼施的治疗原则下，先用攻结泄热存阴，再以补气生津养阴之法，用当归、肉苁蓉、熟地、枸杞子、天门冬等补肾滋阴，润肠通便；用犀角、胆南星、天竺黄、石菖蒲、猴枣、牛黄、马宝、麝香、川贝、灯心等清心豁痰、醒神开窍；炒酸枣仁、柏子仁、茯神、龙眼肉、琥珀等养心镇静安神；用芦荟、大黄、玄明粉、石膏、黄连等泻热导滞除烦；杏仁、瓜蒌仁、桔梗等宣利肺气；石斛、麦门冬滋阴生津；覆盆子、益智仁、浮小麦固肾敛阴；人参补气益阴生津，乃收良效。可见病有虚实真假之别，治有标本缓急之变，医者临证，务当详审权衡，方能投药对证，药到病除。

（《中国现代名中医医案精华·刘惠民医案》）

3. 豁痰开窍法治疗乙脑热厥　岳美中医案

刘某，家庭妇女，北京人。

入院日期： 1958 年 8 月 7 日；出院日期：9 月 28 日。

入院情况： 发烧，头痛，昨日开始昏迷。于 7 日前发热，无汗，疲乏无力，恶心，呕吐，继而陷入昏迷。由某医院介绍来本院就诊。病前曾有恶汗便秘，未曾接种脑炎疫苗。既往曾患喘息、头痛、甲状腺肿大等疾病。

体格检查： 体温 39.8℃，营养较差，半昏迷状态，两眼瞳孔缩小，舌有白黄苔，心尖部有轻度收缩期吹风样杂音。巴宾斯基征阳性，克匿格征阳性，颈部强直。颈部肿物如儿头大而硬，无搏动。

血象： 白细胞 10250/mm^3，未做分类。脑脊液：细胞 42 个，多核 45 个，淋巴 55 个，糖 1 ~ 5 管阳性，潘迪试验阴性。

8 月 28 日，补体结合试验阴性。

诊断： ①乙型脑炎。②甲状腺囊肿。

8 月 27 日下午 3 时体温 39.8℃，手足清冷，神昏，食则呕吐，舌苔黄白而厚，大便 1 周未解，脉沉而数，有热深厥深之象。用安脑丸清热解毒。

安脑丸 6 粒，每次用药引煎汤服 3 粒，3 小时 1 次。药引用：犀牛角 6g（现多用水牛角 30g 代替），生地黄 18g，当归身 9g，川黄连 4.5g，龙胆草 3g，菊花 9g，竹茹 9g。

27日晚9时，四肢已温，脉亦少起。唯热象不显，且起卧频繁不安，神识时昏时清，仍予前药1剂（药引去竹茹加薄荷3g）。

28日，热稍退，四肢微厥，神识似清不清，舌同昨日，脉细数无力。大便已通。以原方再进，下午时，仍发热无汗，神识昏蒙，脉寸关沉数，舌白，微罩浅黄苔。拟清宫透邪，佐以芳香醒脑。竹叶卷心9g，连翘心9g，寸麦冬9g，润玄参9g，鲜荷叶边12g，莲子心3g，乌犀角3g（现多用水牛角15g代替）。水煎，送安宫牛黄丸2丸。

29日：半昏迷谵妄，克氏征（＋），巴氏征（＋）。舌黄白苔，项强，齿垢。心肺正常。脉寸部无力，额、腹热，四肢清冷。舌苔白厚腻微滑，鼻鼾，喉有痰声。证已陷入痰热阻塞心包，并虚多实少，有痰厥之虞。拟清热利痰，佐以芳化。

鲜菖蒲6g	远志肉4.5g	天竺黄6g	瓜蒌皮6g
茯苓6g	法半夏9g	橘红6g	竹沥15g
生姜汁5滴	苏合香丸1丸兑入药汁内，分3次凉服。		

29日下午7时，热始退（36.4℃），手足回温，脉见起色，但寸部仍无力，神识未清，鼻鼾声仍在，似有痰。前方去苏合香丸，改用犀珀至宝丹1丸分2次用药汁冲服，4小时1次。

30日神识渐清，脉象升举。舌中心苔黄微糙。拟再化痰清热，踵原方消息之。

鲜菖蒲6g	远志肉4.5g	天竺黄6g	瓜蒌仁6g（研）
茯苓10g	法半夏9g	化橘红45g	川连3g
枳实3g	竹沥15g	生姜汁15g	

犀珀至宝丹1丸，分2次用药汁冲服，4小时1次。

31日，热已退，神识清，舌苔黄厚而糙，脉沉细。4天以来未解大便，予小陷胸汤加味。糖瓜蒌2g，清半夏9g，黄连3g，枳实4.5g。

9月1日，神识清楚，语言不甚清晰，心脏所见如前，肺无变化，腹正常。项强，克氏征（＋），巴氏征（＋），舌苔黄糙厚腻有裂纹，不思饮食，脉细数而虚，大便未畅。原方加玄明粉3g后下，服1剂。

2日，不发烧，舌苔黄厚不燥但有裂纹，脉细数而虚，大便仍未行，不思饮食。

改用养阴法治之。太子参9g，大麦冬9g，炙甘草45g，玉竹9g，五味子10粒。

3日，咽正常，舌白黄苔，肺正常，心尖仍有杂音，腹壁反射未引出，项强轻度。巴氏征（＋），克氏征（＋）。大便经灌肠已通。脉细数而虚，食欲增进，饮水尚可。臀部有小儿手掌大潮红一处。体力弱，消瘦。下肢麻木，照原方再予1剂。此后唯四肢关节作痛，以养肝补血活络之剂治之，逐渐痊可。未留后遗症。于9月28日出院。

此病人在入院以后，服安脑丸1天半，虽热势稍杀，而昏迷谵妄不减。嗣后用清宫汤、安宫丸等，亦无大变化。当此之时，高热昏迷已持续2日。而且衰年兼有宿疾，危险已迫在眉睫。亟谋会诊，认为鼻鼾嗜睡，舌腻肢汗，是痰阻包络之象，改用豁痰开窍，一剂则热退脉起，手足回温，以辛凉退热，而远胜清凉，化险为夷于转手之间，可见辨证在临床施治上的重要性了。

（《岳美中医案集》。人民卫生出版社，1978年7月第1版）

五、寒厥

中药为主治疗温毒发斑夹肾虚寒厥 米伯让医案

孟某，男，15岁。

初诊： 1970年11月7日。

主诉： 发冷发热，伴有腰痛，全身不适。

病史： 经某医疗站治疗6天后，寒热已退，但仍腰痛，周身困痛，恶习呕吐，口干口渴，大便稀黄，每日6~7次，夹有泡沫。体温37.4℃，血压80/70mmHg。颜面浮肿，眼睑及球结膜水肿极为明显，前胸、两腋下及上臂内侧均有散在出血点，肾区压痛和叩击痛（＋），尿蛋白（＋＋＋）。诊为出血热休克期，急收住院。

诊查： 症见舌苔黄燥无津，脉象细弱无力。

辨证： 温毒发斑夹肾虚，寒厥证。

治法： 当益气固脱，回阳救逆。急煎服六味回阳饮1剂。并用50％葡萄糖250毫升加维生素C1克，静脉推注100毫升后继续滴入，30分钟后血压回升到

100 ／ 80mmHg。4 小时后病人安静、血压平稳，脉象较前有力，改用当归四逆汤加参须 1 剂，以温经散寒，养血通脉。

二诊：次日。血压稳定在 114 ／ 80mmHg，仍周身困痛，口干口渴，恶心，水入即吐，大便呈褐黄色稀水状，日 7 ～ 8 次，小便日仅有几滴，尿蛋白（＋＋＋＋）。脉象弦缓，舌质干红。改用知柏地黄汤加焦栀、黄芩、麦冬、阿胶，服 1 剂。

三诊：药后症见口苦咽干不欲饮，头痛重，呕吐，恶心频繁，小腹胀痛，每日夜尿 160 毫升，脉弦滑而数。此乃三焦不和，肝胃郁热，通调水道功能障碍，水热互结。法当和解少阳，养阴利水。予柴胡猪苓汤 3 剂。

四诊：药后呕吐诸症好转，改用知柏地黄汤 5 剂，以滋补肝肾，养阴清热利尿。尿量逐渐增加到每日 2000 毫升左右，尿蛋白（＋）。但食欲极差，舌质呈红赤无津，伸吐困难，口唇干燥并生疱疹，精神萎靡，情志抑郁。此为胃阴不复，脾气不振，不能纳谷以化津之故。法当滋补胃阴，醒脾生津。予益胃汤加砂仁、党参、白术、莲子、菖蒲等，连服 3 剂。

五诊：药后各症均明显好转，纳食日增，舌苔转薄黄而润，脉象弦缓，血压稳定在 130 ～ 120 ／ 90 ～ 80mmHg，小便一日夜在 3000 毫升左右，尿蛋白极微量，改服参麦地黄汤，以补益肺肾，益气敛阴。继之以竹叶石膏汤生津和胃、益气养阴，调理而愈。

1970 年 11 月 28 日复查尿蛋白消失，痊愈出院。

【按语】 本例系出血热重型，米老辨证无误，辨治得当，故收效十分显著。患者入院后诊为温毒发斑、肾虚、寒厥证。血压 70 ／ 60mmHg，脉细弱无力，故急服六味回阳饮一剂救逆，并用高渗糖推注、静滴。待血压回升后，即改用当归四逆汤加参须 1 剂，温经散寒，养血通脉。药后血压已稳定，但尿仅几滴，已进入少尿期，故用知柏地黄汤加味，滋阴凉血，降火利尿。服药 1 剂，证见水热互结，故改予柴胡猪苓汤和解少阳，养阴利水。经服 3 剂后，呕吐诸症好转，复用知柏地黄汤继续滋补肝肾，养阴清热利尿。药后尿量渐增，但证见胃阴不复，脾气不振，故以益胃汤加味为治，健脾益胃。药后症状明显好转，但已进入多尿期，故改服参麦地黄汤补益肺肾，益气使用敛阴，继之以清热生津，益气和胃之竹叶石膏汤调理而愈。

（《中国现代名中医医案精华·米伯让医案》）

六、暑厥

1. 清暑息风法治愈暑厥　程门雪医案

郑某，女，中年。

疾史： 久恙之体，烦劳后感受暑气，陡然热高，发痉发厥。厥返之后，肢搐头痛仍甚，热高不退，渴欲引饮。

诊查： 脉弦而数，苔黄腻。

辨证： 此素体早虚，肝用本强，烦劳之后又受暑邪，热胜风生，引动风阳，上窜于脑，横流四末，故见痉之象。症在重途，本虚标实，有正不胜邪、厥而不返之虑。

治法： 清泄重镇，以息风阳而安脑府，固为必要，但当先以清暑之品退其壮热，良以热不退则风阳不平，退热乃釜底抽薪之计也。从前病象，只能暂置不议，急则治标，古有明训，际此标证鸱张之时，尤当先治暑矣。列方于后，以备酌取。

处方：

羚角片 1.2g	白池菊 9g	抱茯神 9g	粉丹皮 4.5g
鲜藿佩 9g	西瓜翠衣 9	连翘壳 9g	霜桑叶 9g
竹茹叶各 4.5g	鲜荷叶 1 角	嫩钩藤 9g（后下）	
荷梗 1 尺（去刺）	白荷花露半斤	枇杷叶露 250g（代水煎药）	
益元散 12g（包煎）	生石决 24g（先煎）		

水煎服。

二诊： 今诊脉数见平，细而弦如故，苔转薄白。热势潮高潮低，头痛四肢蠕动，梦语如谵未止，口苦无味。以症脉论，暑邪渐化，肝阳未平，湿热未尽。其身热之不尽者，以素有虚热也。目眦皆黑，经事二载不行，内有干血无疑，姑暂置之。再用平肝潜阳，安神化湿热为继。

处方：

生白芍 6g	生石决 24g（先煎）	杭菊炭 6g	橘白络各 3g
朱茯神 9g	嫩钩藤 9g（后下）	真川贝 9g	鲜荷叶 1 角
鲜佩兰 4.5g	水炙桑叶 4.5g	荷梗 1 尺（去刺）	

益元散 12g（包煎）　　枇杷叶露 500g（代水煎药）

鲜竹茹 6g（玫瑰花 3 朵同炒）

水煎服。

三诊：头眩痛仍甚，带下频频，腹中胀，溲赤黄。肝阴本亏，肝气滞而肝阳升，湿热下注，带脉不束。暂投柔肝潜阳，化湿束带法。

处方：

大白芍 6g	稆豆衣 9g	炒杭菊 6g	左牡蛎 24g（先煎）
朱茯神 9g	真川贝 6g	瓜蒌皮 9g	鲜荷叶边 1 圈
生薏仁 12g	川柏炭 2.4g	桑螵蛸 12g	橘叶络各 4.5g
荷梗 30cm（去刺）		鲜竹菇 4.5g（玫瑰花 3 朵同炒）	

水煎服。

【按语】　　干血之证是大实致虚、虚中夹实。此例虚实夹杂，标本交错，使辨证甚为困难。程老在辨证上首先认准其高烧有暑热、虚热两种因素。痉厥既是热盛生风，又是本体肝阳化风，上犯清空而厥，流窜经络而痉。其可虑之处，既在邪势鸱张，又在正不胜邪，虚中生变。治法以"急则治其标"为前提，用清暑热（益元散、连翘、藿香、佩兰、荷叶、丹皮、荷梗），平肝潜阳（羚羊角、石决明、牡蛎），清泄风阳（菊花、桑叶、丹皮、钩藤），安神（茯神、朱砂——益元散），1 剂而诸症缓和。二、三诊即转入柔肝（白芍、稆豆衣），化痰湿（橘白、橘络、瓜蒌、川贝），化湿束带（苡仁、黄柏、桑螵蛸）等法，取效甚捷。此病转机的迹象，在于二诊时由高热转为潮热，由痉搐而转为肢蠕动，由昏厥而转为头痛，梦语如谵（已经清醒，但睡熟时有所梦呓）。至于干血痨的治法，仲景有大黄䗪虫丸，为程老所常用。他的理论是："润以濡其干，灵动入血之药（即虫类药）以能行瘀，先行干血，缓用补虚。"此例当待暑邪退、肝阳平、体力恢复后用之。

（《中国现代名中医医案精华·程门雪医案》）

2.滋阴潜阳，镇惊息风治愈暑厥　王文济医案

陈某，女，7岁。

初诊： 1965年7月29日。

病史： 7月12日起高热，头痛，呕吐，神志昏迷，谵妄，惊厥，抽搐7次。于15日到某医院住院治疗，诊断为流行性乙型脑炎。经过14天抢救治疗，病势日见危重，认为已无法挽回，特邀中医会诊。

诊查： 体温虽渐下降，但颈项强直，躯体僵硬，头向后仰，两眼向右上方斜视，眼球震颤，头部时有震颤，失语，吞咽困难，口角流涎，神情痴呆，呼吸微弱，大小便失禁。脉弦数，舌苔薄白。

辨证： 病系暑湿热毒留恋，阻滞经络，邪陷厥阴，引动内风。病属暑厥，证候危重。

治法： 勉拟清暑解毒、开窍镇惊，以作背城借一。

处方：

生石膏150g	怀山药15g	天花粉15g	炒僵蚕12g
净银花15g	净连翘12g	生甘草6g	肥知母12g
天竺黄9g			

水煎服，1剂。

煎药汁200ml，每3小时鼻饲30ml。

安宫牛黄丸1粒研极细末，羚羊角粉1.2g，二味混和鼻饲先灌入。

二诊： 7月30日。药后，眼球震颤减轻，能徐徐吞咽，除鼻饲管。

处方同前，除羚羊角粉，2剂。

三诊： 7月31日。眼球震颤停止，颈项仍强直，两目仍向右上方斜视，吞咽时仍需缓缓送服。自起病至今已有半月，饮食减少，形体消瘦，正气亏损。外邪渐清而内风炽盛、阴分内伤，改用滋阴潜阳、息风镇惊之法。方从《温病条辨》三甲复脉汤出入。

处方：

炙龟甲 12g	鲜生地黄 15g	生牡蛎 18g	麦门冬 9g
生鳖甲 15g	炮穿山甲 9g	炒僵蚕 9g	炙甘草 9g
制胆南星 3g	白茯苓 12g	生苡仁 12g	

水煎服，1 剂。

四诊：8 月 1 日。眼睑能启合，瞳孔反应存在，两目仍向右上方斜视，颈项与躯体略见松软。

处方同前，加净蝉衣 4.5g，竹沥半夏 6g，1 剂。

五诊：8 月 2 日。颈项较前柔软，眼球已能活动，吞咽较前方便，二手腕部出现阵发性震颤。治从前法，参以安神镇静之品。

处方同前，除麦门冬、炙甘草、胆南星、生苡仁、白茯苓、蝉衣、竹沥半夏，加青龙齿 12g，明玳瑁 12g，全蝎 4.5g，鲜菖蒲 9g，朱茯神 12g，1 剂。

六诊：8 月 3 日。昨夜病情又出现反复，两眼斜视加强，手脚震颤较昨日加剧，舌上满布白腐苔。此系湿热气聚与谷气相搏，为浊邪之气上泛表现。仍宗前法，参以镇痉化浊之品。

处方同前，除青龙齿、玳瑁、全蝎，加羚羊角粉 0.9g 先服，嫩勾尖 9g，福泽泻 9g，1 剂。

七诊：8 月 4 日。两目斜视及四肢震颤较昨日减轻，吞咽又感困难，失语依然。

处方同前，除羚羊角粉，1 剂。

配合针刺，取穴哑门、廉泉、颊本（双）、合谷（双）、三阴交（双）。

八诊：8 月 5 日。神识较前好转，吞咽较前便利，失语如前。

处方同前，除僵蚕、朱茯神、福泽泻，加青龙齿 12g，广地龙 9g，明天麻 4.5g，制胆南星 3g。嘱每天服鸡蛋 1 只，1 剂。

针刺同前。

九诊：8 月 6 日。语言仍有障碍，但有听觉、懂语意，头部及四肢仍有震颤，痴呆如前。白腐苔已化，舌质红，脉虚弦。仍宗前法化裁之。

处方同前，5 剂。针刺同前，每日 1 次。

十诊: 8月9日。听觉恢复,嘱其张口观舌证时能自己张口伸舌,舌红少苔。因中药味苦不愿服,嘱服药时有眼泪流出,已能表现于颜面,头部与上肢震颤较前亦有减轻。药既显效,仍从滋阴潜阳法。

处方同前,除青龙齿、明天麻、制胆南星,加灵磁石12g,桑寄生9g,珍珠母15g,炒僵蚕9g,5剂。

针刺同前。

8月11日观察,饮食较前增加,能吃油条,亦能欢笑,左侧下肢出现屈伸不便。

针刺取穴: 次髎(左),环跳(左),殷门(左),委中(左),承山(左),昆仑(左)。

十一诊: 8月16日。神识清楚,仍不能言语,已能转侧翻身;能欢笑啼哭,惟哭声带直音,无回转之音;左下肢已能屈伸。病情日见好转,仍从前意出入。

处方同前,除嫩勾尖、僵蚕、地龙、鲜菖蒲,加炒当归9g,杭白芍9g,炙甘草3g,麦门冬9g,东阿胶9g(另烊化,分2次冲入),5剂。

针刺取穴: 四神聪、哑门、廉泉、合谷(双)、委中(双)、三阴交(双)、神门(双)。

十二诊: 8月20日。病势已日见好转,啼哭之声已有抑扬之变化,且能起坐,亦能站立,惟久病身体软弱。

处方同前,5剂。

针刺取穴: 哑门、廉泉、合谷(双)、足三里(双)。

十三诊: 8月24日。饮食增加,每顿能吃肥肉三四块,精神已见好转。患孩嫌药味太苦,不肯再服中药,继续针刺治疗,取穴同前,加郄门(双)、照海(双)。

8月25日针刺时观察,已能单独行走,能发出单音语言。

8月28日针刺时观察,已恢复讲话,步行如常,并能单独玩耍。

9月29日痊愈出院。

【按语】 此患儿暑厥17天,已到危重阶段。中医依据温病理论辨证论治,配合针灸疗法,而终获痊愈。该病例辨证论治分为两个阶段:①患儿虽经17天诊治，但暑邪湿热尚留恋不清，投以安宫牛黄丸、羚羊角粉以镇惊开窍、清热解毒，用白虎汤加减以消暑解毒，两剂后外邪渐清。②出现内风炽盛、阴分内伤之候，改进滋阴潜阳、息风镇惊之剂，方从三甲复脉汤加减，配合针刺治疗，终于挽救了患儿。从这一病例中体会到，医者必须认真对待每个患儿，分析病因，认真辨证，慎重处理，才能取得良好疗效。

（《中国现代名中医医案精华·王文济医案》）

3. 温阳固脱等法治愈伏暑昏厥　魏长春医案

吴某，女，35 岁。

初诊： 1953 年 11 月 13 日。

病史： 夏受暑湿，至秋而发，高热持续，且曾便血，3 周来曾用多种药物，病情未减。

诊查： 面黄肢冷，咳嗽，呕逆，纳钝，口渴，便秘，两耳失聪，神志蒙昧，精神躁扰，不能静卧，脉左软右伏，舌淡红，体温 38.1℃。

辨证： 此病久邪闭，元气欲脱之危症。先用银针试刺内关、支沟、后溪 3 穴，患者能知酸痛，病尚可为。

治法： 急拟温阳固脱先救其逆。

处方：

桂枝 3g	生白芍 6g	炙甘草 9g	麦冬 9g
生姜 3g	红枣 4 只	化龙骨 12g	生牡蛎 9g
西党参 9g	黑锡丹 6g（研细灌）		

水煎服，1 剂。

二诊： 药后神清，四肢温和，夜能安眠，脉转弦滑而数，苔黄白厚黏，体温 38.7℃。此为元复邪达之兆，但咳嗽、便秘、欲呕之症尚存，慎防病情反复。治拟清热化痰降逆。

处方：

黄连 3g	黄芩 9g	秦艽 9g	银柴胡 9g
生甘草 3g	天花粉 9g	薤白 9g	瓜蒌皮仁各 9g

前胡 3g   北沙参 9g

水煎服，1 剂。

三诊： 大便已行，呕咳俱减，夜寐亦安，能进薄粥，体疲肢软，体温 39.2℃，脉弦滑大而数，舌红润，面转红活。正气渐复，病有转机。治拟表里双解。

处方：

银花 9g   连翘 9g   生牛蒡子 9g   桔梗 3g

炙甘草 3g   黄芩 9g   川黄连 3g   制半夏 9g

西党参 9g   郁金 6g   鲜石菖蒲 6g

水煎服，1 剂。

四诊： 昨日药后，便解色黄，身热，舌苔灰黑干燥。仍须清解伏热。

处方：

银花 15g   鲜淡竹叶 9g   鲜芦根 4 尺   葛根 6g

冬瓜仁 9g   生石膏 30g   玄参 15g   知母 9g

生米仁 15g   生甘草 3g   麦冬 9g

水煎服，1 剂。

五诊： 伏邪未清，苔黄厚腻，脉弦滑数，身热未减，体温 39.8℃，纳钝微咳。治以前意增损。

处方：

生石膏 15g   黄芩 9g   黄连 1.5g   淡竹叶 9g

玄参 12g   麦冬 9g   茯苓 9g   生米仁 15g

渐贝 9g   瓜蒌皮 9g   苦桔梗 1.5g   制半夏 9g

水煎服。

六诊： 2 剂热势已减，胃纳呆钝，脉象弦滑，舌红苔微黄。治拟清热养阴，以润肺胃。

处方：

冬桑叶 9g   瓜蒌皮 9g   地骨皮 9g   枇杷叶 9g（刷去毛）

玄参 9g   麦冬 9g   秦艽 9g   鳖甲 9g

银柴胡 9g　　　　天花粉 9g　　　　鲜茅根 15g　　　　炙甘草 3g

水煎服。

七诊：阴液不足，肝火内炽，潮热，纳钝，尿后少腹不舒，脉弦滑，舌质红。治以滋阴降火，调和肝胃。

处方：

龙胆草 3g　　　　黄柏 3g　　　　知母 9g　　　　生地 9g

怀牛膝 9g　　　　车前子 9g　　　青蒿 9g　　　　秦艽 6g

乌梅 3g　　　　　淡竹茹 9g　　　佛手片 3g　　　生龟甲 12g

生牡蛎 9g

2 剂。

八诊：病后阴虚，尚有潮热，肝胃不和，时有嘈杂，泛吐清水，脉弦滑，舌红苔薄。治以养肝肾、退虚热以善后。

处方：

大生地 12g　　　茯苓 9g　　　　泽泻 9g　　　　丹皮 3g

萸肉 9g　　　　　怀牛膝 9g　　　车前子 9g　　　玄参 9g

生米仁 12g　　　银柴胡 9g　　　秦艽 9g　　　　生牡蛎 9g

2 剂。

【按语】　　本例伏暑在转魏老治疗前曾高热便血，初诊时患者神志不清，脉伏肢冷，是内闭外脱之象。此与温病初起、邪热逆传心包及阳明热盛痉厥之证迥然不同。应按坏症论治，用仲景桂枝龙骨牡蛎汤加味，秘阳固阴，扶正达邪。《黄帝内经》云："得神者昌，失神者亡。"外感病尤重在神。今药后神清肢温，脉转弦滑，正气欲脱之危已解，而热象更著，此乃内闭之邪外达，治宜因势利导，透邪外出。续诊按温病学说立法处方，以辛凉苦寒清解邪热，兼顾其虚。五诊后养脏阴、清余邪为法，随症加减，灵活变化，直至病愈。由本案初诊不惑，续诊有方，温清补泻，运用得当，故能短期收效。

（《中国现代名中医医案精华·魏长春医案》）

七、其他厥证

1. 产后乳厥 哈荔田医案

张某，30 岁，已婚。

初诊： 1978 年 11 月。

病史： 平素体弱，产后半月余，常因哺乳引起晕厥。婴儿吸吮乳头即觉心慌，汗出，头晕，继而虚脱晕厥。乳少，不思饮食。

诊查： 舌红，苔黄腻，脉沉细。

辨证： 属产后血虚，脑失其养，脾虚不运，化源亏乏。

治法： 益气健脾。

处方：

党参 10g	白术 10g	茯苓 10g	陈皮 6g
半夏 10g	砂仁 10g	木香 6g	荷叶 10g
佩兰 10g	生芪 10g	炙草 6g	

水煎服。

服 3 剂药后，婴儿吮乳时仍感心慌汗出，但无晕厥现象。原方药又服 3 剂，乳汁增多，婴儿吸吮时无明显心慌、汗出诸症，精神饮食均好转，共服药 10 剂，哺乳一如常人。

【按语】 乳房属阳明胃经，乳头属厥阴肝经，故乳房病变多责之于肝胃二经，治疗亦多以调肝和胃为主。此例患者因为禀赋虚弱，正气已虚，加之产后气血骤去，脾胃更趋衰弱，故表现纳谷不佳，周身无力，乳汁不足，加之婴儿用力吸吮乳头，体力不能坚持，故出现晕厥。治疗当以大补气血、健脾助运之香砂六君加味，以促后天之本恢复，用佩兰、荷叶、砂仁芳香开胃之品，以醒脾悦胃，增强消化吸收功能。使气血益充，脾胃益壮，则诸症日消。

（《中国现代名中医医案精华·哈荔田医案》）

2. 产后肝厥 钱伯煊医案

王某，女，41 岁，已婚。

会诊日期： 1959 年 3 月 4 日。

病史： 孕 7 产 6。预产期 1959 年 3 月初。患者妊娠 8 个月，产前大出血，于 1959 年 3 月 2 日急诊入院。入院后在输血中做内倒转及臀牵引手术，手术前后共出血 2100ml，3 月 3 日下午 3 时产妇呈昏迷状态，血压 140 ／ 100mmHg，体温 37.5℃，经内科、脑系科会诊，考虑肝昏迷。患者过去有传染性肝炎病史。西医诊断为前置胎盘，肝昏迷。

诊查： 神志昏迷，面目肢体皆肿。腹部臌大。舌苔花剥糙黄无津，脉细软数。

辨证、治法： 证属肝厥，急用扶正开窍、清心镇肝之法。

处方： 羚羊角粉 1.5g，苏合香丸 1 丸（研细）；人参 9g，文火浓煎 200 毫升，送上药，分 4 次服，每隔 3 小时服 1 次。

二诊： 3 月 5 日。患者昨日下午 1 时服中药后，至 3 时手足伸动，口不张，闻声可睁眼；下午 4 时服第二次中药，至晚 8 时可以张目看人，但不语，至夜半神志渐清。舌苔糙黄少津，脉象生虚大而数、右细数无力。证属营血大夺，气阴重损，心肝虚阳，不克潜藏。治以补气固本，养阴潜阳。

处方：

人参 9g	麦冬 9g	五味子 6g	当归 9g
白芍 9g	生龙齿 30g	生牡蛎 30g	枣仁 15g
茯神 12g	远志 6g		

1 剂，水煎服。

另：苏合香丸 1 丸，神志昏迷时，即服半丸，隔 4 小时不醒，再服半丸，开水化服。

三诊： 3 月 6 日。昨寐尚可，四肢肿势较退，腹部膨大，大便溏泄，小溲微黄；恶露不多，色黯红；舌垢渐化，津液稍润，舌苔微黄；脉左细弦关大、右沉细。血夺气竭，肝脾两伤，治以补气固本，兼调肝脾。

处方：

人参 9g	白术 9g	连皮苓 15g	炙甘草 3g
龙齿 30g	白芍 9g	五味子 6g	木香 6g

泽泻 6g

3 剂，水煎服。

【按语】　此例属于肝厥，病因由于营血大夺，气阴重伤，心肝虚阳，不克潜藏，病势险危，故急用扶正开窍、清心镇肝之法。服药后，神志逐渐清醒，脱离险境后，尚有腹部膨大胀满、小便不多等症，故用疏肝健脾，通利膀胱之法；继续服药 10 剂，腹胀得减，小便通畅，因肝硬化而合并腹水，转内科治疗。

注：住院期间，曾用西药谷氨酸钠、金霉素等治疗。

（《中国现代名中医医案精华·钱伯煊医案》）

3. 厥脱证　朱锡祺医案

曹某，女，36 岁，外院会诊。

初诊： 1970 年 5 月 26 日。

病史： "风湿性心脏病"术后 4 天，精神极度疲惫，汗出淋漓不尽，肢体厥冷，血压偏低，不思纳谷。

诊查： 脉细微，苔腻。

处方：

附块 12g	党参 12g	龙牡各 30g	黄芪 12g
白术芍各 9g	桂枝 12g	浮小麦 30g	五味子 6g
陈皮 6g	红枣 7 枚		

2 剂，水煎服。

二诊： 6月1日。服上方药2剂汗出已少，四肢略有转温，血压回升，纳谷已香，但夜不安寐。脉缓，苔薄。治拟温阳益气，固脱宁神。原方去陈皮、红枣，加丹参 12g，川百合 12g，朱茯神 12g，柏子仁 9g。

三诊： 6月5日。前后共服药 6 剂，汗出已止，纳谷亦振，肢体转温，血压稳定，夜眠仍差。脉缓，苔薄。治拟益气，养血，安神。

处方：

党参 12g	白术 9g	云苓 9g	当归 9g
丹参 12g	柏子仁 9g	麦冬 9g	五味子 6g

附块 9g　　　　淮小麦 30g　　大枣 7 枚

水煎服。

经过连续半个月的治疗，服药 19 剂，诸症俱解。术后 25 天（即 6 月 19 日）痊愈出院。

【按语】　本病患者罹患"风湿性心脏病"数年之久，加之心脏手术的创伤，导致气血两亏，阳气虚弱，不能敷布肌肤，故肢体厥冷；卫阳不能外固，则肌表空虚；营阴不能内守，则汗出淋漓。脉象微细，为正气衰惫之征。汗为心液，大汗淋漓不尽，耗伤元气与津液，两者互为因果，形成恶性循环，大有亡阳欲脱之危，急宜回阳救逆。方中党参补气（必要时用人参大补元气），附子温壮真阳，二药相配为参附汤，以振奋阳气，益气固脱；加用龙牡固涩止汗，相佐以救亡阳之危；黄芪、白术益气固表，取玉屏风散之意；桂枝、芍药、大枣取桂枝汤意，调和营卫，扶阳固表，五味子生津止渴，固涩敛汗；白术、陈皮健脾。综括全方乃温阳救逆。服药 2 剂，汗出后，加用丹参、当归、柏子仁、川百合养血、育阴、宁神。经过中西医结合治疗，患者逐渐恢复健康，痊愈出院。

（《中国现代名中医医案精华·朱锡祺医案》）

4. 心空善饥晕厥　郭中元医案

安某，女，32 岁。

初诊： 1973 年 10 月 23 日。

病史： 4 天前，于早晨上班途中忽感心空饥饿，急去路旁购买食品时，突然晕倒，手足抽搐，神清却不能言。此后即常心空善饥，饥甚时则汗出晕厥、手足抽搐。一昼夜间往往晕厥数次。病后曾就诊于他院，但疗效不佳。

诊查： 体质尚佳，舌无苔，脉滑数。

辨证： 胃热炽盛，消谷动风。

治法： 清胃润燥，息风止痉。

处方：

玉竹 21g	元参 12g	茯神 12g	五味子 6g
麦冬 10g	菖蒲 9g	全蝎 6g	栀子 12g

钩藤 12g   黄芩 102   甘草 6g

2 剂，水煎服。

服药后，心空善饥显著减轻，未再出现晕厥、抽搐。又按原方稍予加减，再服 4 剂，热祛风止，诸症消失，恢复工作。

(《中国现代名中医医案精华·郭中元医案》)

【评析】   心空善饥晕厥一症与西医之低血糖症相似，多因脾胃运化失职，积热内蕴，而消谷力强所致。如《灵枢》中说："胃中热则消谷，令人悬心善饥。""邪在脾胃⋯⋯ 阳气有余，阴气不足，则热中善饥。"本案胃热炽盛，伤阴耗液，热极动风，气血并走于上故致心空善饥、晕厥抽搐。方中除用栀子、黄芩、元参清热泻火外，并用玉竹、麦冬、五味子养阴润燥；钩藤、全蝎息风止痉；茯神、菖蒲宁心开窍；甘草泻火调和诸药，全方相辅相成，章法分明，故取效甚速。

5. 辨证治疗厥证 贺季衡医案

🍅 案一

柳女，肝厥屡萌，牙紧肢搐，头痛少寐，月事先期，延绵时日，胸腹胀满有形，食入不畅，小溲频短，切脉弦细而滑，舌心浮垢。此肝郁不伸，气火化为风阳，痰气相薄，肝脾失调所致。

生石明决 24g（先煎） 炙乌梅 4.5g   川郁金 6g   大白芍 6g

沉香曲 4.5g   旋复花 4.5g   煅龙齿 15g（先煎）   白蒺藜 12g

远志肉 4.5g   金橘皮 4.5g   云神 12g

水煎服。

二诊：肝厥两旬未发，夜寐渐安，头痛亦减，惟胸次未纾，或懊侬，或气逆，便结旬日，小水点滴不爽，胸腹胀满有形，脉弦细左滑，舌苔腐白。肝阳初潜，痰气尚薄结于中，肠胃之通降失职也。

生石决 15g（先煎）   旋复花 4.5g   大白芍 6g   黑山栀 6g

煅龙齿 15g（先煎）   远志肉 4.5g   云苓神各 9g   大麦冬 6g

金橘皮 4.5g   黄郁金 6g   合欢皮 9g   冬瓜子 12g

水煎服。

三诊：日来肝厥宿患已久不发，夜寐亦渐安，头痛亦减，惟仍昏眩，胸次懊侬，胸左骨高突如故，小水就利，便结未爽，胃呆食少，腿部发烧，寐中肢搐，脉弦细，右手小数。肝家气火初平，胃中痰气未化，有升无降也。守原意。

南沙参 9g	大麦冬 6g	大白芍 6g	煅龙齿 15g（先煎）
乌梅炭 3g	黄郁金 6g	白蒺藜 12g	旋复花 4.5g（包）
远志肉 4.5g	云神 12g	金橘皮 4.5g	莲子 5 粒（连心皮）

水煎服。

四诊：日来脘次仍不时攻痛，波及左胁，闻声及感触尤甚。属在肝厥后，荣阴久亏，肝家气火乏血液以涵濡，故气火易于暴升也。先当柔之和之。

生石决明 24g（先煎）	煅龙齿 12g（先煎）	大白芍 6g	白蒺藜 9g
黄郁金 6g	炒枣仁 12g	九香虫 3g	真獭肝 2.4g
旋复花 4.5g（包）	炙乌梅 4.5g	云神 12g	金橘皮 4.5g

水煎服。

🍅 **案二**

吴女，始而梅核而起，咽梗气逆，痰气交博可知；继之木火上升，胃失降化之功用，嗳噫不已，声达户外。心悬烦扰，自汗不寐，雪夜脱衣，不觉其冷，病名煎厥。脉弦大则滑，舌苔薄腻。气从火化显然，当以清肝降逆、理气化痰为先。

羚角尖 1.5g	生石决 24g（先煎）	旋复花 4.5g（包）	云神 12g
远志肉 4.5g	白蒺藜 12g	大白芍 6g	代赭石 12g
川郁金 6g	陈橘皮 3g	炒竹茹 4.5g	灵磁石 12g

水煎服。

另：当归龙荟丸 9g，开水送下。

🍅 **案三**

蒋女，今日复连厥无知，脑后痛，语无伦次，或呃逆，溲痛便结，脉复不应指，舌张根黄。一派风阳扰动见象，刻当清苦泄降。

龙胆草 6g（酒炒）　大麦冬 6g　　　煅龙齿 12g（先煎）　杭菊炭 6g

上川连 1.5g　　　　远志肉 4.5g　　　生白芍 6g　　　　　生石决 30g（先煎）

黑山栀 6g　　　　　鲜生地 30g（切）　云苓神各 9g　　　炒竹茹 4.5g

灯心 10 茎

水煎服。

二诊：风阳复平，厥逆暂止，而神志仍不清了，谵妄，脑后痛，二便无知，左脉模湖，右手弦细，舌根砂黄将脱。种种见端，渐涉虚象，着手殊非易事。

生石决 30g（先煎）　大麦冬 6g　　　紫丹参 4.5g　　　云神 12g

煨天麻 4.5g　　　　远志肉 4.5g　　　杭菊炭 6g　　　　清阿胶 6g

青龙齿 15g（先煎）　大白芍 6g　　　黑山栀 6g　　　　鸡子黄 1 枚（冲）

水煎服。

🍅 案四

钱女，始而寒热，继之猝然闭逆，不省人事，牙紧，两目上视，已历数分钟之久，舌苔腻黄，脉滑大。此伏邪与痰滞凝阻于中，气道仄塞，而机窍因之不利也。亟为开导。

贡沉香 0.6g　　　川郁金 1.5g　　　台乌药 1.5g　　　江枳实 1.5g

上 4 味磨汁，用九节蒲 3g 煎汤冲服。

二诊：厥闭又复萌发，牙紧，两目上视，表热少汗，脉弦滑，舌苔黄腻。伏邪触动痰浊，阻仄气道升降所致也。仍防复闭。

薄荷 3g　　　　香白薇 12g　　　法半夏 4.5g　　　炒枳实 4.5g

云神 12g　　　川郁金 6g　　　双钩钩 12g（后入）　炒竹茹 4.5g

九节蒲 3g　　　射干 6g

水煎服。

另：苏合香丸 1 粒，开水化服。

🍅 案五

李童，痉厥三月不已，肢末抽搐，轧牙咬人，手足无措，右足痿软，不良于行，饮食如常，二便且有知觉，脉弦数，舌白。外风引动内风，扰动痰火所致。铲根不易。

白附子 3g（姜水制）　　陈胆星 4.5g　　双钩钩 9g（后入）　　杭菊炭 6g

煅龙齿 15g（先煎）　　明天麻 3g　　生石决明 30g（先煎）　　云神 9g

川郁金 6g（矾水炒）　　天竺黄 6g　　九节蒲 1.5g

生铁落 30g 先煎代水。

另：抱龙丸 1 粒，九节蒲 3g 泡汤，分 2 次化服。

二诊： 小儿痉厥未减，甚则一日数次，肢末抽搐，两目斜视，轧牙咬人，清涎上泛，右足痿软，饮食二便如常，脉弦数，舌红。风阳扰动痰火所致，业经 3 月，奏功不易。

生石决明 30g（先煎）　煅龙齿 15g（先煎）　　陈胆星 4.5g　　明天麻 3g

双钩钩 9g（后入）　　大白芍 6g　　　青黛 0.9g（拌炒）　云神 9g

蝎尾 1.5g（杵冲）　　川郁金 6g（矾水炒）　天竺黄 6g　　　九节蒲 1.5g

生铁落 30g 先煎代水。

另：琥珀抱龙丸 1 粒，牛黄清心丸 1 粒，用九节蒲 3g、双钩钩 9g 泡汤，分 2 次化服。

🍅 案六

李女，煎厥半年，日夜烦扰，不能安枕，呻吟骂詈，口不停声，善惊多汗，屡寻短见，而饮食如常，经行如故，病不在血分可知，脉弦滑怒指，舌白边蓝。此心肾两亏，阴不摄阳，阳气独张为患。势无速效可求。

大生地 15g　　大麦冬 6g（朱染）　　生牡蛎 30g（先煎）　生熟枣仁各 6g

首乌藤 12g　　潼白蒺藜 9g　　　　煅龙骨 15g（先煎）　大白芍 6g

清阿胶 6g　　灵磁石 12g（先煎）　　琥珀 3g（冲服）　　青黛 0.9g（拌炒）

水煎服。

🍅 **案七**

张男，始而右臂麻痹，继之猝然闭厥，四末厥冷，且过肘膝，汗出如洗，气逆痰鸣，逾时甫苏，连厥数次，厥则小水自遗，神迷而不昏聩，其为肾厥也疑，脉沉弦小滑，舌苔腻黄。且心肾久亏，虚阳上逆，痰浊藉以阻仄气道之流行，非感冒也。

别直须 6g	生牡蛎 30g（先煎）	明天麻 4.5g	云神 12g
陈橘络 4.5g	煅龙齿 15g（先煎）	贡沉香 1.5g	怀牛膝 6g
远志肉 4.5g	灵磁石 12g（先煎）	大白芍 6g	

【按语】 厥证，以突然昏倒、短时间神识不清，甚则四肢逆冷为特征。临床常见者有气厥、血厥、痰厥 3 类。本门所录病案，有因肝气痰火上冲而致厥者，有因烦劳则阳气独张而致厥者，有因下元肾气虚弱而致厥者。先祖对这些厥证的治疗，总不外乎平肝息风、理气化痰、开窍启闭、清苦泄降等法。

（《贺季衡医案》）

附录二
当代著名医家治疗眩晕经验选录

一、邓铁涛论治眩晕的经验介绍

眩晕一证，与现代医学眩晕的概念基本一致，可见于现代医学中的多种疾病。耳源性眩晕，如梅尔埃病、迷路炎、内耳药物中毒、前庭神经炎、位置性眩晕病等；脑性眩晕，如脑动脉粥样硬化、高血压脑病、椎－基底动脉供血不足、某些颅内占位性疾病、感染性疾病及变态反应性疾病、癫痫；其他原因的眩晕，如高血压、低血压、贫血、头部外伤后眩晕、神经官能症等。邓老运用中医中药治疗眩晕积累了丰富的临床经验，现整理介绍如下。

（一）病因为风、痰、虚、瘀，病机以内伤为主

历代文献中对眩晕病因病机的论述比较丰富，后人把《黄帝内经》的"无风不作眩"（"诸风掉眩，皆属于肝"，包括内风、外风）、朱丹溪的"无痰不作眩"、张景岳的"无虚不作眩"（包括脏腑气血阴阳诸虚），即"三无不作眩"说，归纳为眩晕病机的经典之论，为一纲领性的概括，对临床辨证论治帮助不少。如果加上虞抟倡导的"血瘀致眩"及陈修园所强调的相火，则更为全面。

眩晕的病因病机，前人虽将之分为外感、内伤两个方面，但临床上以内伤为主，尤以肝阳上亢、肾精不足、气血亏虚、痰瘀内阻为常见。病位虽在头颅脑髓，但究其病根，应责之于肝、脾、肾三脏，不外乎虚、实二端。因此，关于证型问题，邓老认为，可以分型，但不宜太杂。临床上抓住一两个主型，其他作兼证处理即可。

（二）辨证

1. 肝阳上亢

临床上往往存在 3 种情况：①肝阳升发太过，故见眩晕、易怒、失眠多梦；肝火偏盛，循经上炎，则兼见面红、目赤、口苦、脉弦数；火热灼津，则便秘尿赤，舌红苔黄。②肝肾阴亏，精水不足，水不涵木，肝阳虚亢，则兼见腰膝酸软、健忘、遗精、耳鸣、舌红少苔、脉弦细数。③肝阳亢极化风，则可出现眩晕欲仆、泛泛欲呕、头痛如掣、肢麻震颤、语言不利、步履不正等风动之象。此乃中风先兆，应加紧防范，避免中风变证的出现。如椎－基底动脉系统闭塞常以眩晕为首发症状，发作突然，并感到地在移动，人要倾倒或如坐船中，或伴有耳鸣，此眩晕的产生是由于前庭核缺血所致。同时还可有双眼视朦、共济失调、眼球震颤、倾倒发作。部分患者还可以出现软腭和声带麻痹，吞咽困难，声音嘶哑和第 3、第 5、第 6 对颅神经受损的症状，发作性一侧偏瘫和感觉障碍。当基底动脉主干闭塞时，会出现意识障碍、瞳孔缩小、四肢瘫痪，或伴有强直性抽搐、体温升高等。

2. 气血亏虚

因髓海空虚，脑失所养，故头晕目眩，动则加剧，劳累则发，兼见神疲懒言、气短声低，食后腹胀，大便溏薄，或兼心悸失眠、唇甲淡白、失血等症，以及舌淡胖嫩、齿印，脉细或虚数等气虚血少的舌脉表现，如低血压、贫血、失血过多患者常见这一类表现。

3. 痰瘀内阻

必有痰瘀见症及舌脉见症。舌苔厚浊或腻，脉弦滑者或兼结代者，此为痰阻；舌有瘀斑或舌质黯红，脉涩或促、结、代者，此为瘀闭。两者并见，则为痰瘀闭阻。

（三）论治

论治方面，肝阳上亢，治以平肝潜阳，邓老用自拟"石决牡蛎汤"，方用石决明、生牡蛎、白芍、牛膝、钩藤、莲子心、莲须。若肝火偏盛，可加龙胆草、菊花、黄芩、丹皮、木贼等；兼阳明实热便秘者可加大黄；肝肾阴亏者可加鳖甲、龟板、首乌、生地、熟地等；若肝阳亢极化风，宜加羚羊角或羚羊角骨、代赭石、生龙骨、珍珠母等。气血亏虚者以补益气血为主，可用加味八珍汤，方用党参、白术、云苓、甘草、川芎、当归、熟地、白芍、五爪龙、鸡血藤；偏于气虚者可用补中益气汤；偏于血虚者可用当归补血汤加杞子、怀山等；兼见失血者可加阿胶、白及、炒田七等；兼痰可合用温胆汤；兼瘀可用失笑散，或用豨莶草、田七、丹参等。

（四）临床治验

1. 内耳眩晕病（梅尼埃病）

邓老常用温胆汤加减治疗。若苔浊白厚腻而呕，必加生姜汁或重用生姜20~30g。另外，当其发作时，宜先艾灸百会穴，直接灸最好，壮数多少，可以根据具体情况而定。用悬灸法亦可。

本院一干部患此病反复发作数年，经用上法治疗而愈，追踪10年未见发作。

曾有一妇女，患此病每月发作，发时即送西医院急诊，但未能根治，后来门诊，治以温胆汤加减，并教其丈夫为其悬灸百会，嘱其稍见眩晕即用灸法，经过治疗后得愈，数年未发。

2. 前庭神经炎性眩晕

邓老用防眩汤加减治疗。

某空军干部贾某，于30天内晕厥20次，住院后经中西医治疗，眩晕次数减少，但仍头晕不止，血压偏高。人虽高大，但舌嫩红，苔白，脉弦而尺寸俱弱。西医诊断为前庭炎。邓老认为证属于虚眩兼有相火，乃仿防眩汤加减：黄芪24g，党参18g，云苓12g，白术12g，川芎9g，天麻9g，杞子9g，钩藤12g，白芍9g，生地12g，甘草3g。此方服30多剂后，眩晕消失。

此方在上海经方家曹颖甫先生所著之《金匮发微·血痹虚劳脉证病治》中曾有记载："精神恍惚，开目则诸物旋转，闭目则略定。世传防眩汤间有特效，录之以为急救之助。方用党参、半夏各9g，归、芍、熟地、白术各30g，川芎、山萸各15g，天麻9g，陈皮3g，轻者四五剂，可以永久不发。子早年病此，嘉定秦芍龄师曾用之，惟多川芎 9g 耳。至今三十年无此病，皆芍师之赐也。"邓老认为这是治疗虚证眩晕的好方。广州名老中医吴粤昌先生对此方亦颇欣赏。

邓老亦十分重视经方的运用。《黄帝内经》十三方中之"泽泻饮"为治湿浊中阻之眩晕之好方，由泽泻、白术、鹿衔草 3 味组成。《金匮要略》治"心下支饮，其人苦眩冒"亦用"泽泻汤"，即前方减去鹿衔草，此与《黄帝内经》泽泻饮有一脉相承的关系。

某海军干部因眩晕住院 2 月余，经多方检查，仍不明原因，多方治疗均无效。后请邓老会诊，诊为痰证之眩晕，用祛痰法治疗，但亦无效。再细为四诊，见其舌上苔白如霜，脉滑而缓，个人的经验认为凡舌白如霜多属水湿内困，脉缓亦是湿象，故予经方五苓散剂治之，一旬而愈。

3. 脑性眩晕

如脑动脉粥样硬化、椎 – 基底动脉供血不足、某些颅内占位性疾病，凡属气虚血瘀者，治以益气活血，重用黄芪益气，配以三棱、莪术活血，或用黄芪桂枝五物汤。

邓老曾在门诊诊治一男性患者，56 岁，自诉眩晕、肢体麻木无力、步态不稳反复发作 2 年余，曾作头颅 CT 检查提示轻度脑萎缩，脑血流图检查提示供血不足。局部脑血流量脑图成像检查提示普遍性血流量减少。素有低血压病史。邓老辨证为气血亏虚兼血瘀，治以益气活血。

处方：

黄芪 15g	党参 30g	白术 15g	炙草 3g
柴胡 10g	升麻 10g	陈皮 3g	丹参 18g
五爪龙 30g	三棱、莪术各 10g		

每天 1 剂，其渣再煎。

连服 7 剂，症状明显改善，连续治疗 4 月余，除劳累紧张时头顶偶有发胀外，眩晕基本消除。

附院某护士长，有冠心病、颈椎病病史，皆因右上肢麻木、眩晕、发作性胸闷疼痛多次住院治疗，曾一度怀疑为颅脑肿瘤，后经会诊确诊为"左顶叶皮质炎性肉芽肿"。一直请邓老会诊，认为证属气血两虚，用黄芪桂枝五物汤、八珍汤等方加减治疗，重用黄芪至 120g，取得较好的疗效。

4. 高血压性眩晕

邓老常辨证选用草决明、石决明、生龙骨、生牡蛎、代赭石等，舒张压偏高者可选加鳖甲、龟板等。

曾治一患者，收缩压不高，但舒张压很高，脉压差很小，仅 1.3 ～ 2.6kPa，用西药降压始终无法增加脉压差，患者常眩晕不止。邓老在辨证基础上重用鳖甲、龟板滋阴潜阳，取得很好的效果。广东草药红丝线有降压作用，可用红丝线 30g，瘦猪肉 100g 煎水饮用。

5. 低血压性眩晕

证属清阳不升者，邓老喜用补中益气汤轻剂，黄芪用量不超过 15g，与柴胡、升麻同用，以升清阳，服后患者血压可逐渐趋于正常。黄芪轻用可升压，重用则降压，故用于高血压属气虚者则须 30g 以上。

6. 头部外伤性眩晕

邓老常在辨证基础上配伍活血药物，喜用失笑散、桃仁、红花、牛膝，或用血府逐瘀汤。血管性头痛亦可用之。

7. 神经官能症性眩晕

邓老喜用甘麦大枣汤稍加舒肝健脾药，方用甘草、麦芽、大枣、钩藤、素馨花、云苓等。钩藤、素馨花舒肝兼治胁痛，麦芽也有舒肝作用。邓老认为用浮小麦亦可或嘱患者用面粉代之，其用法是用 1 ～ 2 汤匙面粉，先用少许凉开水调匀，再用煎好滚烫之中药汁冲熟后内服。若用甘麦大枣汤治失眠则用面粉最佳。

(《中国百年百名中医临床家丛书·邓铁涛》)

二、林佩湘辨证治疗眩晕经验介绍

林老治疗眩晕，常从补虚和祛邪两个方面来考虑。他认为眩晕的发生，或是由于脑窍失养，或者因于脑窍不利。脑窍失养归于脏腑虚衰，气血阴阳不足，表现为虚的证候。脑窍不利则可由外邪侵袭或外伤或痰湿瘀血阻滞所致，表现为实的证候。因其病因及基础疾病的不同，所表现的证候各异。下面就从虚实证候辨治，介绍林老治疗眩晕的经验。

（一）气血两虚证

由于久病不愈，耗伤气血，或失血之后，气随血脱，新血未及补充，或脾胃虚弱，不能运化水谷以化生气血，或服用某些药物损气耗血，都可导致气血两虚。气虚则清阳不展，血虚则脑失所养，皆能发生眩晕。症见眩晕动则加剧，遇劳加重或劳累即发，面色苍白，唇甲不华，发色不泽，心悸少寐，神疲乏力，懒言，饮食减少，舌质淡，脉细弱。治疗上以补养气血、健运脾胃、益肝和营为法，常用归脾汤、八珍汤加减。常用药物有人参、党参、黄芪、白术、茯神、酸枣仁、龙眼、当归、枸杞子、熟地、白芍、川芎、阿胶、红枣、陈皮、木香、远志、炙甘草等。

龙某，女，47岁。

初诊： 1993年5月12日。

病史： 头晕、乏力半月余。于1个月前因左乳腺癌手术治疗后接受化疗，化疗1个疗程尚未结束，就出现头晕、乏力、纳差、胸闷等症状，查血常规见白细胞减少，给予常规药物及对症治疗，症状未好转，血白细胞未见明显上升。现症见头晕目眩，动则加重，乏力，纳差，胸闷欲呕。诊见精神不振，面色苍白无华，舌质淡，舌苔白腻，脉细无力。血常规：Hb 90g/L，RBC 2.94×10^{12}/L，WBC 2.2×10^9/L。中医诊为眩晕，证属气血两虚。西医诊为乳腺癌术后，白细胞减少症。先宜健脾醒胃为主，以恢复气血生化之源。方用香砂六君子汤化裁。

处方：

红参5g（另焗）	黄芪20g	白术10g	苍术10g	
茯苓15g	木香7g（后下）		砂仁10g	神曲10g
生谷芽15g	生姜7g	甘草5g		

3剂，水煎服，每日1剂。

1993 年 5 月 15 日二诊： 服药后精神好转，纳食有味，胸闷欲呕消失，头晕仍存在。舌质淡，舌苔白，脉细无力。脾胃之气机已逐渐恢复，治疗宜改益气养血为主，方选归脾汤合前方化裁。

处方：

红参 5g（另焗）	黄芪 20g	白术 10g	当归 10g
川芎 10g	枸杞子 15g	巴戟天 10g	红枣 15g
阿胶 10g（烊服）	陈皮 5g	木香 7g（后下）	神曲 7g
生谷芽 15g	炙甘草 5g		

10 剂，水煎服，每日 1 剂。

1993 年 5 月 25 日三诊： 头晕缓解，其他症状均减轻，睡眠不好。查舌质淡红，舌苔薄白，脉细无力。复查血常规：Hb 105g/L，RBC 3.6×10^{12}/L，WBC 3.4×10^9/L。仍遵前法出入。

处方：

红参 5g（另焗）	黄芪 20g	白术 10g	当归 10g
川芎 10g	枸杞子 15g	巴戟天 10g	红枣 15g
阿胶 10g（烊服）	陈皮 5g	生谷芽 10g	女贞子 10g
酸枣仁 15g	夜交藤 15g	炙甘草 5	

10 剂，水煎服，每日 1 剂。

1993 年 6 月 4 日四诊： 诸症基本缓解，精神较好，睡眠可，舌脉同前。复查血常规：Hb 107g/L，RBC 3.5×10^{12}/L，WBC 4.7×10^9/L。已恢复化疗。守上方为治。此后以 5 月 25 日方为基础，临证化裁，持续服用，坚持化疗，直到化疗疗程结束，症状无反复，血白细胞未再出现减少现象。

按： 此例眩晕为气血不足所致，整个治疗都是围绕补益气血，对眩晕本身并无太多针对性的治疗。虽为气血两虚证，但初诊时却表现脾胃虚弱、气机失常症状，若不治好脾胃，则气血生化乏源，补益气血之药亦难以吸收，故首诊治疗以香砂六君子汤化裁，调理脾胃气机为主。二诊以后，脾胃之气基本恢复，治疗转入益气养血，但用药还是注意保护和鼓舞胃气，尽量避免滋腻。中医用于补血的方法有许多，林老常用的有归脾汤、当归补血汤、四物汤等。前二方重在健脾养血，益气养血，后一方则为养肝补血，并兼有活血的作用。林老在临床上应用归脾汤、当归补血汤较多。从气血相互为用、相互化生的道理分析，林老认为补血当兼益气，也有以益气生血的。对于某些证候使用归、芎、地等有滋腻之虞者，经常改用党参（红参）、枸杞子、红枣等。

（二）脾气虚弱证

本证多因饮食不节，或劳倦过度，或忧思日久，损伤脾土，或禀赋不足，素体虚弱，或年老体衰，或大病初愈，调养失慎，以致脾气虚弱。脾为气血化生之源，脾虚化源不足，脑失所养，气虚清阳不展，可致眩晕的发生。或脾虚痰湿内生，上蒙清窍，也可导致眩晕。其症见头目眩晕隐作，腹胀纳少，食后胀甚，大便溏薄，肢体倦怠，神疲乏力，少气懒言，形体消瘦，面色萎黄，或见肥胖，浮肿，舌淡苔白，脉缓弱。一方面是脾虚气弱的表现，另一方面是痰湿阻遏的现象。治疗上以补脾升阳为主，兼以燥湿化痰。可用六君子汤、参苓白术散、补中益气汤等方加减。常用药物有人参、黄芪、茯苓、白术、苍术、陈皮、制半夏、山药、炒扁豆、莲子肉、砂仁、薏苡仁、天麻、川芎、炙甘草等。

张某，女，57岁。

初诊： 1992年5月10日。

主诉： 头晕反复发作6年，加重伴乏力半月余。

患者于6年前出现头晕，血压偏低，症状反复发作，几年来按低血压治疗，病情时见反复。半月前于劳累后头晕加重。现症见头晕，神疲乏力，气短懒言，纳差，大便烂而不爽。查血压80/50mmHg，精神不振，面色萎黄，舌质淡，舌苔白，脉虚无力。中医诊为眩晕，证属脾胃虚弱，清阳不升。西医诊为低血压。治宜健脾益气升阳，方用补中益气汤化裁。

处方：

红参5g（另焗）黄芪20g　　　　白术10g　　　　柴胡10g

升麻 7g	当归 10g	天麻 10g	川芎 7g
巴戟天 20g	炒扁豆 15g	生谷芽 15g	炙甘草 5g

7 剂，水煎服，每日 1 剂。

1992 年 5 月 18 日二诊：服药后头晕减少，精神较好，纳食增加，大便正常，舌脉同前，血压 90 ／ 50mmHg。治疗有效，宗前法为治，上方去炒扁豆，10 剂，水煎服，每日 1 剂。

1992 年 5 月 28 日三诊：症状基本缓解，血压 100 ／ 65mmHg，舌脉同前。继续在二诊方的基础上调理。

处方：

红参 3g（另焗）	黄芪 20g	白术 10g	柴胡 10g
升麻 7g	当归 7g	天麻 10g	川芎 7g
巴戟天 10g	生谷芽 15g	炙甘草 5g	

5 剂，水煎服，每日 1 剂。

并嘱以后用该方间断服用，1 年后随访，病情稳定。

按：根据患者的脉症，不难辨为脾虚。因脾虚而清阳不升，导致眩晕，用补中益气汤治疗亦为平常。在方中加入天麻、川芎、巴戟天等则是针对本病的病证特点而用的。林老认为，因为低血压而引起的头晕，多有肾气不足，对于补益肾气，常选用的药物有巴戟天、淫羊藿、山茱萸等。其中巴戟天、淫羊藿温补肾气，有助命门以鼓舞气血的功能。山茱萸则益阴养肾，有补精气以助气血的作用。如为气阴两虚，用黄芪、山茱萸为好；若以气虚为主，则酌选黄芪、巴戟天、淫羊藿等较为妥当。川芎活血通脉，天麻平眩，二者引药上行，均为治疗眩晕的对症药物。

（三）肝肾不足

本证多因久病失调，或因情志内伤，或因房事不节，或温热病日久等，伤阴耗气，累及肝肾，导致肝肾两虚，肝肾不足则脑髓失养，可致眩晕。临床上肝肾不足的证候常可见到阴虚或气阴两虚。

阴虚之证可见头晕目眩，耳鸣健忘，口燥咽干，失眠多梦，腰膝酸软，五心烦热，盗汗颧红，舌红少苔，脉细而数。治疗上以滋养肝肾，养阴填精为主。偏于阴虚内热者，兼以滋阴清热，方用杞菊地黄丸为主。常用药物为枸杞、菊花、生地、山茱萸、女贞子、旱莲草、山药、泽泻、丹皮、茯苓、天麻、牛膝、白芍等。偏于阳亢者，兼以平肝潜阳，方用黄精四草汤及天麻钩藤饮加减。常用药物有黄精、益母草、车前草、夏枯草、豨莶草、天麻、钩藤、石决明、珍珠母、女贞子、旱莲草、生地、黄芩、栀子、牛膝、杜仲、桑寄生、茯神、益母草、首乌、白芍等。

气阴两虚之证可见头晕目眩，时作时隐，神疲乏力，气短，腰酸耳鸣，舌质淡，舌苔少，脉沉细无力。治宜益气养阴，补益肝肾。方用参芪地黄汤化裁。常用药物有黄芪、党参、山茱萸、地黄、怀山药、麦冬、五味子、泽泻、茯苓、丹皮、川芎、牛膝、石决明、珍珠母、天麻等。

肝肾阴虚还可兼有肝火妄动，此证候的病因多为肝气郁结，久而伤阴化热而致。若情志不遂，或突然受到精神刺激，或因病邪侵扰，阻遏肝脉，致使肝气失于疏泄、条达。气郁久则伤及肝肾之阴，阴虚而生内热，虚热则风阳升动，上扰清空，发为眩晕。其症可见头晕胀痛，面赤，口干口苦，急躁易怒，舌质红，苔黄，脉弦数。治疗宜以养阴柔肝，缓急解郁为主。方用甘麦大枣汤合一贯煎化裁。常用药物有浮小麦、大枣、甘草、当归、沙参、麦冬、枸杞子、生地、郁金、川楝子、川芎、天麻、石决明等。

案一

文某，女，76岁。

初诊： 1991年4月9日。

主诉： 反复头晕近20年，加重约15天。

病史： 患者有高血压病史近20年，经常头晕、头痛，平时多服用西药控制病情。近半个月来，头晕明显，伴眼花，已服中西药治疗，无明显好转。查血压180/105mmHg，精神差，面色黯红，舌质黯红，舌苔白腻，脉弦细。中医诊断为眩晕，证属阴虚阳亢，痰瘀阻滞。

西医诊断：高血压。治宜育阴潜阳，活血祛湿。

处方：方用黄精四草汤加味。

黄精 20g	益母草 15g	车前子 15g	夏枯草 15g
豨莶草 15g	钩藤 17g（后下）	石决明 20g（先煎）	决明子 20g
生地 15g	牡丹皮 10g	白芍 15g	茯苓 15g
苍术 7g			

7剂，水煎服，每日1剂。

1991年4月16日二诊：服上药后症状缓解，血压160／90mmHg，舌质黯红，舌苔薄白，脉弦细。继以前法为治，上方去苍术，加龟板20g（先煎），10剂。

1991年4月26日三诊：头晕基本消失，血压160／90 mmHg，舌质淡红，舌苔稍腻，脉弦软。依前法出入。

处方：

黄精 20g	益母草 15g	车前子 15g	夏枯草 15g
豨莶草 15g	钩藤 17g（后下）	石决明 20g（先煎）	决明子 20g
枸杞 15g	生地 15g	白芍 15g	

7剂，水煎服，每日1剂。

此后以该方为主，随证加减，间断治疗半年，病情无复发。

【按语】　患者阴液不足，虚阳偏亢，故而虚阳上扰清明之窍。阴虚则内热，易使血行涩而瘀，津炼液成痰。阴虚阳亢，痰瘀阻滞，故见头晕。从其舌质黯红，舌苔白腻，脉弦细来看，为阴虚夹痰瘀之象。黄精四草汤为一养阴健脾、活血利湿的方剂，该方益阴而不滋腻，活血利湿而不伤阴，比较适合阴虚夹瘀高血压的治疗。由于该方的组成较为简明，给化裁运用留下很大的空间。临证时酌加钩藤、石决明、珍珠母、天麻等兼有平肝息风的作用；加枸杞、生地、白芍、沙参、麦冬等养阴生津之力更强；加龟板、熟地可增滋阴之功；合温胆汤可长燥湿化痰之力；合补阳还五汤又可益气活血。本例一诊时因阳亢及痰湿明显，处方以平肝潜阳、化湿活血为主。至二诊痰湿已减轻，处方即及时去苍术，加龟板以滋养阴液。三诊后转为调理，避免出现过于滋腻及伐利。

🍅 **案二**

何某，女，65 岁。

初诊：1991 年 1 月 5 日。

主诉：反复头晕 1 年，加重伴呕吐 1 周。

病史：患者 1 年前发现有高血压，经常出现头晕，服药治疗无规律。1 周前头晕加重，于 3 天前出现呕吐，呕吐多于活动后发生，伴头痛及手麻木。查血压 180／105mmHg，面色黯红而少华，舌质黯淡红，舌苔白腻，脉虚弦。中医诊为眩晕，证属气阴两虚，瘀痰阻滞。西医诊为高血压。治当养阴益气，祛瘀利湿。方用补阳还五汤合黄精四草汤化裁。

处方：

黄芪 50g	当归 10g	赤芍 15g	桃仁 10g
红花 7g	黄精 15g	益母草 15g	泽泻 15g
豨莶草 15g	夏枯草 15g	茯苓 15g	白术 10g
半夏 10g	生姜 7g		

5 剂，水煎服，每日 1 剂。

1991 年 1 月 10 日二诊：前述之症状均减轻，无呕吐，查血压 170/100mmHg，舌黯淡红，舌苔白，脉虚弦。守上方出入为治。

处方：

黄芪 50g	当归 10g	赤芍 15g	桃仁 10g
地龙 10g	红花 7g	黄精 15g	益母草 15g
车前草 15g	豨莶草 15g	夏枯草 15g	茯苓 15g

15 剂，水煎服。

1991 年 1 月 25 日三诊：症状基本缓解，查血压 165／85mmHg，舌质黯淡，舌苔白，脉细弦。仍以前法为治，上方加川芎 7g，10 剂。此后间断服用液方，病情稳定。随访 1 年，血压虽有波动，但症状及血压升高均无一诊时明显。

【按语】 本例为气阴两虚，痰瘀阻滞，以致血行不畅，壅积于血脉之中而病。其头晕而痛，为上窍失养也；呕吐，为痰饮内壅；麻木，为肢体失却气血所养；而其舌质黯淡红，舌苔白腻，脉虚弦，是气阴两虚夹瘀痰之象。补阳还五汤为益气活血的方剂，对气虚血瘀的高血压有较好的治疗效果。林老常用该方伍黄精四草汤治疗高血压属气阴两虚证。选方时虽以补阳还五汤合黄精四草汤为主，但在一诊时根据其痰饮阻滞而合用了泽泻汤和小半夏加茯苓汤以化利痰饮。

本例的治疗，还体现了林老通脑脉的原则。脑为脏腑精气聚会之处，不管是外因或内因，都可能有脑脉不通存在，所以通脑脉又是林老治疗眩晕的基本治法之一。通脑脉治法的具体运用要依证候及病势，结合基础证候而定。如补虚通脑脉、祛邪通脑脉、安脑通脑脉等。在药物的使用上大体为血虚者常用当归，血瘀者常用川芎、桃仁、红花等，痰湿或肝风者常用天麻，肝火亢盛者常用石决明、珍珠母等。不难看出，所谓通脑脉，就是引经药物结合证候辨治的使用。

🍅 案三

唐某，女，38岁。

初诊：1992年5月9日。

主诉：反复头晕1年半，加重1周。

病史：患者平素性情较为急躁，于1年半前起经常出现头晕，病后曾到几家医院就诊，除脑血流图检查提示血管紧张度增高外，未见其他异常，服用中西药物多种，病情亦未见缓解。1周前生气后头晕加重，伴头痛及两手麻木。月经量少而衍期。诊见形体消瘦，血压正常，舌质红而干，舌苔薄白，脉弦细。

中医诊为眩晕，证属肝阴不足，相火妄动。

西医诊为眩晕症。

治法：养阴柔肝，缓急解郁，清解虚热。方用一贯煎合甘麦大枣汤化裁。

处方：

浮小麦30g	大枣15g	甘草6g	沙参15g
麦冬10g	生地12g	白芍15g	郁金10g
川楝子10g	川芎3g	天麻10g	石决明20g（先煎）

5剂，水煎服，每日1剂。

1992 年 5 月 14 日二诊：头晕有所减轻，睡眠不好，舌脉同前。守上方加夜交藤 20g，酸枣仁 15g（打），7 剂。

1992 年 5 月 22 日三诊：头晕明显缓解，睡眠好，已无头痛及双手麻木，纳食不佳，舌质淡红，舌苔白，脉细弦。仍守前法为治，酌加理脾之品。

处方：

浮小麦 30g	大枣 15g	沙参 15g	麦冬 10g
白芍 15g	郁金 10g	川芎 3g	天麻 10g
夜交藤 15g	茯苓 15g	淮山药 15g	甘草 5g

5 剂，水煎服，每日 1 剂。

服药后症状缓解，后又交替用六味地黄丸和丹栀逍遥散调理 3 个月。1 年后随访，头晕未再发作。

【按语】 本例虽有肝郁，但实质却是肝阴不足。林老在治疗肝郁证候，特别是这一类肝郁证候时，比较注意疏肝解郁与养肝柔肝解郁二者的区别运用。就本例而言，肝郁症状是存在的，但从其证候分析，用四逆散、柴胡疏肝散等疏肝解郁不行，用丹栀逍遥散清热养肝解郁亦不妥。气郁是其发病的原因，由于郁久已伤及肝体，肝肾之阴已亏损，又因此内生虚热，这时的治疗宜养宜柔，解郁之品不是不要，而是不应将其放在主要位置。如在这种情况下以疏肝为主，则恐有虚虚之虞。故常以一贯煎为主养肝之阴，护肝之体，而兼疏解其气机之抑郁，用甘麦大枣汤及芍药甘草汤以柔肝缓急。寓疏解肝郁于养肝柔肝之中，是治疗这一类肝郁证候的基本治则。至于肝气郁结之证未见有明显肝体不足的，林老认为或多或少的有肝脏阴血不足存在，从四逆散、柴胡疏肝散、逍遥散等疏肝方剂中用芍药、当归、川芎等药就能说明这一点。所以见肝郁之证注意柔肝养血益阴，是林老治疗肝郁的基本思路。

（四）痰饮阻滞证

本证多由嗜酒肥甘，饥饱劳倦，伤于脾胃，健运失司，以致水谷不化精微，聚湿生痰，痰湿中阻，则清阳不升，浊阴不降，引起眩晕。故林老认为，本证的基本病机是水饮内停，上乘清阳，积于内耳。临床症见头重如蒙，头目冒眩，视物旋转，胸闷作恶，或恶心呕吐，或口吐痰涎，睁眼尤甚，舌苔白腻或白而滑，脉弦或弦滑。其治疗的关键在于利水化饮，以除其因。故治宜利水化饮平眩为法，方用林老自拟化饮平眩汤为主。该方基本药物有泽泻、白术、半夏、茯苓、生姜、天麻、川芎等。该方乃泽泻汤与小半夏加茯苓汤合方加味而成，此二方出自《金匮要略》，均为治疗水饮的方剂。方中白术健脾运水，燥湿化饮，善治眩；泽泻渗水湿，起阴气，二药合用，一燥一滋，相得益彰。半夏与生姜味辛降逆，茯苓利水宁神，合为蠲饮止呕除悸之效。天麻辛甘质润，为治疗眩晕之要药，用于本方之中为对症治疗的药物，可加快症状的缓解，体现了"症因同治"的原则。用少量川芎，引药上行，以为使药。观全方既重视了病因的解除，也注意到症状的控制。

例： 刘某，女，42岁。

初诊： 1986年4月21日。

主诉： 反复眩晕2年，发作10天。

病史： 于2年前发病，近1年来眩晕发作频繁，10天前因劳累过度而眩晕发作。症见头目眩晕，视物旋转，胸腹胀闷，呕吐心悸，动则加重，睁目尤甚。几天来，服用中西药物治疗，症状未见好转。诊见身体肥胖，面浮，精神不佳，不欲睁眼，睁眼则眩晕加重，舌质淡红，舌苔白腻，脉弦弱。

中医诊断为眩晕，证属水饮内停。

治法： 利水化饮平眩。方用化饮平眩汤化裁。

处方：

半夏10g	生姜10g	茯苓17g	白术15g
泽泻15g	天麻10g	川芎3g	

3剂，水煎服，每日1剂，并嘱卧床休息。

服用上药后症状消除，守方再进3剂，后又用六君子汤调理半个月。随访2年，未见复发。

【按语】 患者为素体气虚，脾胃健运失常，以致水饮内停，遇劳则发。水饮病邪上乘清阳，积于耳窍而病发眩晕之症。 本案为运用化饮平眩汤较典型的一例。该方的临床运用，可根据病人兼见的脾虚、气血不足、肝肾两虚、瘀血等情况作酌情加减，如兼脾虚者可合六君子汤，气血两虚者可合八珍汤或归脾汤，肝肾不足者可合六味地黄丸或一贯煎，夹瘀血者可合血府逐瘀汤，并可参见本章有关内容化裁。

（五）瘀血证

以瘀血为主要原因的眩晕似不多见，但林老认为这一证候还是存在的，故经常用活血化瘀为主的治法治疗眩晕。形成瘀血的原因很多，一是外伤引起体内出血，离经之血未能及时排出或消散，蓄积而为瘀血；二是气滞而血行不畅，或是气虚而运血无力，以致血脉瘀滞，形成瘀血；三是血寒而使血脉凝滞，或是血热而使血行壅聚或血液受煎熬，以及湿热、痰火阻遏，脉络不通，导致血液运行不畅而形成瘀血。脉络瘀阻，清阳不展，清窍失养，而致眩晕。此证可见眩晕而头痛，兼见健忘、失眠、心悸、耳聋耳鸣，面色黯红或黧黑，或唇甲青紫，舌质紫黯或黯红或有瘀斑，脉弦或弦涩或细涩。治以祛瘀生新，通窍活络为法。方用血府逐瘀汤或通窍活血汤为主加减，常用药物有赤芍、川芎、当归、生地、桃仁、红花、丹参、牛膝、麝香、柴胡、桔梗、天麻、石决明、大枣、甘草等。瘀血眩晕常与其他证候相兼，治疗时需根据证候的标本缓急酌情处置。

覃某，女，69岁。

初诊： 1993年7月10日。

主诉： 反复头晕10年余，加重1月余。

病史： 于10年前开始经常头晕，病后多方诊治，诊为脑动脉硬化症，服用中西药物多种，病情未见明显好转。于1个多月前头晕加重，在某医院住院治疗20天，症状无减轻。现症见头晕呈持续性，下午症状较为明显，头重脚轻，行走不稳，腰膝无力。查血压正常，舌质黯红，舌苔白而稍腻，脉弦硬，重取无力。

中医诊为眩晕，证属瘀血阻滞，肝阴不足。

西医诊为脑动脉硬化症。

治法：活血祛瘀通络，兼以补益肝肾。方用通窍活血汤合六味地黄丸化裁。

处方：

当归 10g	白芍 15g	川芎 10g	熟地 15g
桃仁 10g	红花 7g	牛膝 10g	麝香 0.3g（冲服）
天麻 10g	山茱萸 15g	枸杞子 15g	怀山药 15g
车前子 7g			

7 剂，水煎服，每日 1 剂。

1993 年 7 月 17 日二诊：头晕明显减轻，腿脚仍软，舌质黯红偏淡，舌苔白，脉弦硬而重取无力。宜增加补益肾气之品。于前方去牛膝，加杜仲 15 g，巴戟天 15g，10 剂。水煎服，每日 1 剂。

1993 年 7 月 22 日三诊：头晕及头重脚轻症状均大为改善，舌脉同前。仍以前法为治，但用药不宜走窜。

处方：

当归 10g	白芍 15g	川芎 10g	熟地 15g
桃仁 10g	红花 5g	牛膝 10g	天麻 10g
山茱萸 15g	枸杞子 15g	怀山药 15g	杜仲 15g
巴戟天 15g	车前子 7g		

15 剂，水煎服，每日 1 剂。

服药后症状基本缓解，此后用桃红四物汤合右归丸长期调理。随访 2 年，症状无大的反复。

【按语】 本例眩晕辨为瘀血证的依据是眩晕日久，舌质黯红，脉弦硬等。而其瘀血的原因则是因于肝肾不足。分析其证候的轻重缓急，治疗时应把瘀血之证作为首先解决的主要矛盾，至于肝肾不足，可以在瘀血证得到改善后逐步地给予解决。换句话说，林老认为本例是本虚标实之证，且宜"急则治其标"，所以治疗采用通窍活血汤为主，活血化瘀通窍，辅以山茱萸、枸杞子、怀山药等补益精血，达到既防止桃、红、麝、芎等走窜伤血耗气，又兼养肝肾的目的。麝香一药，应用恰当对于头痛头晕的治疗有较好的效果，但在气血阴阳不足时运用有一定的伤阴散气耗血的危险，这时也不是不能用，而是应在用量的多少、使用时间的长短及适当扶正等方面加以注意。从本例来说，用通窍活血汤活血化瘀通窍是有效的，在头晕渐有好转后麝香及其他活血药物即逐渐减撤，补益肝肾的药物也逐渐增加，整个治疗是先攻后补的过程。

（《中国百年百名中医临床家丛书·林佩湘》）

三、江尔逊从风火痰虚论治真性眩晕的经验介绍

眩晕乃常见而多发之缠绵痼疾，根治颇难。其发作属于急症，病者头晕目眩，甚至感觉天旋地转，伴恶心、呕吐、耳鸣、耳聋等，竟有卧床不起者，急需止之；亦有发作可自行缓解者，临床所见极鲜；又有重症予西药之镇静、安定、止吐剂及抗胆碱药而收效甚微者，每转诊于中医。余接治此病甚众，尝推究其不能速止之故，而有千虑之一得。何谓眩晕？眩者眼目昏花，晕者头脑晕转。细检历代方书，恒有将头昏、头重足轻（无旋转之感）亦赅于其中者，广义之眩晕也。而现代医学之"眩晕"，则分为"真性眩晕"与"假性眩晕"，堪称泾渭分明。其真性眩晕，亦称"旋转性眩晕"，由前庭神经或内耳迷路病变所致，临床表现为：头晕目眩，并感觉自身旋转，或周围景物旋转，伴恶心、呕吐、耳鸣、耳聋、眼球震颤、头痛、共济失调等，此为真性眩晕之特征。中医学之眩晕，亦宜以此为龟镜，而避免定义过宽之嫌。晰言之，即将头昏、头重足轻而无旋转感者排除于"眩晕"范畴之外。名正自然言顺，识证方有准的。

运用中医学理论辨识真性眩晕，理应参验历代医家之论说。然如前所议，方书所称之眩晕多为广义，因此，参验历代医家之论说，应予具体分析，含英咀华，切忌信手拈来，生吞活剥；如"无风不作眩""无火不作眩""无痰不作眩""无虚不作眩"等学说，虽各具至理，然未免失之偏颇；且均以眩晕之广义立论，若移来阐释真性眩晕之病因病机，又难免失之笼统与抽象。而仲景论眩，多从少阳相火上炎、痰饮上逆立论，主用小柴胡汤、苓桂术甘汤、泽泻汤、小半夏加茯苓

汤等，颇与真性眩晕之特征相契。而此等少阳火升、痰饮上逆之证，犹有扑朔迷离之处，即其脉象及舌象无定体。舌苔腻，固为痰饮之征；而不腻或竟无苔者，亦未必非痰饮也。临证曾治不少患者，舌淡红苔薄白或无苔，补气血罔效，滋阴潜阳亦不效，改用涤痰逐饮，驱风清火反奏全功。陈修园论眩，以风为中心，以火、痰、虚串解之，颇能阐幽发微，切中肯綮。其曰："风非外来之风，指厥阴风木而言"，木旺则生风也；因厥阴风木"与少阳相火同居，厥阴气逆，则风生而火发"也。虚者，"风生必夹木势而克土"，又"肾为肝母，肾主藏精，精虚则脑海空虚而头重"，子盗母气也。痰者，"土病则聚液成痰"也。究之，风火痰为眩晕之标，脾肾虚为眩晕之本。故陈修园总括之曰："其言虚者，言其病根，其言实者，言其病象，理本一贯。"（《医学从众录·眩晕》）可见修园之论甚妙，若用来阐释真性眩晕之病因病机，可谓若合符节。然眩晕之发作，并非风、火、痰、虚四者单独为患，而是综合为患。尝览历代之论，多有偏责于虚者。如张景岳云："眩晕一证，虚者居其八九，而兼火兼痰者，不过十中一二耳。"（《景岳全书·眩晕》）然证诸临床，真性眩晕发作之时，无不呈现一派风火痰上扰之象，岂独脏腑气血阴阳之虚？而修园谓虚为眩晕之病根，暗寓其为潜在之病因。"无虚不作眩"之说，即是此意。反之，唯责风火痰之标象，而不孜孜顾念其本虚者，亦为一隅之见。此识证之大要也。

真性眩晕系风火痰虚综合为患，属本虚标实之证，治宜标本兼顾。而历代有悖逆于标本同治者，亦可引以为鉴。如陈修园尝讥评曰："河间诸以，一于清火驱风豁痰，犹未知风火痰之所由作也。"又曰："余少读景岳之书，专主补虚一说，遵不效，再搜求古训，然后知景岳于虚实二字，认得死煞，即于风火二字，不能洞悉其所以然也。"（《医学从众录·眩晕》）然修园治眩晕，或遵丹溪之法，单用大黄泻火；或径用一味鹿茸酒、加味左归饮、六味丸、八味丸补肾；或径用补中益气汤补脾，亦未尝标本同治。程仲龄、叶天士倡言标本同治，如健脾益气合化痰降逆，滋养肝肾合平肝潜阳等，平正公允，堪称良法。然若移来平息真性眩晕之发作，犹嫌缓不济急，难求速效。近世论治眩晕，或偏重于治标，如从痰夹肝气上逆施治而用旋复代赭汤，从"支饮眩晕"施治而用泽泻汤等；或倡言发作期治标用温胆汤，缓解期治本用参芪二陈汤等，各有千秋，可资考验。余临证有异于诸贤之处者，在于其发作期即主张标本同治，熔驱风清火豁痰补脾之法于一炉，庶其迅速息止之。待眩晕息止之后，再缓治其本。或疑曰：前言本虚，责之脾肾；今言标本同治，何补脾而遗肾乎？答曰：眩晕发作之际，痰饮上逆之象昭著，而直接补肾之药，不仅缓不济急，且多有滋腻之弊，反而掣肘，难求速效。必待其息止之后，再议补肾可也。屡见有选用六味、八味、左归、右归以期息止眩晕者，结果收效甚微，实用之不得其时也。故余治本着重于脾。而所谓补脾者，运脾和胃也。运脾可化痰饮，和胃能止呕逆；脾运昌能御肝木之乘，风木不得横恣；风木静，相火守谧。如是，则风火痰上逆之标象可除。此乃直接治本而间接治标，一举两得，何乐而不为？

余临证既久，参验先贤论治眩晕之要，自拟"柴陈泽泻汤"以治眩晕。此方即小柴胡、二陈、泽泻汤合方另加天麻、钩藤、菊花而成。

处方：

柴胡 10g	黄芩 6 ~ 10g	法夏 10g	党参 12 ~ 15g
甘草 3 ~ 5g	大枣 10 ~ 12g	生姜 6 ~ 10g	陈皮 10g
茯苓 15g	白术 10 ~ 15g	泽泻 10 ~ 15g	天麻 10g
钩藤 12g	菊花 10g		

其中小柴胡汤旋转少阳枢机，透达郁火，升清降浊；二陈汤化痰降逆；泽泻汤涤痰利水。方中尚寓有小半夏加茯苓汤，亦可化痰降逆，豁痰止呕；又寓有六君子汤运脾和胃以治其本。加天麻、钩藤、菊花者，旨在柔润以息肝风。以上药味虽平淡，而实具卓效。临证体验以来，凡真性眩晕之发作者，以此为基础，随证化裁，服 2 ~ 4 剂，多能迅速息止之，历用不爽，故敢确切言之。待眩晕息止之后，再详察五脏气血阴阳之虚而培补其本，以收远期之疗效。此外，根据"异病同治"之原则，可以扩大本方运用之范围。如曾治高血压之眩晕及脑动脉供血不足之眩晕，凡具有真性眩晕之特征性证候者，均投以本方，亦收迅速息止之效。

王某，女，61 岁。

初诊：1985 年 4 月 29 日。

患眩晕病 10 年余，1 个月之内必发 1～2 次，发时中西药并投，中药曾用过补中益气、左归、右归、三甲复脉汤等，效均不著，且停药数日亦常卧床不起。现眩晕发作已 4 日，起床即感天旋地转，频频呕恶，耳鸣，有闭塞之感，泄泻水样便（每日 3 次），纳呆，口干苦不欲饮，舌边尖红，苔白厚欠润，脉弦弱。此为风火上炎，夹痰饮上蒙清窍；脾失转输，迫水饮下趋大肠所致。苔白厚欠润者，为水饮未化，而脾阴已伤之兆。投以柴陈泽泻汤加山药、滑石、白芍。

处方：

柴胡 10g	黄芩 6g	法夏 10g	党参 15g
甘草 5g	大枣 10g	生姜 6g	陈皮 10g
茯苓 15g	白术 15g	泽泻 15g	天麻 10g
钩藤 12g	菊花 10g	山药 30g	滑石 30g
白芍 15g			

水煎服。

服药 1 剂，眩晕息止。泄泻如泡沫状，每日 2 次。3 剂服尽，泄泻止，白日不卧床，纳增，耳鸣止，仍有闭塞感，口仍干苦不欲饮，舌尖红，苔薄白。上方去山药、白芍，加蔓荆子 10g，竹茹 12g，石菖蒲 6g，北沙参 15g，藿梗 10g，续服 3 剂，诸症渐退。后服香砂六君子汤加味治其本，连服 12 剂告愈。随访 1 年眩晕未再复发。

（单书健，陈子华.《古今名医临证金鉴·头痛眩晕卷》）

四、麻瑞亭论治眩晕经验介绍

眩晕，系因脾湿胃逆，浊阴不降，清阳不升所致。盖平人中气健旺，脾升胃降，肝胆调畅，精血温暖于下而下实，神气清凉而上虚，上虚下实，五官空灵，则眩晕不作矣。若因情志刺激，或因饮食劳倦，或纵欲伤精，致肝脾肾俱伤。况肝木生于肾水而长于脾土；肝藏魂，魂为神之初气；肾藏精而生髓，脑为髓之海；脾居中州，以灌四旁，为气机升降之枢。如脾肾虚，则肝气郁陷，清阳不升，髓海不足，而作眩晕，症见脑旋轻飘，视物动荡，可谓之虚眩。多系血压偏低，或为脑供血不足，或为梅尼埃病等。如肾虚脾湿，肝气郁滞，肝胆失调，脾胃不和，则胆胃上逆，肺失降敛，相火不藏，浊阴上逆，亦作眩晕。症见眩而头痛，昏瞀不清，多系高血压。浊阴上逆，胃主降浊阴，胃气旺，则气机顺降，胆、肺随之亦降而精盈。脾湿肝郁，则胃气滞塞不降，阻碍胆木下行之路，其气逆而化火，刑逼肺金，致使肺热而失其清肃降敛之常，浊阴弥漫于上而发眩晕。症见头目晕眩，头痛胸闷，口苦心烦，头重脚轻，步履不稳，或见血压升高，或腰痛、两腿酸软无力，或脘胁胀闷，作酸易怒，或当脐跳动，硬而压痛。脉见濡涩或弦牢或伏涩，关寸大；舌苔白腻或黄腻，舌边尖红。治以健脾疏肝，平胆和胃，清肺理气，宽胸降逆。

处方：

茯苓 9g	焦白术 9g	黄芩炭 9g	炒杭芍 9g
首乌 12g	广橘红 9g	炒杏仁 9g	法半夏 9g
炒杜仲 12g	川郁金 9g	夏枯草 12g	茺蔚子 12g
白蔻仁 6g			

水煎服。

方中茯苓、焦术健脾和胃；黄芩炭、炒杭芍、制首乌平胆疏肝；川郁金、橘红、杏仁、半夏清肺理气，宽胸降逆；白蔻仁和胃调气；杜仲、夏枯草、茺蔚子温肾潜阳，利尿降压。

血压高，大便干结者，加决明子 15～20g，平肝滋肝，润肠通便；舌质红，苔黄腻者加麦门冬 9～12g，川黄连 3g，清心以降浊；胃酸缺乏者，加炒五味子 9g，以疏肝敛肺；脾湿重者，加建泽泻 9g，以利湿；血压不稳者，去茺蔚子，加补骨脂 6～9g，温肾潜阳以稳压；血压不高，大便干结者，去夏枯草、茺蔚子，加肉苁蓉 15g，炒麻仁 9g，滑肠以通便；血压不高但头目昏闷不清，恶心呕吐者，去夏枯草、茺蔚子，加粉葛根 9g，广藿香 6g，煨生姜 9g，和胃降冲，醒脑以止呕；

血压不高，失眠遗精者，去夏枯草、茺蔚子，加生龙骨 12g，牡蛎粉 15g，以敛精藏神；血压不高，心慌悸不宁者，去夏枯草、茺蔚子，加柏子仁 9g，北沙参 12g，以养心润肺。

忌食辛辣燥烈及高脂饮食，以清淡饮食及植物油为宜。避免情志刺激及劳累，保持情志舒畅。

脾主升清阳，脾气旺，则肝木条达，清阳升而神旺。脾湿肾寒，则肝木郁陷而清阳不升，神魂俱虚，故症见头目晕眩，精神不振，动则心慌气短，喜独居静坐，恶闻人声，闭目不语，甚则穴地而安。血压偏低，肝脾不升，胆胃虚逆，症见恶心欲吐，怕见羞明，可因光亮而致吐呕，吐出物极酸苦，头脑空虚晕动，重则跌仆。肾虚不藏，阳不归根，故症见耳内轰鸣，失眠多梦。脾肾虚寒，虚阳不潜，故脉细濡，寸关略大，或见弱象，舌苔白薄腻或厚腻。治以健脾疏肝，清肺降逆，交济心肾，滋益精血。

处方：

茯苓 9g	粉甘草 6g	炒杭芍 9g	生地炭 9g
全当归 9g	广陈皮 9g	炒杏仁 9g	法半夏 9g
川郁金 9g	牡蛎粉 12g	柏子仁 9g	北沙参 12g
缩砂仁 6g	广藿香 6g		

水煎服。

方中茯苓、甘草健脾和中；杭芍、当归、生地炭舒肝润燥息风；沙参、郁金、陈皮、杏仁、半夏，清肺理气降逆；藿香和胃止呕，醒脑；柏子仁养心安神；牡蛎粉敛精藏神；缩砂仁健脾行瘀。

脾湿重者，去甘草，加建泽泻 9g，以利湿；上热者加黄芩炭 6～9g，以清相火；中气虚弱者，加红人参 6～9g 以补中益气；下寒者加炒干姜 3～6g，以温下；痰涎黏稠，咳吐不出者，加淡竹茹 9g，或加白芥子 3～6g 以利痰；痰涎多者，加炒葶苈子 6～9g，豁痰以利窍；咳嗽剧者，加川贝母 6～9g，清肺以止咳；当脐硬、压痛、跳动者，加石菖蒲 9～12g，川黄连 3～6g，以敛肺清心；舌苔黏腻，小便黄者，加焦山栀 6～9g，清心以降浊。

忌食生冷、大辛大热之品，以营养丰富，易于消化之食物为宜。居处宜安静。

临证所见，因浊阴上逆引起的眩晕，约十之七八，多见于血压偏高。系因脾肾两虚，肝胆燥热所致，本虚而标实。因清阳不升引起的眩晕，约十之二三，多见于血压偏低。系因脾肾俱虚，肝郁不升，清阳不展所致，标本俱虚者多。既因清阳不升，又因浊阴不降所引起者也有之，但为数不多。可因情志不遂，饮食不节，寒温不适等因素而发病。头晕时剧时轻，血压不稳，忽高忽低，各有兼症，也不尽相同。所以在临床上，当据其脉症，详审病机而施治之。且不可一见"眩晕"二字，即因"肝阳上亢"一语横塞胸中，肆用寒凉伐泄镇摄之品，徒伤中气。致使升降紊乱，中下愈加寒湿，浊阴愈加逆上，眩晕不唯不减，反而愈加。

浊阴上逆者，当降浊阴。浊阴者，既指肺胃之痰涎湿浊，亦指胆胃心肺之郁热；降浊阴者，即指化痰去垢利窍，亦指清降胆胃心肺之郁热，使君相二火下潜于肾以暖之，则肾脏温暖而下实，上焦清肃而虚灵，眩晕自止。但不可过降，过降则碍清阳之上升。清阳不升者，当升清阳。清阳升则心肾交泰，魂畅神旺，眩晕自止。但不可过升，过升则碍浊阴之下降。

升清降浊之机，在于中气之健旺。执中州而驭四旁，则清升浊降，眩晕焉能不瘳？健运中州以复其升降，调和肝胆以去其郁滞，交济水火以复其既济，实为治疗眩晕之大法。脑为髓之海，清阳不升而致眩晕耳鸣者，多系肾虚而脑髓减，在用上方治疗时，温肾补脑之品，亦应酌情配伍，则疗效更佳。

（单书健，陈子华.《古今名医临证金鉴·头痛眩晕卷》）

附录三
主要参考文献

[1] 单书健，陈子华. 古今名医临证金鉴·头痛眩晕卷 [M]. 北京：中国中医药出版社，1999.

[2] 李宗明. 临床症状鉴别诊断学 [M]. 上海：上海科学技术出版社,1995.

[3] 王林，刘维宇，刘维钧，等. 眩晕晕厥 300 问 [M]. 天津：天津科学技术出版社,1994.

[4] 王得利. 常见眩晕病 [M]. 哈尔滨：黑龙江科学技术出版社,1987.

[5] 鹿道温. 中西医结合临床耳鼻喉科学 [M]. 北京：中国中医药出版社,1998.

[6] 祝谌予. 施今墨临床经验集 [M]. 北京：人民卫生出版社，1982.

[7] 张素珍. 眩晕的诊断与治疗 [M]. 北京：人民军医出版社,2001.

[8] 常章富. 颜正华临证验案精选 [M]. 北京：学苑出版社，1996.

[9] 董振华，季元. 祝谌予临证验案精选 [M]. 北京：学苑出版社，1996.

[10] 陈明，刘燕华. 刘渡舟临证验案精选 [M]. 北京：学苑出版社，1996.

[11] 彭建中，杨连柱. 赵绍琴临证验案精选 [M]. 北京：学苑出版社，1996.

[12] 范爱平，曲家珍. 李介鸣临证验案精选 [M]. 北京：学苑出版社，1999.

[13] 上海市卫生局. 上海市老中医经验选编 [M]. 上海：上海科学技术出版社,1980.

[14] 严世芸，郑平东. 张伯臾医案 [M]. 上海：上海科学技术出版社，1979.

[15] 老中医经验汇编 [M]. 北京：人民卫生出版社，1978.

[16] 张锡纯. 医学衷中参西录 [M]. 石家庄：河北人民出版社，1977.

[17] 陈可冀. 中医药学临床验案范例 [M]. 北京：新世界出版社、外文出版社，1994.

[18] 徐梦斌. 明师垂教 [M]. 长春：吉林科学技术出版社，2000.

[19] 彭建中. 中医古今医案精粹选评（上、中、下）[M]. 北京：学苑出版社，1998.

[20] 董建华. 中国现代名中医医案精华（1、2、3）[M]. 北京：北京出版，1990.

[21] 董建华. 中国现代名中医医案精华（4、5、6）[M]. 北京：北京出版，2002.

[22] 中医研究院主编. 岳美中医案集 [M]. 北京：人民卫生出版社，1978.

[23] 邱德文，沙凤桐. 中国名老中医药专家学术经验集（1）[M]. 贵阳：贵州科技出版社，1994.

[24] 邱德文，沙凤桐. 中国名老中医药专家学术经验集（2）[M]. 贵阳：贵州科技出版社，1995.

[25] 邱德文，沙凤桐，熊兴平. 中国名老中医药专家学术经验集（3）[M]. 贵阳：贵州科技出版社，1996.

[26] 邱德文，沙凤桐，熊兴平. 中国名老中医药专家学术经验集（4）[M]. 贵阳：贵州科技出版社，1997.

[27] 邱德文，沙凤桐，熊兴平. 中国名老中医药专家学术经验集（5）[M]. 贵阳：贵州科技出版社，1998

[28] 刘更生. 历代中医名著文库·医案医话医论名著集成 [M]. 北京：华夏出版社，1997.

[29] 上海中医学院附属龙华医院. 黄文东医案 [M]. 上海：上海人民出版社 1977.

[30] 戴歧，刘振之整理. 刘惠民医案 [M]. 济南：山东科学技术出版社 1978.

[31] 成都中医学院，李斯炽医案 [M]. 成都：四川科学技术出版社，1983.

[32] 肖森茂，彭永开. 百家验案辨证心法 [M]. 北京：中国中医药出版，1998.

[33] 许履和，徐福松. 增评刘选四家医案 [M]. 南京：江苏科学技术出版社，1983.

[34] 张锡纯. 医学衷中参西录（合订本）[M]. 石家庄：河北人民出版社，1977.

[35] 李秀林. 眩晕中风证治 [M]. 郑州：河南人民卫生出版社，1984.

[36] 王发渭，于有山，薛长连. 高辉远临证验案精选 [M]. 北京：学苑出版社，1995.

[37] 郭巨灵. 临床骨科学（骨病分册）[M]. 北京：人民卫生出版社，1989.

所引用的主要中医期刊如下：

《中医杂志》《中国医药学报》《上海中医杂志》《山东中医杂志》《新中医》《江苏中医杂志》《辽宁中医杂志》《浙江中西医结合杂志》《北京中医药大学学报》《河北中医》《临床耳鼻喉科杂志》《陕西中医》《实用中医内科杂志》《北京中医》《新疆中医药》《成都中医药大学学报》《实用放射学杂志》等。